지방을 태우는 몸

지방을 태우는 몸

저탄수화물, 고지방 식이요법
케토제닉 다이어트의 모든 것

지미 무어 · 에릭 웨스트먼 지음
이문영 옮김 | **양준상**(가정의학과 전문의) 감수

라이팅하우스

『지방을 태우는 몸』을 읽는 독자 여러분께 드리는 안내문

—— 이 책은 영양과 건강에 관한 일반 교양서입니다. 어떤 질환이나 질병을 진단하거나 치료, 치유, 예방하는 목적의 의학 학술서가 아니며, 이 책이 주치의와 같은 공인된 의료인의 상담을 대체할 수는 없습니다. 이 책에는 독자의 건강에 대한 개별적인 조언이 포함되지 않습니다.

지미 무어와 에릭 웨스트먼은 이 책의 내용에 관해 어떠한 종류의 진술이나 보증을 하지 않습니다. 저자들은 상업적 목적에 이 책을 이용하는 활동(가령, 책을 활용한 다이어트 상품, 식품, 식단 등의 판매, 홍보)과 건강에 대한 보증을 포함한 모든 진술과 보증에 책임을 지지 않습니다. 이 책에서 구체적으로 진술한 경우 이외에는 저자나 기고자, 혹은 다른 대리인들은 이 책을 이용해서, 혹은 이용과 관련해 발생한 모든 손해에 책임을 지지 않습니다.

이 책에서 제시하는 새로운 생활 습관과 식이요법, 기타 모든 제안과 권장 사항을 실행하는 데는 위험 부담이 따를 수 있습니다. 그러므로 이 책에서 제공하는 조언을 따랐을 때 건강에 해가 오지 않을 만큼 건강 상태가 양호하다는 것을 주치의와 의료 전문가로부터 먼저 확인해야 합니다. 만일 이 책에 수록된 정보대로 실천한 후 평소와 다른 증상을 경험한다면 즉시 의사와 상담해야 합니다.

이 책에서 제안하는 식단과 생활 방식이 모든 사람에게 완벽하게 적용되는 방법이라고 보증할 수 없습니다. 따라서 이 책에 수록되는 정보를 건강 문제나 질병을 진단하거나 건강과 관련한 '치료 프로그램'으로 사용해서는 안 됩니다. 이 책에 수록된 활동을 실행하는 데 있어서 발생할 수 있는 모든 위험에 대한 책임은 각자에게 있습니다. 이로써 이 책의 저자들과 빅토리 벨트 출판사, 한국어판 출판사는 법이 허용하는 최대한의 법적 책임에서 해방됩니다. 이 책을 이용한다는 것은 이 모든 조건에 동의한다는 것입니다.

체중 감량이나 건강 개선에 전혀 도움이 되지 않으며
오히려 몸 상태를 더 나쁘게 만들 수 있는 기존의 영양 상식을
헛되이 믿는 모든 사람에게 이 책을 바친다.

목차

이 책을 이용하는 방법

이 책 『지방을 태우는 몸』에서는 영양과 건강의 대안 그리고 아마 전에는 거의 들어 보지 못했을 새로운 식사법을 소개한다. 이 책에는 저탄수화물, 중단백, 고지방 식사법(다른 말로, 케토제닉 다이어트)이 전반적인 건강을 향상시키고 여러 질병과 만성질환을 호전시키는 데 중대한 역할을 할 수 있다는 정보가 담겨 있다. 이 식사법을 선택하면서 주위의 반대에 부딪친다면(그럴 것이다), 더 나은 건강으로 가는 여정에서 이 책을 위안과 용기, 조언을 주는 길동무로 삼기 바란다.

우리 사회에서 오랫동안 진실이라고 믿었던 건강 지식이나 상식 중 다수가 과학적으로 근거가 없으며, 실제로 효과도 없다. 우리의 전작인 『확실히 알자, 콜레스테롤(Cholesterol Clarity)』과 마찬가지로 이 책에서는 다양한 목적으로 저탄수화물, 고지방 식사법을 이용해 건강을 향상시킬 수 있다고 증언하는 뛰어난 과학자들과 의사들, 영양학자들, 연구자들과 최신 연구 결과를 소개한다.

그동안 진실이라고 믿어 왔던 모든 영양 지식에 의문을 품고, 점차 과학계의 지지를 얻고 있는 이 새로운 식사 방식을 기꺼이 받아들여라. 이 책에 담긴 정보가 새로운 표준이 되는 건 단지 시간문제일 뿐이다. 최첨단의 영양과 건강 정보를 제공하는 『지방을 태우는 몸』을 읽는 당신은 이제 이 새로운 흐름의 선두주자다!

프롤로그

건강한 식사법에 대한 엇갈린 정보들을 어떻게 받아들여야 할지 난감한 적이 있었는가? 예를 들어, 이번 주에는 코코넛유 같은 코코넛 식품이 건강에 아주 유익하다는 뉴스가 보도되고, 두 달 후에는 포화지방이 많은 코코넛 식품을 먹으면 동맥이 막혀 심장질환을 일으킨다는 뉴스 속보가 1면 기사를 장식한다. 알아야 할 정보가 홍수처럼 넘쳐나는 것도 모자라 번개처럼 순식간에 바뀐다. 일과 가정사로 바쁜 평범한 사람이 도대체 어떻게 이 많은 정보를 다 알 수 있겠는가? 내 말에 귀를 기울이길 바란다. 나는 안 해본 게 없는 사람이니까! 나는 과거에 영양적으로 올바른 식사를 한다고 생각했지만 체중이 180kg이 넘었다. 별의별 짓을 다 해도 살이 빠지지 않았다.

내 이름은 지미 무어다. 나는 내가 평생 동안 알고 있던 건강 상식과 거의 정반대로 행동해서 체중을 줄였고 건강도 되찾았다.

정부는 틀렸다

2010년 권장 식단을 위해 진술하다

2010년 7월 8일, 워싱턴 DC에서 나는 2010년 미국인 권장 식단 상정안에 대해 구두로 진술하는 시민 50명 가운데 한 사람으로 참석했다. 이 식단은 5년마다 발표되며 건강한 식생활을 위한 미국 정부의 공공정책을 대표한다. 식량 배급증과 학교 급식 프로그램은 물론 미국 군인과 그 가족을 위한 식사 허용량을 포함한 미국 사회의 모든 영역에 이 식단 지침이 들어간다.

식단은 건강한 삶의 핵심 요소다. 그만큼 중대하기 때문에 내가 사비를 들여 워싱턴 DC까지 가서 권장 식단 자문위원회에게 내 의견을 발표했던 것이다. 그 무더운 여름날, 미국 농무부의 자문위원회 앞에서 진술했던 50명 중에서 두 명만이 개인 신분이었고, 나머지 대부분은 각 이익단체를 대변하는 사람들이었다.(콩 이익단체, 유제품 이익단체, 계란 이익단체, 소금 이익단체 등등)

그날 진술했던 대다수의 사람들은 더할 나위 없이 생기 없고 지루하며 단조로운 어조로 자신의 제안이 공식 권장 식단에 어떠어떠하게 고려되어야 한다고 설명했다. 그들의 말이 진심이 아니라는 건 삼척동자도 알 수 있었다. 그들은 그저 보수를 받는 고용인들이었기 때문에 자신의 고객에게 최선의 이익이 무엇인지를 읊을 뿐이었다. 그들 중에 진정성 있는 진술을 찾기는 힘들었다.

두 시간가량 이 고역을 견디고 나서 드디어 26번 발표자인 나의 3분 스피치 순서가 왔다. 나는 나그네쥐의 행렬처럼 줄줄이 나타났다 사라지는 진술자들을 흘낏 볼 뿐, 진술 시간 내내 고개를 숙이고 노트를 하던 패널들의 주목을 끌고 싶었다. 나는 떨렸지만 자신감 있게 마이크가 놓인 단상으로 올라가 열변을 토했다. 나는 그들이 홍보한 내용, 즉 최선이자 유일한 건강 지침을 거부했기 때문에 삶이 극적으로 향상되었다고 말했다. 내가 진심을 담아 이야기할 수 있었던 건, 내가 몸소 체험했고 내

방식을 따라 해서 큰 효과를 본 사람들을 수없이 목격했기 때문이다. 나는 발표하는 동안 감정에 너무 몰입한 나머지 실제로 진술이 어떻게 흘러갔는지 알지 못했다. 하지만 그날 청중석에 있던 내 친구가 말하기를, 내가 발표하기 시작했을 때 과학자문위원과 정부 지도자들이 모두 고개를 들어 골똘히 경청했다고 한다. 다음은 농무부 속기사가 내 발표를 가감 없이 기록한 내용이다.

안녕하세요? 지미 무어라고 합니다. 사우스캐롤라이나 주의 스파텐버그에서 왔습니다. 저는 〈리빙 라 비다 로우카브(Livin' La Vida Low-Carb : '저탄수화물 생활'이라는 뜻-옮긴이)〉이라는 사이트를 운영합니다. 저는 여러분이 5년에 한 번씩 발표하는 권장 식단을 여러 해 동안 따랐지만 도움이 되지 않았어요. 그래서 2004년 1월부터 저탄수화물 식사를 시작했습니다. 저탄수화물 다이어트는 저에게 효과가 있었어요. 저는 186kg에 고지혈증과 고혈압이 있었어요. 나이 서른둘에 몸매가 눈뜨고 보기 힘든 수준이었죠. 그런데 통념에서 벗어나 정부가 권장하는 건강 지침을 던져 버리자 삶과 건강이 정상으로 돌아왔습니다. 오늘 저는 단지 저만이 아니라 저의 블로그와 라디오 프로(팟캐스트)의 수많은 독자와 청취자를 대신해 이 자리에 섰습니다. 여러분의 조언과는 달리 지방을 더 먹고, 탄수화물을 덜 먹고, 지칠 때까지 심혈관 운동을 하지 않았기 때문에 인생을 바꿀 수 있었던 한 사람의 이야기를 들어 주시기 바랍니다. 여러분의 조언은 저에게 도움이 되지 않았습니다. 그리고 진정으로 저에게 도움이 되는 것을 발견하고 나서야 여기에 계신 패널들이 진정한 전문가가 아닐 수도 있다는 것을 깨달았습니다.

정말로, 전 미국인에게 제공되는 권장 식단이 한 종류여서는 안 된다고 생각합니다. 국민들이 선택할 수 있는 다수의 식단과 선택안을 제안하는 바입니다. 우리는 신발 사이즈가 제각기 다르지 않나요? 저는 305mm를 신지만, 모든 사람이 305를 신나요? 아니죠. 식사법도 마찬가지입니다. 개개인의 인체 대사에 맞는 식단이 필요합니다. 비만이든 당뇨가 있든, 개인의 요구를 반드시 고려해야 합니다. 이러한 것들을 고려한다면 우리의 삶이 더 나아지리라고 생각합니다. 그러나 그렇게 하지 않는다면, 앞으로 5년 후에 지금과 동일한 증인들이 똑같은 이익단체의 진정서를 들고 여러분 앞에서 진술을 하게 될 것입니다. 그때 무엇이 바뀌어 있을까요? 아마도 비만율이 더 높아지고, 당뇨는 더 악화되고, 심장병도 더 늘었겠죠? 그때 저는 여러분에게 이렇게 물을 것입니다. "왜죠?"

흐뭇하게도 증언이 끝나고 수많은 사람들이 나에게로 몰려와 진술에 감사하다고 말했다. 경비 직원 한 명은 내 블로그에 들어가 보고 싶다며 명함이 있냐고 물었다. 그는 내 이야기에는 다른 증인들과는 다른 뭔가가 분명히 있다고 했다. 마음에서 우러나오는 대로 진실하게 이야기한 것이 올바른 선택이었다는 걸 확인하는 순간이었다. 내가 해냈다니 기쁘다!

나의 발표로 인해 2010년 권장 식단이 어떻게든 달라졌다고 생각한다면 커다란 착각일 것이다. 하지만 나는 미국 농무부와 보건복지부가 홍보한 건강 식단으로 인해 피해를 본 모든 사람들을 대신해 진술했다는 점에 매우 만족한다. 국민 건강 식단 지침 마이플레이트(MyPlate, 예전에는 푸드 피라미드였다)의 기초가 될 다음 권장 식단을 논의하는 5년 후에, 곡물을 권장하고 지방을 악마 취급한 결과가 낳은 불길한 징후를 정부 관료들이 보기 바란다. 그들이 과학을 무시할 수 없게 되는 임계점이 점점 가까워지고 있다. 바라건대, 이 책이 그날을 조금이라도 앞당기는 데 한 몫하기를 바란다(이 책이 미국에서 출간된 후 2015년 발표된 권장 식단에서는 지방 성분의 일종인 콜레스테롤 섭취를 하루 300mg으로 제한했던 2010년의 규정이 실제로 삭제되었다. 이 가이드라인은 2020년까지 유지된다–편집자).

잠시 생각해 보라. 만일 미국 농무부가 기업이라는 가정 하에 국민의 건강 상태가 그 수익률을 좌우한다면, 이 기업은 오래 전에 파산했을 것이다. 비만과 당뇨병, 심장병, 기타 만성질환의 발병률은 크게 상승했다. 그리고 무엇보다 충격적인 사실은 이 모든 질병이 증가한 시기가 1980년, 정부가 권장 식단을 실행한 시기와 거의 완벽하게 일치한다는 것이다. 이것이 우연일까? 나는 그렇게 생각하지 않는다.

광기란 같은 행동을 반복하면서 다른 결과를 기대하는 것이라고 한다. 이것이 바로 최근 수년 동안 미국의 영양 정책에서 일어난 일이다. 정부는 저지방, 저염, 칼로리 제한, 고탄수화물, 채식 위주의 식단과 부합하지 않는 연구 결과들을 애써 무시하고 있다. 하지만 이러한 일률적이고 규격화된 식단은 비만 및 기타 만성 대사 질환과 씨름하는 많은 사람들에게 효과가 없다. 실제로 통계를 보면, 미국 정부가 공표한 규격 식단이 처참하게 실패했다는 것을 확인할 수 있다. 이제 미국 농무부와 보건복지부가 자신의 오류를 깨달을 시점이 되었다.

나의 이야기

다이어트란 다이어트는 다 해봤지만 언제나 180kg

너무나 다행스럽게도 나는 10년 전부터 영양 권장안과 나쁜 건강 상태의 롤러코스터에서 해방되었다. 32살이었던 2004년 1월, 내 체중은 186kg까지 불어났다. 나는 항상 살 빼는 게 소원인 가족들 틈에서 자랐다. 어머니는 저지방 다이어트라면 안 해본 게 없었고, 부엌에는 항상 쌀 케이크와 무지방 우유가 있었다. 체중 감량에 번번이 실패한 어머니는 실의에 빠져 2003년 12월, 위장 우회술을 선택했다. 그때, 다음번에도 살을 빼지 못하면 나 역시 어머니의 전철을 밟을 수밖에 없다고 생각했던 기억이 난다. 감사하게도 그런 일은 일어나지 않았다.

나는 수십 년 동안 식습관이 엉망이었고 운동도 하지 않은 탓에 몸매가 흉하기 짝이 없었다. 하지만 그때까지만 해도 내가 뚱뚱한 건 유전 때문이거나 팔자라고 생각했다. 그래서 평생 뚱뚱하고 건강하지 못할 거라는 절망감에 빠져 있었다. 대부분의 시간 동안 나는 정확히 그런 느낌으로 살았다.

하지만 오해는 마라. 그렇다고 아무런 노력도 안 했던 것은 아니다. 나는 슬림 패스트(다이어트 쉐이크), 덱사트림(1980년대 등장한 다이어트 약), 하루 종일 토끼 식단 먹기 등 당시 유행하는 다이어트란 다이어트는 모두 시도해 보았다. 하지만 도움이 되지 않는 것 같았다. 1999년에는 극저지방(거의 무지방) 다이어트까지 시도했다. 지방을 먹으면 뚱뚱해진다는 건 기본 상식이었으니까. 나는 놀랍게도 이 다이어트에 성공해서 9개월 만에 77kg을 뺐다. 하지만 중대한 문제가 있었다. 항상 너무 배가 고파 신경이 곤두섰고, 피곤했으며, 미치기 일보 직전이었다! 아내 크리스틴은 당시 내가 너무 배가 고파서 〈인크레더블 헐크〉에 나오는 헐크보다 더 화가 난 것 같은 '행그리(hangry(hulk +angry))' 상태였다고 말할 정도였다.

그리고 복부 팽만이 심했다. 내 느낌에는 살을 빼기 전보다 몸 상태가 훨씬 더 나빠진 것 같았다.

어느 날, 크리스틴이 맥도날드 엑스트라 밸류 밀(세트 메뉴)을 사다 달라고 했을 때, 나는 '딱 한 번만' 빅맥을 먹어도 되겠냐고 물었다. 한 번이라도 다이어트를 해본 적이 있는 사람이라면 그다음 이야기를 아주 잘 알 것이다. 그날 이후로 나의 저지방 다이어트는 끝이 났다. 다시 불어난 체중은 다이어트 전보다 더 늘어서, 2003년 말에 처음으로 180kg을 찍었다.

크리스틴은 갈수록 내 건강을 염려하게 되었는데, 거기에는 그럴 만한 이유가 있었다. 당시에 나는 건강에 심각한 문제가 있지는 않았지만 고지혈증과 고혈압, 호흡 문제로 처방약을 복용하고 있었다. 그런데 1999년에 형 케빈이 심장발작으로 몇 번 죽다 살아났다. 우리는 케빈을 지켜보면서 효과적이며 안전하고 장기적으로 효험이 있는 다이어트법을 찾아야 한다고 생각했다. 게다가 2003년 가을부터 일어난 일련의 충격적인 사건들을 겪고 나서 나는 더욱 절박한 심정으로 변화를 갈망하게 되었다.

당시 나는 중학교에서 대체 영어 교사로 일하고 있었다. 그날, 칠판에 필기를 하고 있는데 교실 뒤편에서 누군가가 "와우, 무어 쌤은 정말로 뚱뚜~웅해!"라고 소리치는 소리가 들렸다. 2초 정도 정적이 흐르고 학생들은 자지러질듯 웃어 댔다. 나는 아주 천천히 그 학생 쪽으로 몸을 돌려 신경질적으로 웃었다. 울지 않기 위해서 말이다!

그 사건을 계기로 나는 내 체중과 건강을 장기적으로 관리할 방법을 진지하게 찾기 시작했다. 뿐만 아니라 곧이어 나타난 다른 징후들 때문에 더 이상 변화를 미룰 수 없었다. 차에 타고 내릴 때 바지의 뒷부분이 계속 찢어졌고, 다른 사람이나 사물의 도움 없이 소파에서 일어나기 힘들었으며, 몸에 맞는 좌석이 없어 극장에 가거나 비행기를 탈 수 없었고, 무엇보다도 나를 보는 순간 낯빛이 바뀌는 사람들의 반응을 더 이상 견딜 수 없었다. 이러한 경험들로 인해 나는 내가 도를 넘어 막다른 지경에 이르렀다는 뼈아픈 현실을 깨닫게 되었다.

가장 결정적이고 잊을 수 없는 기억은 교회의 가을 축제에서 일어났던 일이었다. 교회에는 암벽등반을 할 수 있는 벽이 있었고, 나는 어른 아이 할 것 없이 마치 스파이더맨처럼 암벽을 기어오르는 모습을 보고 있었다. 암벽등반은 무척 쉬워 보였기 때문에 나는 누구나 할 수 있을 것이라고 생각했다. 그래서 나 역시 암벽을 기어오르기 위해 줄을 섰다. 모든 안전장비를 갖추고 나서 나는 암벽에 발을 딛고 올라서서 암벽을 잡으려고 했다. 그런데 암벽 아래쪽 바위에 발을 딛고 서자마자 발이 쭉 미끄러져 내려왔다. 내 체중 때문이었다. 다시 시도했지만, 이번에는 미끄러지면서 발이 옆으로 돌아가는 바람에 발목이 아파 왔다.

둘러보니 군중들이 나의 일거수일투족을 주시하고 있었다. 나는 무안한 나머지 암벽등반을 접어야 했다. 그 사건은 내 마음에 잊을 수 없는 기억으로 남아 있다. 그 일은 가까운 미래에 뭔가 과감한 변화를 감행해야 한다는 강력한 신호였다. 하지만 수포로 돌아간 과거의 모든 감량법보다 더 나은 방법을 찾을 수 있을까?

다이어트를 또 한다는 생각만으로도 나는 속이 메슥거렸다. 살을 빼려면 칼로리를 제한하고, 지방 섭취를 줄이고, 러닝머신 위에서 보내는 시간을 늘려야 했다. 그것은 그야말로 상식이다. 그래서 감량 계획을 세울 때 많은 사람들이 저지방, 저탄수화물 식사와 함께 일주일에 몇 번씩 꼬박꼬박 체육관에 갈 결심을 한다.

하지만 1999년에 그러한 다이어트로 극도의 배고픔과 좌절감을 느꼈던 것이 생생히 기억났다. 나에게는 완전히 다른, 더 좋은 방법이 필요했다. 그런 의미에서 장모님이 그해(2003년) 크리스마스 선물로 나에게 다이어트 책을 선물한 건 운명이었다. 세상천지에 아내의 어머니에게 명절 선물로 살 빼는 책을 받는 사위가 있을까? 내가 그랬다! 돌이켜 보면, 그해 크리스마스에 그 선물을 받은 것이 무척 다행이고 감사한 일이다. 내 인생의 방향을 완전히 바꿔 놓았으니 말이다. 감사해요, 장모님!

인생 역전

앳킨스 박사의 저탄수화물, 고지방 식사법을 발견하다

과거에도 장모님은 자신의 딸과 결혼한 남자가 너무 뚱뚱하니까 뭔가를 해야 한다는 생각에 별 뜻 없이 다이어트 책들을 선물한 적이 있었다. 그때 나는 표시는 내지 않았지만 내심 상처를 받았다. '장모님, 저도 제가 뚱뚱해서 체중 관리를 해야 한다는 걸 안다고요. 단지 나에게 맞는 건강한 방법을 찾지 못한 것뿐이에요.' 그런데 그해, 장모님이 선물한 바로 그 책에 나에게 맞는 방법이 담겨 있었다. 그것은『앳킨스 박사의 새로운 다이어트 혁명(Dr. Atkins' New Diet Revolution)』이라는 책으로, 고인이 된 위대한 로버트 앳킨스 박사가 창안한 다이어트 방식을 알려 주고 있었다. 여기저기에서 많이 들어 보았지만, 굳이 시간을 투자해 읽어 보지는 않았던 책이었다. 하지만 운명처럼 책이 손에 들어온 것이다.

재미있게도 1999년에 내가 저지방 다이어트를 하고 있을 때 친구가 앳킨스 다이어트로 살을 뺐냐고 물은 적이 있었다. 그때 나는 "농담해? 건강에 가장 해로운 감량법이잖아."라고 대답했다. 심지어 "앳킨스 다이어트 같은 저탄수화물 다이어트는 절대로 하지 않을 거야. 건강에 진짜 해롭거든."이라고 덧붙였다. 너무도 자신만만하게 말이다. 그때 나는 무지했고, 전통적인 다이어트 방식 이외의 다른 가능성에 마음을 철통같이 닫고 있었다. 현재 내가 '저탄수화물 사나이'로 알려진 사실을 생각하면, 참으로 아이러니가 아닐 수 없다. '절대로'라는 말은 '절대로' 하지 마라.

크리스마스에서 새해 첫날까지 일주일 동안 앳킨스 책을 처음부터 끝까지 읽으면서 나는 우선 철저하게 경멸감을 느꼈다. 도대체 버터나 전지 치즈, 붉은 고기처럼 지방이 많은 음식을 먹는데 어떻게 건강에 나쁘지 않을 수 있지? 앳킨스 다이어트를 하는 사람들은 그런 음식을 먹으면 동맥이 막혀 심장병과 암이 생기고, 결국엔 죽는다는 사실을 모른단 말야? 또 탄수화물을 과하게 줄인다는 건 뭐야? 누가 빵과 파스타, 당, 녹말 음식 없이 살 수 있어? 이런 음식들이 인체에 에너지를 공급하는 거 아냐? 완전히 웃기는 식단이잖아! 무식이 복이라더니. 10년이 지난 지금 돌이켜 보면 재미있는 반전이다.

그 후 며칠 동안 책을 곱씹은 끝에 나는 불현듯 깨달았다. 내가 그동안 시도했던 모든 다이어트는 지방, 특히 포화지방을 줄이고, '몸에 좋다'는 통곡물을 많이 먹고, 입에 들어가는 열량을 일일이 따지는 방식이었다는 것을……. 이런 방식은 처음에는 살이 조금 빠지지만, 항상 예전의 식습관으로 되돌아가 결국에는 다이어트 전의 체중으로 돌아간다(그리고 훨씬 더 살이 찐다). 비록 5년 전에는 앳킨스 다이어트를 절대로 하지 않겠다고 선언했지만, 나는 새해를 맞으며 저탄수화물 식사법에 도전해 보기로 결심했다.

2004년 1월, 나는 앳킨스 다이어트에 돌입했다. 앳킨스 식단은 내 몸에 굉장한 충격이었다. 그때까지 나는 매일 리틀 데비 미니케이크 두 박스와 파스타 한 접시 듬뿍, 소시지와 계란, 맥도날드 치즈 비스킷, 허니번과 세븐일레븐 대형 초콜릿칩 쿠키, 코카콜라 열여섯 캔을 먹고 있었다. 나는 정말이지 골수 탄수화물 중독자였다. 매일 1,500g이 훨씬 넘는 탄수화물을 거리낌 없이 먹고 있었으니 말이다. 내 몸무게가 180kg이라는 게 놀라운 일인가?

그때 나는 설탕이 잔뜩 든 가공 탄수화물을 지독한 양으로 먹어 대다가 하루아침에 탄수화물의 양을 하루 20g(쌀밥 약 1/3공기 미만)으로 줄였다. 그러한 변화가 인체 생리에 영향을 주지 않을 거라고 생각한다면, 진실을 말해 주겠다. 영향을 준다. 그것도 엄청나게! 나는 마약은 입에 댄 적도 없지만, 크랙 코카인이나 헤로인을 해독할 때 이런 느낌이라면 마약 중독자만큼 불쌍한 사람은 없다고 말하고 싶다.

다행히 앳킨스 식단으로 바꾸면서 생긴 고통은 1~2주 만에 사라졌고, 나는 다시 활기를 찾기 시작했다. 마치 머리 위에 드리웠던 절망의 먹구름이 걷히는 느낌이었다. '정상적'이라는 것이 어떤 느낌인지 알 것 같았다. 난생 처음으로 나는 체중과 건강을 스스로 통제하고 관리할 수 있다는 희망을 품기 시작했다.

주류 언론의 반복된 보도로 인해 앳킨스 다이어트는 매일 엄청난 양의 고기와 계란, 치즈, 베이컨을 먹는 식사법이라고 알려졌다. 통념과는 달리, 이러한 방식은 앳킨스 다이어트가 아니다. 결코 아니다! 앳킨스 다이어트는 단 몇 문장으로 설명하기에는 너무 복잡하므로, 2장에서 상세히 다룰 것이다. 우선은 앳킨스 다이어트가 단지 탄수화물 섭취를 줄이고, '저탄수화물' 포장 식품을 먹고, 고기와 계란, 치즈만을 먹는 식사법이 아니라는 점을 알기 바란다.

그러면 저탄수화물, 고지방 앳킨스 다이어트가 나에게 어떠한 영향을 미쳤을까? 한 달 후에 나는 14kg이 빠졌다. 두 달 후에는 갑자기 솟구치는 에너지를 주체 못해 체육관을 다니기 시작했다. 100일 후에는 45kg이 줄었다. 나에게 뭔가 특별한 일이 벌어지고 있었다!

이 믿지 못할 과정을 겪으면서 느낀 것은 말로 다 설명할 수가 없으며, 정말이지 나는 딴 사람이 되었다. 1년 안에 82kg을 뺏으니 이 건강한 저탄수화물 생활 방식을 알게 된 것에 너무나 감사한다. 하지만 체중 감량보다 더 중요한 것은 저탄수화물 다이어트로 건강을 되찾았다는 사실이다. 나는 앳킨스 다이어트를 시작하고 9개월 만에 고지혈증과 고혈압, 호흡 문제로 복용하던 처방약을 끊었다. 저탄수화물 식사법으로 건강이 좋아지지 않는다고 누가 그러던가?(나중에 이 주제를 심층적으로 다룰 것이다.)

이 자리에서 나는 내 인생을 바꾼 다이어트법을 창안한 앳킨스 박사에게 심심한 감사를 표한다. 그의 책을 읽은 후로 내 삶은 변화했다. 나는 영광스럽고 축복되게도 매우 인기 있는 건강 블로그와 높이 평가되는 세 개의 건강 팟캐스트를 운영하며 열심히 저탄수화물 생활 방식을 전파하고 있다.

나는 앳킨스 박사를 실제로 만나는 영광을 누리지는 못했지만, 놀라운 그의 혜안과 가르침이 없었다면 내가 경험하고 목격한 성공들은 거의 불가능했을 것이다. 10년 전에 뉴욕의 빙판길에서 낙상해 비극적으로 사망한 후에도 그가 남긴 유산은 여전히 전 세계에 물결치고 있다. 그의 바통을 이어받아 저탄수화물 생활 방식을 지속하는 우리들의 기억 속에 그는 살아 있다. 저탄수화물 식사의 건강 혜택을 열정적으로 전파해 나를 포함한 수백만 명의 수혜자를 낳고 있는 앳킨스 박사에게 신의 축복이 있기를!

뉴욕시 병원에서 앳킨스 박사와 함께 30년 동안 일했으며, 오늘날까지 저탄수화물 생활 방식을 강의하는 공인 간호사 재키 애버스타인에게도 경의를 표한다. 더불어 부인 베로니카 앳킨스는 남편의 유지를 받들어 베로니카와 로버트 C. 앳킨스 재단을 세우고 버클리의 캘리포니아 대학교, 사우스웨스트의 텍사스 대학교, 미시간 대학교, 워싱턴 대학교, 듀크 대학교를 포함해 미국 전역에 위치한 유수 대학교에 연구 교수직의 비용을 지원하고 있다.

사회 환원

나의 '저탄수화물 생활 방식' 알리기

2005년에 들어서면서 눈에 띄게 살이 빠진 내 모습을 알아본 사람들이 그 비결을 알고 싶어 했다. 앳킨스 박사의 저탄수화물 다이어트에 대해 수없이 설명한 끝에 나는 마침내 온라인 저널이나 웹사이트를 만들어 내 성공담을 알리는 동시에, 다른 사람들 또한 다이어트에 성공할 수 있도록 돕기로 결심했다. 2005년 4월 말에 블로그를 만들기로 작정할 때만 해도 나는 블로그에 대해 아는 바가 전혀 없었다. 그때 친구 한 명이 블로그를 만들어 곧바로 글을 올리는 일은 누워서 떡먹기라고 말했다. 나의 생각을 글로 표현하는 일은, 앳킨스 다이어트가 내 레이더망에 들어

오기 훨씬 전인 고교 시절부터 내가 무척 열망하던 것이었다. 따라서 글쓰기에 대한 열정과 재주를 새로 발견한 저탄수화물 생활 방식에 결합만 하면 되는 일이었다. 이 결합은 하늘의 뜻이었고, 나는 세상과 맞붙을 준비가 되어 있었다. 그리고 나는 결코 뒤돌아보지 않았다.

〈리빙 라 비다 로우캅〉이라는 블로그를 열자마자 사람들이 몰려들기 시작했다. 2005년 4월에 개시한 블로그의 독자수는 기하급수적으로 증가해서, 현재는 매월 20만 명에 가까운 사람들이 방문한다. 나는 과체중이거나 비만이거나 건강하지 못한 사람들에게 내가 했던 방식을 알려 주고, 격려하고, 용기를 북돋고 있다. 나 역시 그들과 같은 처지였기에 아프고 병적으로 비만한 남자의 몸부림을 이해하며, 그 절망의 늪에서 빠져 나오는 방법과 그때 경험했던 생생한 체험담을 이야기해 준다. 내가 전에 그랬듯이 비만과 나쁜 건강 상태를 숙명이라고 생각하는 사람들에게 내가 희망의 빛이 되기를 간절히 바란다.

2006년 10월, 〈로우캅 쇼〉라는 아이튠스 팟캐스트를 시작했을 때, 나는 아마 지금의 유명세에 가장 큰 역할을 했을 어떤 것을 시도했다. 그 후로 이 팟캐스트는 다이어트와 피트니스, 건강 분야에서 내로라하는 사람들의 비공식적인 인터뷰를 900회 가까이 방송하면서, 현재 인터넷에서 가장 인기 있는 건강 프로그램 중 하나가 되었다. 또한 나는 〈지미 무어와 친구들이 함께하는 저탄수화물 대화〉와 〈저탄수화물 전문가에게 물어보세요〉라는 아이튠스 팟캐스트를 두 개 더 만들어 건강한 생활 방식을 널리 알리고 있다.

2013년 8월에 나는 『확실히 알자, 콜레스테롤: 내 HDL 수치는 무엇이 문제인가?』라는 책을 국제적인 빅토리 벨트 출판사를 통해 출간했다. 그

책에는 이 책의 공동 저자이자 노스캐롤라이나 주 더럼에 위치한 듀크 대학교의 내과 의사이며 연구자인 에릭 웨스트먼을 비롯해, 세계 최고의 콜레스테롤 전문가 29명의 인터뷰가 수록되었다. 나는 영광스럽게도 사실상 건강업계를 움직이는 걸출한 인물들과 진정으로 의미 있는 관계를 쌓았으며, 웨스트먼이 그중 한 사람이다.

그를 처음 만난 건 2006년 1월, 뉴욕의 브루클린에서 열린 저탄수화물 영양학회에서였다. 나는 영양과 대사 협회가 주관한 심포지움에 초청받았었다. 당시는 블로그를 시작한 지 1년이 채 안 되었을 때여서, 나의 체중 감량과 건강 개선에 도움을 준 저탄수화물 식사법에 대해 더 많은 것을 공부해 블로그 독자들에게 알려 주고 싶은 욕구에 불타 있었다. 심포지움은 의사들과 식단 연구자들, 그 밖의 다양한 전문가들의 지극히 전문적인 강연으로 구성되어 있었다. 강연자들이 쏟아내는 의학 용어에 정신을 못 차릴 지경이었다. 내가 전공한 정치학과 영어는 그 말들을 이해하는 데 무용지물이었다.

그러다 어떤 강연에서 강연자가 PEP-C라는 치료 개념을 이야기하기 시작했는데 내 오른쪽에 앉아 있던 신사가 나에게 몸을 기울이며 귓속말로 "다이어트 펩시는 아니겠죠?"라고 말했다. 그가 웨스트먼이었다. 그 자리에서 나는 그에게 특별한 뭔가가 있다는 걸 알았다. 그리고 그가 저탄수화물 식단에 관심을 갖게 된 경위를 들었을 때는 그 역시 사람들에게 이 메시지를 알리고 싶어 한다는 걸 느꼈다.

웨스트먼 박사가 이 식단의 효과를 탐구하게 된 이유는, 나처럼 앳킨스 박사의 책을 읽고 체중 감량과 건강 회복에 성공한 환자들을 목격했기 때문이었다. 그 과정에서 그는 1999년에 앳킨스 박사에게 직접 연락을 하기도 했다.

웨스트먼 박사의 편지를 받은 앳킨스 박사는 그에게 전화를 걸어 자신의 영양 치료 방식을 볼 수 있도록 그를 초대했다. 그는 뉴욕에 위치한 앳킨스 대체의학센터를 방문해 앳킨스 박사와 직원들이 의학 치료의 일부로서 저탄수화물 식사요법을 이용해 비만과 당뇨병, 기타 많은 만성 질환을 앓는 환자들을 치료하는 모습을 관찰했다. 앳킨스 박사의 치료를 받고 믿을 수 없을 정도로 건강을 회복한 환자를 목격한 웨스트먼 박사는 앳킨스 박사에게 저탄수화물, 고지방 식단의 효과를 과학적으로 입증할 연구에 자금을 댈 의향이 있느냐고 물었다. 앳킨스 박사는 동의했고, 웨스트먼은 사상 최초로 앳킨스 다이어트 실험을 시작했다.

2002년 11월, 시카고에서 열린 미국심장협회 연례 학회에서 저탄수화물 식단을 6개월 동안 섭취한 50명을 추적한 최초의 예비 연구 결과가 발표되었다. 저탄수화물, 고지방 식사를 한 환자들의 체중이 줄고 콜레스테롤 수치가 개선되었다는 결과였다. 하지만 웨스트먼은 자신이 목격한 결과가 흔히 알고 있는 저지방 다이어트와 어떻게 다른지 비교해 보고 싶었다. 그래서 그는 예비 연구의 후속으로 정식 요건을 갖춘 무작위 통제 실험을 했다. 120명을 대상으로 저탄수화물 식단군과 저지방 식단군으로 나누어 섭취 방법을 교육한 후 6개월 간 해당 식단을 철저히 지키도록 했다. 그 결과 두 집단 모두 건강이 개선되었으나, 저탄수화물 식단이 체중 감량에서 우세했고 대사 질환에서는 월등히 앞섰다. 이 연구의 결과는 2004년 〈내과 연보(Annals of Internal Medicine)〉에 발표되었고, 이후에 진행된 획기적인 탄수화물 제한 식단 연구들의 발판이 되었다.

다음 단계

케토제닉 다이어트

당신은 지금 "체중과 건강 상태가 개선되었다는 이야기는 정말 솔깃하지만, 이 책 『지방을 태우는 몸』의 영어 원제인 『확실히 알자, 케토(Keto Clarity)』는 도대체 무슨 소리지? 처음 듣는 말인데?"라고 생각할지 모른다. 좋은 질문이다. 영양과 관련해서 우리가 어떠한 경험을 했으며 저탄수화물, 고지방 식단의 긍정적인 효과가 무엇인지 이해한다면, 건강 개선을 위해 이 식단이 필요한 이유를 배울 준비가 된 것이다. 이때 케토(케토제닉)의 개념이 작동하기 시작한다. 『확실히 알자, 콜레스테롤』에서처럼, 이제 케토의 개념과 그 효과를 이해하고 실제로 활용하기 쉽도록 설명할 것이다.

이 책을 읽으면, 세간에 퍼진 잘못된 케토 정보로 인해 심각한 혼란에 빠졌던 당신의 머리가 명쾌하게 정리될 것이다. 아마도 이 책은 당신이 안다고 생각하는 영양과 건강 지식을 온통 흔들어 놓을 것이다. 지금까지 저탄수화물, 중단백, 고지방 케토제닉 다이어트에 깊은 관심을 갖고 연구하게 된 과정을 이야기했으니, 이제 당신의 건강을 최대한 끌어올리는 데 도움을 주기 위해 그동안 우리가 습득한 지식과 경험, 지혜를 나눌 시간이다. 케토제닉 다이어트에 대한 진실은 당신이나 가족, 친구가 간절히 찾던 퍼즐 조각일 수 있기 때문에 마땅히 논의되어야 한다. 최적의 건강 상태에 도달하기 위한 케토제닉 다이어트의 실용적인 실행 방식을 이 책처럼 꼼꼼히 망라한 책은 일찍이 없었다. 이 책을 저탄수화물, 고지방 식단의 건강 효과를 얻기 위한 정식 안내서로 삼아도 좋을 것이다.

나의 팟캐스트를 통해서 나는 건강 분야 최고의 전문가들을 수백 명 인터뷰하는 특권과 영광을 누렸다. 그래서 이 책을 쓰기로 결심했을 때, 케토제닉 다이어트와 그 영향력에 대한 최신 정보를 얻기 위해 정확히 누구에게 연락을 취해야 할지 알고 있었다. 세계적인 전문가 22명을 소개하게 되어 대단히 기쁘다. 이 책 속 '고수의 한마디' 코너에 그들의 이야기를 실었다.

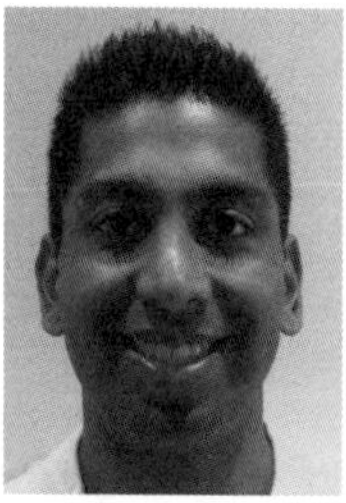

지샨 어레인 Zeeshan Arain

의사(MBBS), 호주 공중보건과 열대의학 석사, 호주 왕립 일반의

호주 멜버른의 모나쉬 대학교에서 의학 학사, 제임스 쿡 대학교에서 공중위생과 열대의학 석사를 받았다. 일반의이자 세계에서 가장 우수한 프로 스포츠 조직 중 하나인 호주 풋볼 리그(AFL) 멜버른 풋볼 클럽의 팀 닥터이다. 만성질환과 비만의 예방과 치료에서 영양과 운동이 수행하는 역할에 특별히 관심이 많다. 개인적으로, 잘 처방된 저탄수화물, 고지방 케토제닉 다이어트를 이용해 당뇨병, 다낭성 난소 증후군, 비만, 고혈압, 뇌전증(간질), 위식도 역류, 과민성 대장 증후군 등을 포함해 다양한 질환을 가진 수백 명의 환자를 치료해 왔다. 대중을 상대로 영양적 케톤 상태에 관한 강연을 몇 차례 했으며 이 분야에 대한 연구를 진행 중이다. 지샨 역시 2012년부터 영양적 케톤 상태를 유지하고 있다.

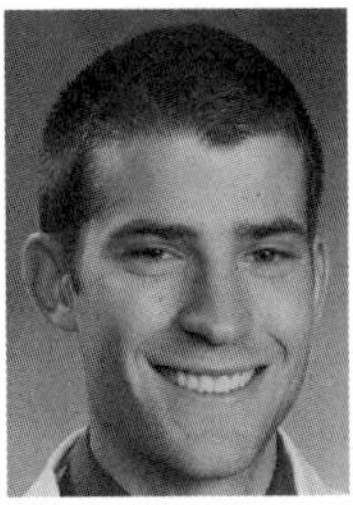

브라이언 박스데일 Bryan Barksdale | **신경과학자**

오스틴 소재 텍사스 대학교의 의과대학에서 의학을 공부하며 뇌과학 분야의 박사 학위 과정 중에 있다. 영양과 생활 습관에 근거한 치료법에 관심이 많으며, 특히 케토제닉 다이어트를 이용해 신경 질환을 치료하는 데 중점을 둔다. 오스틴 프라이멀 리빙 그룹의 창시자이다.

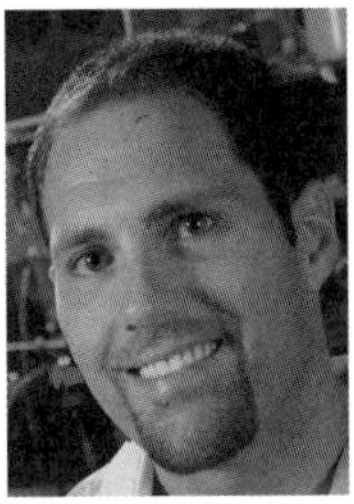

도미닉 대고스티노 Dominic D'Agostino | **박사**

사우스플로리다 대학교 분자 약학/생리학과의 조교수로 동 대학에서 신경약리학, 의생화학, 대사, 영양생리학을 강의한다. 그의 연구는 신경 질환과 암 환자를 위한 대사 치료로서의 케토제닉 다이어트, 칼로리 제한식, 케톤 보조제를 실험하는 데 중점을 둔다. 그의 실험은 전파 원격 측정(EEG, EMG), 전기생리학, 형광 현미경, 공초점 레이저 현미경, 원자력 현미경(AFM), 시험관 생화학적 분석, 체내 생물발광 영상, 행동 테스트, 운동 수행을 포함한 체내, 체외 기술을 이용해 대사 치료의 생리적, 세포적, 분자적 기전을 탐구한다.

윌리엄 데이비스 William Davis | **의사**

심장병 전문의이자, 대량 생산된 유전자 조작 밀가루의 위험을 최초로 알린 뉴욕타임스 베스트셀러 『밀가루 똥배(Wheat Belly)』의 저자이다. 세인트루이스 대

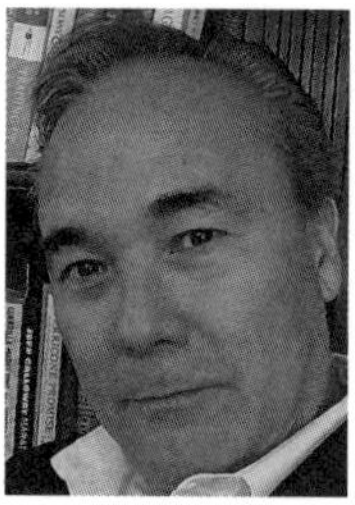

학교 의과대학을 졸업하고 오하이오 주립 대학교 병원에서 인턴과 전문의 수련을 했으며, 오하이오 주립 대학교 심장병학과의 펠로우로 메트로 헬스 메디컬 센터와 케이스 웨스턴 리저브 대학병원에서 고급 혈관성형술을 공부한 후에 이 대학교의 심장병 펠로우 총책임자이자 의대 교수로 일했다. 현재 위스콘신 주의 밀워키 근교에서 심장병 전문의로 일하고 있다.

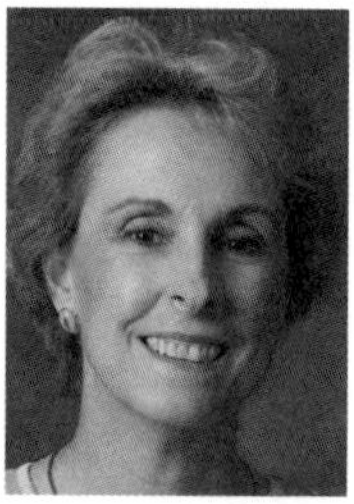

재클린 에버스타인 Jacqueline Eberstein | 주 공인 간호사

2003년에 앳킨스 박사가 사망할 때까지 앳킨스 클리닉의 의학 교육 총책임자였다. 1974년부터 앳킨스 박사와 일했다. 의사와 의료 보조자, 간호사, 영양사들을 대상으로 앳킨스 생활 방식과 대체의학의 원리와 치료법을 교육하는 등 다양한 활동을 했다. 앳킨스 박사의 수많은 저서와 뉴스레터, 기타 언론 보도자료를 작성하는 일을 도왔다. 2004년 『앳킨스 당뇨병 혁명(Atkins Diabetes Revolution)』을 함께 집필했으며, 현재까지 국내외에서 앳킨스 박사의 철학을 강연하며, 저술과 자문 활동을 하고 있다. 저탄수화물 크루즈(Low-Carb Cruise) 정규 참석자이자 강연자이며, 현재 〈캅 스마트(Carb-Smart)〉 전자 잡지의 특별기사 전문 기고가이다. 앳킨스 생활 방식 분야의 다양한 경험을 거친, 저탄수화물 고지방 케토제닉 다이어트의 최고 전문가 중 한 명이다.

마리아 에메리치 Maria Emmerich | 영양 전문가

영양과 운동생리학 분야의 건강 전문가로서 사람들이 최적의 건강에 도달하도록 돕는 일에 열정이 남다르다. 어린 시절 내내 체중과 씨름한 경험 때문에 외

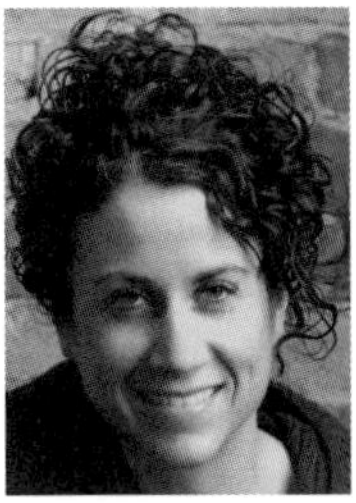

모 콤플렉스로 고통받으며 시간을 낭비하는 사람들을 돕기로 결심했다. 그녀는 음식이 심신 건강에 미치는 영향을 이해한다. 특히 먹는 음식이 신경전달물질에 미치는 영향을 깊이 탐구했다. 2013년에 출간된 『케톤 적응(Keto-Adapted)』을 포함해 8권의 책을 썼다. 체중 감량은 대사증후군, 탈모증, 하시모토갑상샘염, 자가면역 질환, 위장병 등등의 다양한 질환을 치료하기 위해 식사법을 바꾼 후에 덤으로 따라오는 부수적인 효과인 경우가 많다.

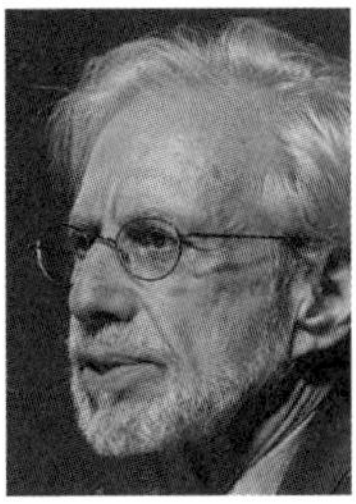

리처드 파인만 Richard Feinman | **박사**

브루클린에 있는 뉴욕 의과대학의 다운스테이트 의료원의 분자생물학 교수이다. 로체스터 대학교를 졸업하고 오레곤 대학에서 화학 박사 학위를 받았다. 초기의 연구 분야는 단백질 화학과 효소 기전, 혈액 응고와 항상성에 이를 적용하는 것이다. 현재는 영양과 대사, 특히 식단 구성과 에너지 균형에 관심이 많으며, 대학에서 강의를 하면서 이 주제에 대해 연구하고 있다. 파인만 박사는 생화학 교육과정에 영양학을 포함시키는 데 선구자적 역할을 했다. 〈영양과 대사(Nutrition & Metabolism)〉 학술지의 공동 편집장을 역임했으며 영양과 대사 협회(MMSociety.org)의 설립자이다.

노라 겟가우다스 Nora Gedgaudas | **영양 전문가**

흔히들 얘기하는 '팔레오 다이어트'의 전문가로 널리 인정받는다. 세계적인 베스트셀러 『태고의 몸, 태고의 마음: 팔레오 식단을 넘어 완전한 건강과 수명 연장

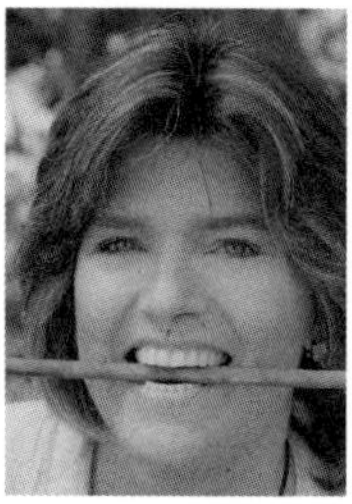

으로(Primal Body, Primal Mind)』의 저자이다. 또한 국내외 라디오, 유명 팟캐스트, TV, 영화계로부터 널리 인터뷰 요청을 받는 영양 상담가, 강연가, 교육가이기도 하다. 노라의 팟캐스트 역시 아이튠스에서 인기를 끌고 있으며, 많은 독자들이 그녀의 웹사이트에 올라온 수많은 무료 기사들을 읽고 있다. 오리건 주 포틀랜드에서 공인 영양 상담가와 임상 뉴로피드백 전문가로서 개인 상담실을 운영한다.

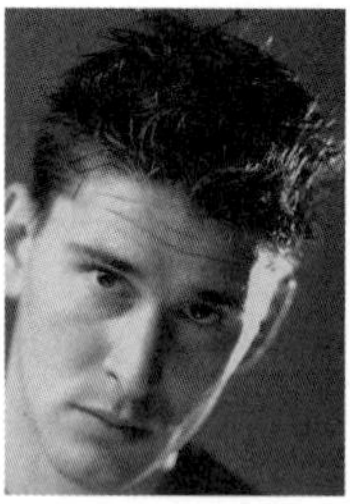

벤 그린필드 Ben Greenfield **헬스 코치**

헬스 코치이자 저자, 강연가, 전직 보디빌더, 철인 3종 경기 선수이다. 아이다호 대학교에서 운동생리학과 생체전염병학 석사 학위를 받았다. 공인된 운동 영양사(C-ISSN)이자 공인된 내구력/훈련 코치(CSCS)이다. 10년 이상 각종 스포츠 분야의 프로선수와 대학생, 경기자들에게 심신을 건강하게 하는 방법을 가르쳤다. WellnessFX의 컨설턴트이자 아이튠스의 〈Get-Fit Guy〉와 〈Ben Greenfield Fitness〉 팟캐스트의 운영자이다. 2014년에 출간된 『트레이닝을 넘어 : 지구력과 건강과 삶 마스터하기(Beyond Training)』를 포함해 건강과 운동 능력을 최대화하기 위한 10개 이상의 프로그램과 책을 썼다. 또한 그의 수퍼 휴먼 코치 네트워크(SuperhumanCoach.com)를 통해 전 세계의 의사와 개인 트레이너, 물리치료사들을 교육하고 후원하고 있다.

존 키이퍼 John Kiefer **영양 · 운동 능력 과학자**

물리학자에서 영양·운동 능력 과학자로 전향했다. 영양과 더불어 20년 이상 이

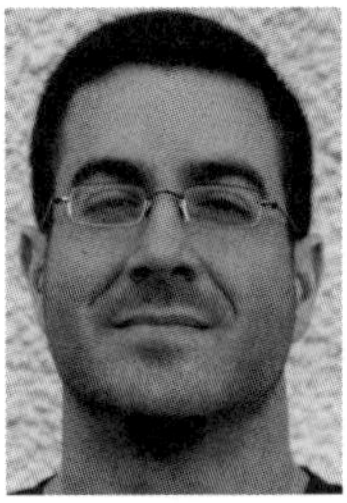

의 없이 수용된 신체 운동 능력에 관한 개념들을 연구하고 실험하고 확인하는 작업을 한다. 세계 기록을 보유한 올림픽 금메달리스트들과 역도 선수, 최정상급 에스테틱 운동선수 MMA(Mixed Martial Arts) 선수, 포춘 500대 기업의 CEO들이 최고 수행력에 대한 그의 연구 결과를 적용하는 데 도움을 준다. 식단 안내서인 『탄수화물 야간 해결책(Carb Nite Solution)』과 『탄수화물 먹지 않기(Carb Back-Loading)』, 자유로운 운동 안내서인 『충격파 치료법(Shock-wave Protocol)』, 극저탄수화물 요리법을 담은 『삶을 바꾸는 요리법(Transforming Recipes)』의 저자이다. 인체 대사와 다량영양소 순환과 촉진 분야에서 내로라하는 전문가 중 한 명으로 꼽힌다.

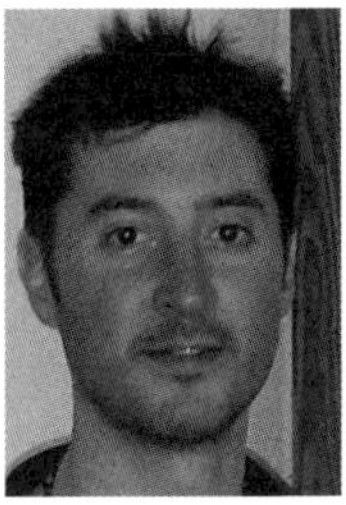

윌리엄 라가코스 William Lagakos | 박사

뉴저지 주립 대학교 루트거스 대학에서 영양생화학과 생리학 박사 학위를 받았다. 지방 대사와 에너지 소비를 집중적으로 연구했다. 샌디에고 소재의 캘리포니아 대학에서 수행한 박사 후 연구에서는 비만, 염증, 인슐린 저항에 몰두했다. 상호 심사 학술지에 수많은 원고를 발표했으며, 논픽션 저서인 『칼로리에 대한 오해(The Poor, Misunderstood Calorie)』를 출간했다. 현재 영양학 연구자, 컨설턴트로 활동하고 있다.

찰스 몹스 Charles Mobbs | 박사

뉴욕 마운트 시나이 병원의 신경과학, 내분비학, 노인병학 교수이다. 메사추세츠 공과대학(MIT)에서 생명과학 학사 학위를 받은 후, 서던캘리포니아 대학에

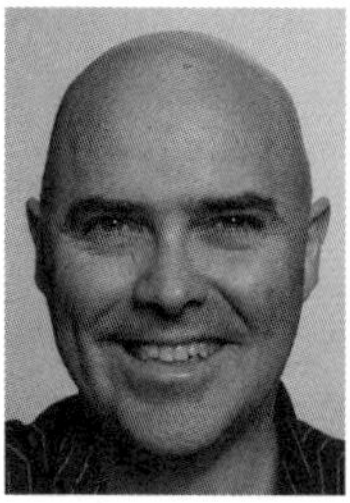

서 세포분자학으로 박사 학위를 받고, 록펠러 대학에서 박사 후 연구를 수행했다. '마운트 시나이 2010 훌륭한 멘토상', '2012년 노화 기초 연구의 글렌 상'을 수상했고, '중국 당뇨병 예방과 치료 기술의 전략적 동맹'의 대표자이며, 2013년 중국 중앙정부, 대학, 연구 재단의 컨소시움에도 참여한 바 있다. 노화와 노화 관련 질병의 신경내분비와 대사 기전에 집중된 그의 연구는 2011년에 방영된 PBS 다큐멘터리 〈생명을 구하는 식단이란?(A Life Saving Diet?)〉에서 자세히 볼 수 있다.

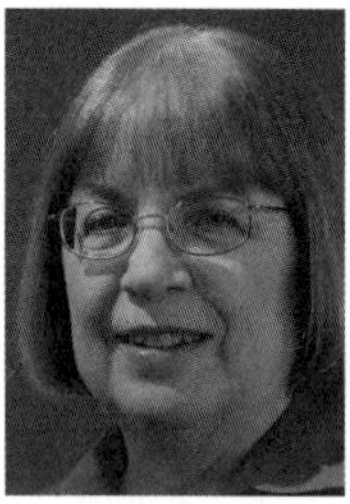

매리 뉴포트 Mary Newport ▮ **의사, 미국 소아과학회 정회원**

1978년 신시내티 대학교 의과대학을 졸업했다. 신시내티 아동병원 의료원에서 소아과, 사우스캐롤라이나 주 찰스톤의 메디칼 유니버시티 병원의 신생아과에서 신생아 환자와 조산아를 돌보는 수련을 했다. 1983년부터 플로리다에서 신생아를 돌봤다. 현재는 휴직을 하고 글을 쓰면서 조기 알츠하이머병에 걸린 남편 스티브를 돌보는 중이며, 뇌의 대체 연료가 될 수 있는 케톤에 관한 메시지를 알리고 있다. 2008년에 인터넷에서 회자된 「알츠하이머병의 치료법이 있지만, 아무도 모른다면?」이라는 기사를 썼다. 이 기사를 바탕으로 2011년 『알츠하이머병: 치료법이 있다면? 케톤 이야기(Alzheimer's Disease: What if there was a cure? The Story of Ketones)』라는 책을 출간했다. 이 책에서 그녀는 남편뿐 아니라 알츠하이머병과 다른 뇌퇴행성 질병을 지닌 다른 환자들이 식단의 도움을 받았던 이야기와 함께, 케톤이 뇌의 대체 연료가 되는 원리와 중사슬지방산을 케토제닉 다이어트에 포함하는 방법을 기술했다. 뉴포트는 케톤을 이용한 치료법을 주제로 국제적으로 큰 인기를 끄는 강연자이다.

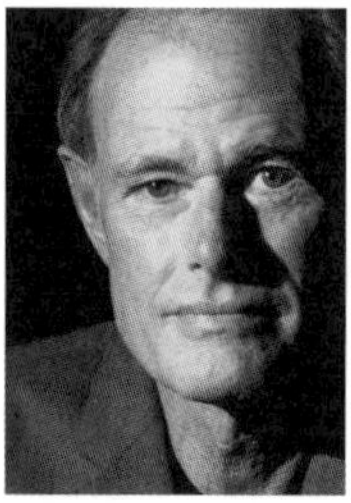

데이비드 펄머터 David Perlmutter

의사, 미국 영양학회 정회원, 미국 통합전인의학 인증의(ABIHM)

뉴욕타임스 베스트셀러 1위에 빛나는 『그레인 브레인(Grain Brain)』의 저자이다. 신경과 전문의이자 미국 영양학회 정회원이다. 레오나드 G. 로렌스 연구상을 받은 마이애미 의과대학에서 의학 학위를 받았다. 20/20, 래리 킹 라이브, CC, 폭스 뉴스, 투데이 쇼, 오프라 윈프리 쇼, 닥터 오즈 쇼, CBS 어얼리 쇼 등 수많은 TV 프로그램에 출연했다. 신경장애에 대한 혁신적인 접근법으로 라이너스 폴링 상을, 임상 의학에 자유기(활성산소)를 접목하는 선구적인 작업으로 덴험 하몬 상을 수상했다. 2006년에 미국식품협회가 선정하는 올해의 의사상, 2010년에 미국 영양학부가 선정하는 올해의 인도주의자상을 받았다. 닥터 오즈 쇼의 의학 감독을 맡고 있다.

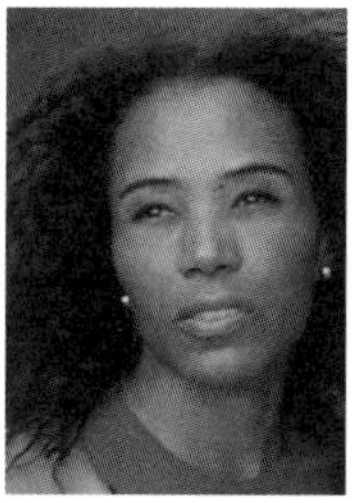

스테파니 퍼슨 Stephanie Person 퍼스널 트레이너

저탄수화물, 고지방, 케토제닉 다이어트를 독학으로 공부한 전문가다. 어머니가 뇌종양으로 6개월 시한부를 선고받은 후에 케토제닉 다이어트의 치료 효과를 연구하기 시작했다. 2007년부터 식사법을 케토제닉 다이어트로 바꾼 후에 어머니는 암이 호전되어 현재까지 생존해 있다. 스테파니는 현재 스스로 케톤 생활 방식을 실천하며 케토제닉 다이어트 지지자로 활발히 활동하고 있다. 그녀는 남녀노소를 불문하고 자신의 개인 트레이닝 고객에게 케토제닉 다

이어트를 권하며, 유튜브 영상을 통해 케토제닉 다이어트의 이점을 알리고 있다(YouTube.com/FitSk8Chick).

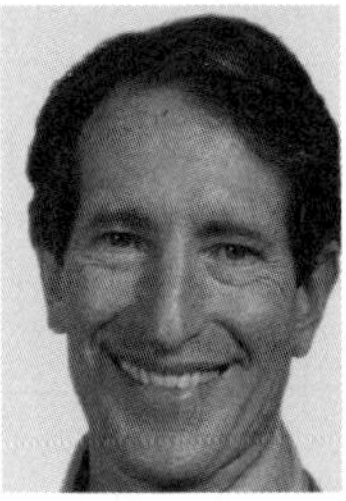

론 로즈데일 Ron Rosedale ▮ 의사

영양과 대사 의학 분야 전문가로 국제적으로 인정받고 있으며, 1996년에 노스캐롤라이나 주의 애쉬빌에 미국 최초로 대사의학센터를 창립했다. 대사 의학에 대한 관심은 그가 파인버그 의과대학에 다닐 때 세계적인 전문가 중 한 사람과 식단과 콜레스테롤, 심장병의 관련성 연구를 하게 되면서 시작되었다. 로즈데일은 노화 생리학에 근거한 개념을 인슐린, 렙틴에 대한 세포 반응 개선에 적용하는 영양적인 방식을 통해 당뇨병과 심장병 치료법을 개발한 선구자이다. 커다란 찬사를 받은 『로즈데일 다이어트(Rosedale Diet)』를 저술했고, 많은 신문·잡지에 칼럼을 기고했으며, 라디오와 TV 인터뷰에 수십 번 출연했다. 지난 20년간 러시아, 벨기에, 브라질, 독일, 인도 등 세계 곳곳에서 강연을 했다. 특히 '인슐린과 그 대사 효과'라는 강연은 전 세계적으로 찬사를 받았다.

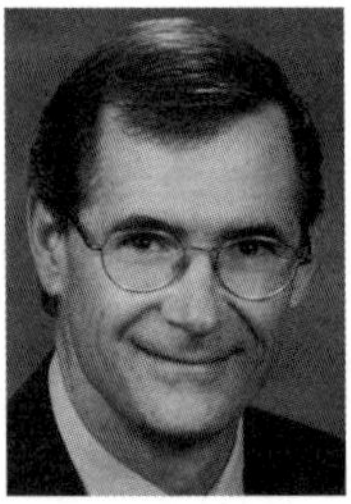

키이스 러냔 Keith Runyan ▮ 의사

플로리다 주 피터스버그에서 내과, 신장학, 비만 치료를 전문으로 개인 의원을 운영한다. 2001년 개업의로 전향할 때까지 10년 동안 응급실 진료를 담당했다. 1998년 38세의 나이에 제1형 당뇨병을 얻었다. 그의 당뇨병은 강력한 인슐린 치료로 꽤 훌륭히 관리가 되었지만, 저혈당증에 자주 시달렸다. 그러던 2011년 어느 날 장거리 철인 3종을 훈련하던 중 당뇨병을 치료해 지구력 훈련을 할 수 있는 더 좋은 방법을 찾게 되었고, 저탄수화물, 고지방 케토제닉 다이어트를 시도해 보기로 결정했다. 2012년 2월에 당뇨병 치료로 케토제닉 다이어트를 시작하고 나서 이 식단이 비만을 포함한 다른 수많은 질환에도 효과가 있다는 것을 알게 되었다. 그는 자신의 진료에 비만 치료를 추가했으며 2012년 12월에 비만 치료 전문의가 되었다. 그리고 2012년 10월 20일에 영양적 케톤 상태에서 건강하게 장거리 철인 3종 경기를 완주했다.

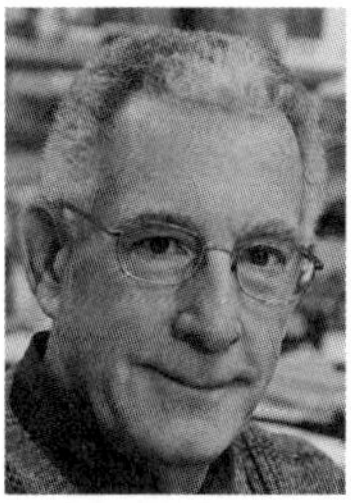

토마스 세이프리드 Thomas Seyfried | 박사

1976년 어바나 소재 일리노이 대학교에서 유전학과 생화학으로 박사 학위를 받았다. 뉴잉글랜드 대학교에서 학사를 마치고 일리노이 주립 대학교에서 유전학 석사 학위를 받았다. 예일 대학교 의과대학의 신경학 부서의 박사 후 펠로우로 있다가 신경학 조교수로 일했으며, 미국오일화학자협회, 미국건강재단, 미국신경화학협회, 미국뇌전증협회의 케토제닉 다이어트 단체 등에서 상과 훈장 등을 받았다. 『암은 대사 질환이다(Cancer as a Metabolic Disease)』를 저술했다. 그의 연구는 뇌전증, 자폐증, 뇌암, 뇌퇴행성 질병과 같이 복잡한 병과 관련한 유전자와 환경의 상호작용에 중점을 둔다.

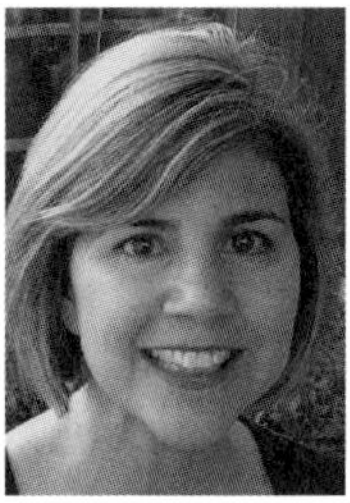

프란치스카 스프리츨러 Franziska Spritzler | 공인 영양사

당뇨병, 인슐린 저항성, 비만, 그 외 내분비 문제로 고통받는 사람들을 위한 탄수화물 제한 식단을 강력하게 지지하는 공인 영양사이자 공인 당뇨병 교육자이다. 본인 역시 혈당 관리를 위해 극저탄수화물 케토제닉 다이어트를 이

용해서 건강을 개선했다. 2013년 말에 대형 보훈병원의 외래 영양사직을 그만두고 개업을 해서 저탄수화물 천연 식품을 이용해 환자들을 치료하고 있다. 자유기고가로서 온라인과 당뇨병 저널, 잡지 등에 기사를 썼다.

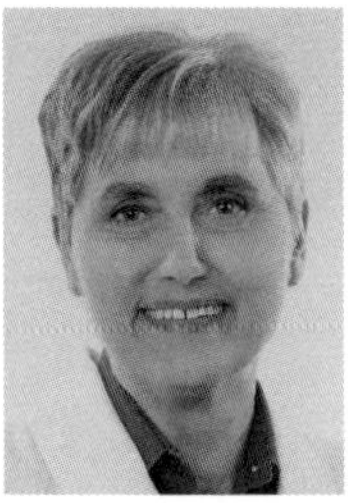

테리 월스 Terry Wahls | 의사

아이오와 대학교 의과대학의 임상 교수이자 아이오와 시립 보훈병원의 간부 의사로서 다발성 자가면역 질환을 포함하는 복잡한 만성질환과 함께 외상성 뇌 손상 환자와 생활 방식 치료 클리닉 환자를 진료하며, 임상시험을 진행한다. 그녀 또한 2차 진행 다발성 경화증이라는 만성 진행성 신경장애 환자로서 4년간 기울임 기능이 있는 휠체어에서 지냈다. 테리는 현재 건강이 회복되어 매일 5마일씩 자전거로 출근할 수 있게 된 것이 기능의학에 근거한 월스 치료법 덕분이라고 믿는다. 2014년에 자신의 투병기 『월스 치료법 : 팔레오 원리와 기능의학으로 진행성 다발성 경화증을 물리치는 방법(The Wahls Protocol)』을 출간했다.

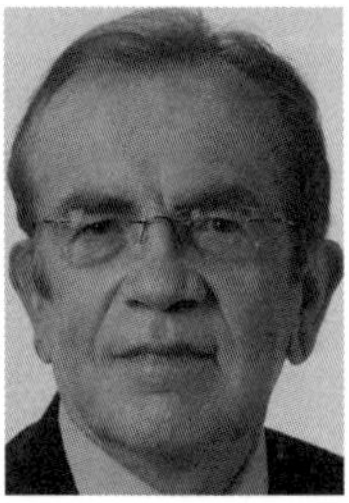

윌리엄 윌슨 William Wilson | 의사

환자가 최적의 뇌기능에 도달하도록 열정적으로 노력하는, 경험 많은 가정의학과 전문의이다. 1970년에 매컬러스터 대학교를 졸업하고 1974년에 미네소타 대학교에서 의학 박사 학위를 받았다. 1977년, 세인트 폴의 리전스 병원에서 전문의 수련을 마치고 30년 이상 북부 미네소타의 철강 지역에서 일선 가정의로 일하며, 단순한 식단 교정을 통해 환자의 대사와 뇌 건강을 동시에 개

선하는 치료 방식을 개발했다. 2008년 보스턴 지역으로 이주해서 입원 전문의, 강연자로 일하며 건강 정보를 발표하고 블로그에 글을 쓰고 있다. 그는 자신이 명명한 '탄수화물로 인한 회복 가능한 뇌 증후군' 혹은 '탄수화물 증후군'이라는 혁신적인 질병 모델을 통해 가공식품 일색인 현대인의 식단이 뇌 기능에 악영향을 미칠 수 있다는 점을 입증한 세계 최초의 의료 전문가 가운데 한 사람이다. 탄수화물 증후군 모델을 기반으로 그는 수천 명의 환자가 단순하고 안전한 치료법을 따름으로써 건강과 뇌 기능을 개선시키도록 도와왔다.

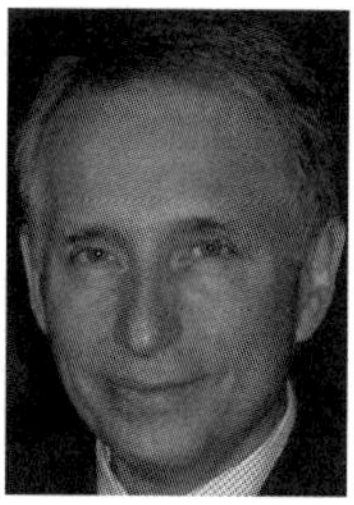

제이 워트먼 Jay Wortman ▮ 의사

캐나다 앨버타 대학교에서 화학과 생물학 학사 학위를 받고, 캘거리 대학에서 의학 박사 학위를 받았다. 브리티시컬럼비아 대학에서 가정의학과 전문의 과정을 마쳤다. 식단 연구에 관심이 많았던 그는 브리티시컬럼비아 대학교에서 의과대학 교수로 재직하며 남기스(Namgis) 원주민 부족이 비만과 대사 증후군, 제2형 당뇨병의 치료에 이용했던 전통 식단의 효과를 연구했다. 이 연구를 바탕으로 CBC 다큐멘터리 〈My big fat diet〉가 만들어졌다. 워트먼은 비만, 대사 증후군, 제2형 당뇨병을 치료하기 위한 저탄수화물 케토제닉 다이어트의 권위자로 인정받는다. 2010년, 영양과 대사 증후군 치료의 최고상과 2002년, 캐나다 원주민 의학상을 받았다. 현재 밴쿠버에서 의사로 일하며 부인과 자녀들과 함께 살고 있다.

지금까지 치료를 위한 저탄수화물, 중단백, 고지방 케토제닉 다이어트의 최고 전문가 22명을 소개했다. 추가로 이 책의 공저자인 의사 에릭 웨스트먼 역시 이 분야의 진정한 전문가임을 다시 한 번 밝힌다. 그는 책 중간 중간에 들어간 '에릭 웨스트먼 박사의 노트' 코너에서 이 주제에 관해 자신의 생각과 경험을 전달할 것이다. 다음이 첫 번째 노트다.

에릭 웨스트먼 박사의 노트 케토제닉 다이어트의 원리를 이해하기 쉽게 풀어쓴 지미 무어를 돕게 되어 기쁘게 생각합니다.

'고수의 한마디' 코너는 의사와 전문가들의 말을 그대로 인용해서 다소 복잡하게 느껴질 수도 있다. 하지만 겁내지 마라. 이 책의 목적은 케톤이 무엇이며, 케톤 상태의 작용과 케토제닉 다이어트를 실천하는 방법을 쉽게 설명하는 것이다. 그리고 나는 그 내용을 아주 분명하게 전달해서 당신이 이 책을 읽고 케톤 상태를 더 탐구하도록 만들고 싶다. 그래서 책의 말미에 어렵게 느껴질 수 있는 용어나 문구를 설명한 용어 사전을 수록했다.

케톤에 대해 제대로 알 준비가 되었는가? 자, 그럼 시작해 보자.

CHAPTER 1

케톤 상태가 무엇이며 왜 필요한가?

고수의 한마디 나는 낮은 수준의 케톤 상태가 실제로 인간에게 자연스러우며 최적의 대사 상태라고 믿는다. 인류 역사에서 우리의 게놈은 우리가 섭취하는 음식에 기초해 가장 이상적으로 발현되도록 진화했다. 따라서 후생유전학적 관점에서 우리가 DNA와 소통할 수 있는 최선의 방식은 DNA에게 신호를 보내는 것이다. 수천 년 동안 DNA는 그것을 기다리고 있었다. – 데이비드 펄머터, 의사

케토, 케톤, 케톤증, 케톤 상태, 케토제닉 다이어트는 도대체 무엇일까? 주류 건강업계에서는 이러한 용어를 자주 쓰지 않으며, 긍정적인 관

점에서 이야기하는 경우도 분명 흔치 않다. 이 개념을 미디어나 건강 권위자들이 이야기한다면 대개는 부정적인 맥락에서다(3장에서 다룰 것이다). 케토제닉 다이어트는 1920년대부터 난치성 아동 뇌전증(간질)의 발작을 매우 효과적으로 다스리는 데 이용되었다. 이러한 형태의 케토제닉 다이어트는 지방 대 단백질+탄수화물 비율이 4:1이다.

앳킨스 박사가 저탄수화물, 고지방 식사법을 설명할 때 'K'라는 단어를 사용했다는 사실과, 100년 역사를 지닌 발작 치료법이라는 점 때문에 일부 사람들은 케토제닉 다이어트에 '극단적인 다이어트'라는 꼬리표를 달았다. 이는 진실과 너무나 동떨어진 이야기다. 16장 서두에서 이러한 영양 접근법이 오늘날 아주 흔하게 발생하는 다양한 만성질환에 뚜렷이 긍정적인 결과를 보인다는 점을 설명할 것이다.

고수의 한마디 케토제닉 다이어트는 1920~30년대에 뇌전증 치료법으로도 사용되었지만, 치료가 되는 이유는 알지 못했다. 1937년에 항경련성 약품인 딜란틴이 나오면서 케토제닉 다이어트의 인기는 시들었다. – 키이스 러냔, 의사

애석하게도, 흔히 있는 일이지만 일반 대중들은 케톤 상태에 대한 진실을 제대로 알지 못한다. 케톤 식단을 의도적으로 폄훼하는 악소문이 퍼졌기 때문이다. 콜레스테롤이 심장병의 원인이 아닌 것처럼 케톤은 어떻게 해서라도 몸에서 제거해야 할 독성물질이 아니다. 우리는 케톤이 정말로 무엇이고 또 실제로 전혀 나쁜 것이 아닌 이유를 쉬운 언어로 설명함으로써 당신이 품고 있을 케톤 상태에 대한 사라지지 않는 두려움을 잠재울 것이다.

에릭 웨스트먼 박사의 노트 의학 문헌에서조차 케톤은 억울한 누명을 쓰고 있다. 2003년에 대사 전문가가 쓴 고전적인 논문의 제목이 〈케톤 : 대사의 '미운 오리새끼'〉였다.

먼저 케톤 상태를 정확히 정의해야 할 것 같다. 케톤 상태는 극저탄수화물, 중단백, 고지방 식사를 했을 때 발생하는 대사 상태이다. 이 상태에서는 인체의 주 에너지원이 포도당에서 케톤으로 바뀐다. 케톤은 인체가 지방을 태울 때, 그리고 포도당이 없을 때 포도당을 대신해 케톤을 주 에너지원으로 이용할 때 생성된다. 바꾸어 말하면, 인체가 당질 연소기에서 지방 연소기로 바뀌는 것이다. 현재의 식단과 식생활에 따라 케톤에 적응하는 데는 며칠 혹은 몇 주, 몇 달이 걸리기도 한다. 케톤 상태는 몸이 지방을 태우는 상태이다. 인내와 끈기가 케톤 상태로 만드는 데 절대적으로 중요하다.

당신이 지금 무슨 생각을 하는지 잘 안다. 그렇다. 이는 완전히 정상적인 대사 상태이다. 소아과 의사인 매리 뉴포트에 의하면, 모유만 먹은 신생아는 태어나서 12시간 이내에 케톤 상태가 된다. 케톤은 아기의 에너지 요구량의 25%를 공급한다. 실제로 임신 기간을 다 채운 산모의 모유의 지방 10%는 MCT(중간사슬중성지방)로 구성되며, 간이 이를 케톤으로 전환한다. 실제로 시중에서 파는 모든 이유식이 MCT와 코코넛유를 함유하는 것도 이 때문이다. 이 기름들은 모유의 지방을 흉내 낸 것이다. 뉴포트는 태어날 때부터, 혹은 그 이전부터 케톤이 아주 중요한 역할을 담당한다고 말한다. 잠을 잘 잔 후에 아침을 거른다면 아마 극미량의 케톤이 생성될 것이다. 탄수화물을 아주 적게, 단백질을 적당히, 건강한 포화지방과 단일불포화지방을 많이 섭취한다면 케톤은 인체의 주 연료가 될 때까지 증가하기 시작한다. 인체 기능에 아주 적은 양의 포도당이 필요하게 될 때까지 말이다. 이 책을 읽으면 케톤 상태가 인체에 매우 유익하며 심지어 인체에 더 바람직한 이유를 분명히 알게 될 것이다. 우리의 수렵-채집인 조상이 오래 전에 그랬던 것처럼 인체가 이러한 방식으로 먹도록 설계되었다고 볼 수 있다.

고수의 한마디 인체가 포도당 연료보다 케톤에 의지할 때 더 우수하다는 건 날마다 하루 종일 에너지가 넘친다는 점에서 확실히 드러난다.

– 스테파니 퍼슨

가정의학과 전문의이자 영양과 뇌 기능 전문가인 윌리엄 윌슨은 "인류의 진화 역사 대부분 동안 우리는 에너지 생성을 위해서 포도당과 케톤체를 모두 이용했다"고 설명한다. 그는 우리의 원시 조상들은 동물성 식품을 먹을 수 없을 때 에너지 공급원으로 포도당을 선호했다고 말한다. 하지만 음식이 부족할 때나 동물성 식품이 열량의 주공급원일 때에는 무엇으로 인체를 지탱했을지 맞춰 보라. 그렇다, 케톤이다! 그는 "따라서 우리 조상들은 대부분의 시간 동안 케톤 상태였다"고 결론지었다. 그는 덧붙여서, "원시 조상들이 케톤을 이용해 에너지를 공급하는 방법을 개발하지 않았다면 우리 종은 다윈의 최종 명단(진화에서 살아남은)에서 수억 년 전에 사라졌을 것"이라고 말했다.

이누이트족은 수천 년 동안 고지방, 저탄수화물 식단을 먹어 활력과 체력이 넘쳤던 케톤식 인간의 완벽한 예이다. 1879년, 미군 중위이자 의

사이며 변호사였던 프레데릭 슈왓카(Frederic Schwatka)는 1845년 실종된 영국 군함 두 척에 남겨진 기록을 찾기 위해 북극 탐험을 떠났다. 슈왓카는 1879년 4월, 이누이트 가족 몇을 포함해 18명과 함께 여정을 시작했다. 한 달 치 충분한 식량과 대규모 사냥 장비도 있었다. 적응 기간이 끝난 후에 그는 동물성 기름이 풍부한 이누이트 식단이 고된 행군을 견디도록 해 준다는 사실을 깨달았다. 이는 케톤 적응에 관한 초기 발견이었기 때문에, 오늘날 당질 연소에서 지방 연소로 바뀌는 과정을 '슈왓카 전환'이라고 부른다.

고수의 한마디 케톤체는 극저탄수화물 식사로 혈중 포도당과 인슐린 수치가 낮을 때 뇌, 심장, 기타 대부분의 장기에서 대체 연료가 된다. 심장은 포도당보다 케톤체를 선호하며 뇌의 대부분에서 포도당처럼 효율적으로 사용될 수 있다. 노화나 염증, 대사, 인지력, 운동 능력에서 효과가 훌륭하다는 연구가 늘고 있다. **– 프란치스카 스프리츨러, 공인 영양사**

측정 기술이 개발되기 전에 슈왓카는 자신의 혈중에 BHB(Beta-hydroxy butyrate, 혈중 케톤) 형태로 존재하는 케톤체가 증가하고 있다는 점을 발견했다(8장에서 케톤을 측정하는 다양한 기술을 소개할 것이다). BHB는 간에서 합성되어 뇌세포를 포함한 인체의 모든 세포에서 에너지원으로 사용될 수 있다. 따라서 케톤을 포도당과 같은 에너지원으로 생각하라. 케톤체와 포도당의 분자식이 놀랍도록 유사하다는 점을 생각해 보라(조금 엽기적이지만, 체내에 포도당이 없을 때 케톤이 대체 에너지원으로 사용되는 이유를 육안으로 확인하는 일이 중요하다).

아세토아세테이트(소변 중 케톤)

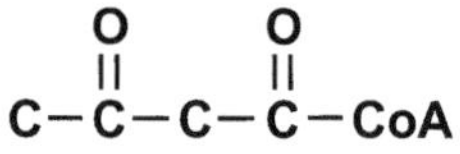

베타-하이드록시부티레이트(혈중 케톤)

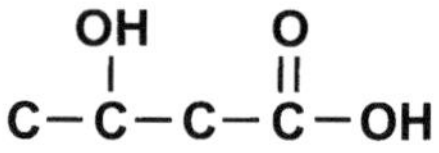

아세톤(숨결 중 케톤)

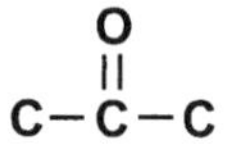

아세틸-코에이(세포가 에너지를 생성하는 과정인 크렙 사이클에서 에너지의 기본 단위)

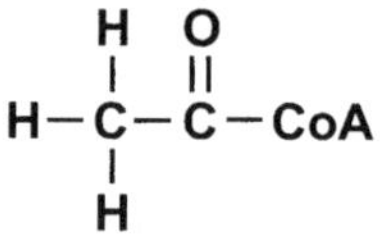

C	탄소
O	산소
H	수소
CoA	조효소A
—	단일 결합
=	이중 결합

포도당

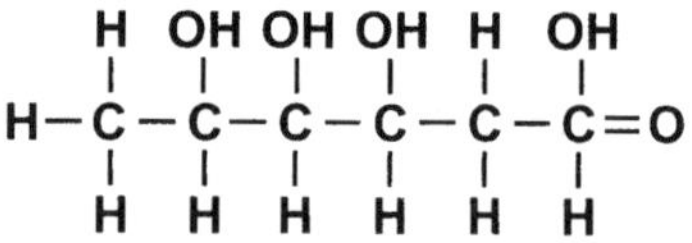

이러한 분자식을 알려 주는 이유는 포도당과 케톤의 분자 구조가 매우 유사하다는 것을 보여 주기 위해서다. 이들은 모두 같은 원소들(탄소, 수소, 산소)로 구성되어 있으며, 크기도 모두 거의 같다. 그래서 인체는 이것들을 모두 연료원으로 사용할 수 있다. 우리는 이 중에서 무엇을 더 두려워할 필요가 없다. 당분을 태우는 몸이라면 포도당 분자를 에너지원으로 사용하지만, 지방을 태우는 몸이라면 에너지원으로 케톤 분자가 선택된다. 연료로 포도당을 사용하든 케톤을 사용하든 인체는 여전히 지방산이나 알코올과 같은 다른 연료들을 태운다.

그러면 왜 태우는 당분의 양을 줄이고 케톤 상태로 바꿔야 할까? 포도당 대신 케톤체를 주원료로 사용하면 어떠한 이득이 있을까? 이는 정말이지 백만 불짜리 질문이다. 당질 연소를 줄이고 케톤 상태를 확대했을 때 건강에 유익하다는 걸 알게 된다면, 진심으로 이를 해보고 싶을 것이다.

에릭 웨스트먼 박사의 노트 수많은 연구가 케톤이나 지방 대사가 아닌 포도당 대사에 집중한 것은 놀랄 일이 아니다. 현대 연구의 표준이 개발된 이후, 지난 백 년간 대부분의 서구인들의 식단에 탄수화물이 포함되었기 때문에 탄수화물과 포도당의 영향을 연구하는 일이 실용적이고 타당했다.

우수한 철인 3종 선수로서, 운동 능력을 최적화하는 수단으로 케톤 상태를 이용하는 벤 그린필드는 자신이 케톤 상태로 들어가는 이유는 크게 세 가지라고 말한다. 첫째, 지방을 연료로 사용하는 것이 대사적으로 우수하다. 둘째, 적절한 케톤 상태에서는 정신력이 향상된다. 셋째, 케톤 상태에서는 혈당이 저절로 조절되어 건강이 개선되고 장수한다.

케톤은 실제로 근육, 심장, 간, 뇌가 선호하는 에너지원이다. 이들 필수 기관들은 탄수화물을 잘 감당하지 못한다. 실제로 탄수화물을 너무 많이 섭취하면 이 기관들이 손상된다.

고수의 한마디 케톤 자체는 뇌를 비롯한 많은 조직에서 포도당보다 훨씬 우수한 에너지원이다. 노화 생리학을 공부하면서 나는 건강 질문들에 대한 유익한 답을 찾아왔다. 내가 고지방식으로 당뇨병을 치료하는 의사가 된 것도 그 때문이다. 나는 노화를 가속화하는 모델로서의 제2형 당뇨병에 관심을 갖게 되었다. 20년 넘게 나는 고지방, 중단백, 극저탄수화물 식단이 생물학적 노화 속도를 확실히 둔화시킬 수 있다고 이야기해 왔다.

– 론 로즈데일, 의사

케톤 상태는 체지방을 줄이는 탁월한 방법이기도 하다. 케톤은 연료를 만들기 위해 지방이 연소될 때 생기는 부산물에 불과하다. 달리 말하면, 지방이 탈 때 동시에 케톤이 생성된다. 케톤에 적응이 되면, 인체는 체지방과 식이지방(먹은 지방) 모두에서 에너지를 생성한다. 하지만 탄수화물을 과도하게 섭취하면 이것이 체지방으로 전환되어 연료로 쉽게 바뀌지 못한다. 그래서 케톤 상태를 권하는 것이다. 케톤 상태는 정말로 지방 연소의 최고봉이다!

저탄수화물, 고지방, 케토제닉 다이어트는 특히 과체중이나 비만인 사람에게 매우 유용한, 강력하고 효과적인 지방 연소 식단이다. 2004년에 내가 82kg을 감량했을 때 빠져나간 것은 대부분 체지방이었다. 내 몸이 지방산과 케톤체로 매우 효율적으로 기능했던 이유는, 인체를 당질 연소기로 작용하게 하는 탄수화물을 많이 먹지 않았기 때문이다. 5장에서 탄수화물을 얼마만큼 먹어야 최적의 케톤 상태가 되는지 상세히 설명할 것이다.

고수의 한마디 체중 문제는 케토제닉 다이어트로 탁월한 효과를 얻을 가능성이 크다. 인체가 당분과 녹말을 태우느라 바쁘다면 효율적으로 체지방을 태우기는 어렵다. 만약 그러한 연료들(당분과 녹말)이 자리를 비워준다면, 인체는 케톤과 유리 지방산을 연소하는 쪽으로 흔쾌히 방향을 돌릴 것이다. – 노라 겟가우다스, 영양 전문가 아래에 케톤 상태에서 얻을 수 있는 수많은 건강 혜택을 적어 보았다.

- 배고픔과 식욕이 저절로 조절된다.
- 힘들이지 않고 체중이 줄고 유지된다.
- 정신이 맑아진다.
- 숙면을 취할 수 있다.
- 대사 기능이 정상화된다.
- 혈당이 안정되고 인슐린 민감성이 회복된다.
- 염증 수준이 낮아진다.
- 행복감과 전반적인 안녕감이 증진된다.
- 혈압이 내려간다.
- HDL(좋은) 콜레스테롤이 증가한다.
- 중성지방이 감소한다.
- 작은 LDL 입자(나쁜 콜레스테롤)가 줄거나 제거된다.
- 12시간~24시간 공복이 가능하다.
- 저장된 체지방을 연료로 사용할 수 있다.
- 에너지가 고갈되지 않는다.
- 속쓰림이 사라진다.
- 생식 기능이 향상된다.
- 외상성 뇌 손상을 예방한다.
- 성욕이 증가한다.
- 면역 기능이 향상된다.
- 활성산소가 줄어 노화 속도가 느려진다.

- 혈액 검사 수치가 향상된다.
- 인지 기능이 최적화되고 기억력이 향상된다.
- 여드름과 피부 질환이 줄어든다.
- 음식이 인체에 미치는 영향을 더 잘 이해하게 된다.
- 인체 대사의 건강 지표가 개선된다.
- 운동 후에 회복이 빨라진다.
- 불안감과 감정 기복이 감소한다.

케톤 상태의 장점에 대해서는 끝없이 나열할 수 있지만 이 정도만으로도 충분할 거라고 생각한다. 체중 문제로 고민 중이거나 해결되지 않는 건강 문제를 갖고 있는 사람이라면 케토제닉 다이어트로 새 삶을 찾길 바란다. 이 책 후반부에 케토제닉 다이어트로 다양한 건강 문제를 극적으로 개선한 사례들을 소개할 것이다. 케토제닉 다이어트가 시판되는 값비싼 약품보다 훨씬 나은 결과를 보여 줬던 경우도 있었다. 약이 아닌 음식으로 병이 호전된다고 생각하니 마음이 설렌다.

고수의 한마디 내가 케톤 상태에 관심을 갖게 된 건 호기심 때문이었다. 케톤 상태에 대해 이런저런 흥미로운 이야기들을 들었지만 '실제로 임상에서 효과가 있을까, 모든 사람에게 효과가 있을까, 또 얼마나 효과가 있을까' 라는 질문을 하게 되었다. 나는 나 자신은 물론 다른 과학계 종사자들을 위해 이 질문들에 대한 답을 찾고 싶었다. **– 브라이언 박스데일, 신경과학자**

케톤 상태가 그렇게 좋은 것이라면, 대중에게 알려지지 않고 건강 권위자들에게 심하게 배척받은 이유는 무엇일까? 케톤 상태는 정말로 가당치 않게 부정적인 명성을 얻었다. 이 방식으로 병을 고칠 수도 있었던 수많은 사람들을 생각하면 특히 불행한 일이다. 세상 많은 일들이 그렇듯이, 두려움과 단순한 오해 때문이었다.

이 문제는 케톤산증(ketoacidosis)과 케톤증(ketosis:케톤 상태)의 발음이 유사하다는 사실이 한몫을 한다. 케톤산증이란 제1형 당뇨병에서 나타나는 매우 위험한 상태를 지칭하는 의학 용어다. 많은 의사들이 케톤 상태에 손사래를 치는 이유는 케톤산증의 부작용을 떠올리기 때문이다. 이러한 혼동 때문에 케토제닉 다이어트로 건강을 크게 회복할 수도 있는 많은 환자들이 병적인 상태에 머물러 있다. 우리에게 건강 지식을 제공한다고 믿는 의학계의 무지로 이러한 일들이 벌어지는 현실이 굉장히 슬프다.

고수의 한마디 내가 환자들에게 케토제닉 다이어트에 대해 들어본 적이 있냐고 물어보면 대부분은 멍한 표정으로 대답을 대신한다. 만일 누군가가 케토제닉 다이어트에 관심이 있다면 아마도 전통적인 의학 교육을 받은 주치의에게 도움을 받기는 힘들 것이다.
대부분의 의사들은 영양 교육을 거의 받지 않기 때문에, 그들이 케톤 상태에 대해 알고 있는 거라고는 당뇨병과 관련한 케톤산증이 전부다. 결국 많은 의사들이 자연스럽게 케톤 상태에 편견을 갖게 된다. 바꿔 말하면, 십중팔구 독학으로 공부를 해야 한다는 뜻이다. 나는 이 책이 이러한 정보의 공백을 바로잡는 데 많은 도움이 될 거라고 믿는다. – 빌 윌슨, 의사

내 블로그 독자이자 텍사스 오스틴에서 찾아온 크리스라는 60세 남성이 있었다. 그는 케토제닉 다이어트를 얼마간 실시한 후에 주치의를 방문했던 이야기를 들려주었다. 의사가 실시한 건강검진 소변검사에서 케톤의 수치가 높게 나오자 간호사가 케톤의 위험성을 설교하기 시작했다고 한다. 주치의는 크리스에게 밥을 많이 굶었냐고 물었고 그는 저탄수화물, 고지방 식사를 했다고 대답했다. 이 말에 주치의는 강력한 어조로 몸에서 케톤을 즉시 제거하지 않으면 당뇨가 될 위험이 있다고 말했다고 한다. 또 자신의 말에 따르지 않으면 검진 결과를 통과시키지 않겠다고 으름장을 놓기까지 했다.

크리스는 "놀라 자빠질 뻔했죠."라고 말했다. 의사가 정말 너무나 심각하게 말했던 것이다.

크리스는 이 일을 회상하며, 케톤 상태를 이용해 건강을 개선해 보려는 사람들의 의욕을 꺾는 장본인이 그 일을 도와야 할 사람들이라는 사실에 답답해했다. 그는 "이런 경우를 보면 의사들이 얼마나 무지한지 알 수 있어요. 단순히 케톤을 잘못 진단해서 한 사람의 건강을 망칠 수도 있잖아요."라고 말했다. 크리스의 주치의가 정기검진에서 발견된 케톤을 혼동한 일을 생각하면 케토제닉 다이어트를 하고 싶은 사람들이 마주하는 가장 큰 장애물이 무엇인지 뚜렷이 알 수 있다.

고수의 한마디 영양적인 케톤 상태는 케톤산증과는 다르다. 많은 의료인이 케톤 상태에 대해 반사적으로 부정적인 반응을 보인다. 그들의 지식은 제한적이고 아마도 편향되어 있을 것이다. 바라건대 이 책으로 소비자와 의료인이 편견에서 벗어나 케토제닉 다이어트를 적대시하지 않기를 바란다. 이 다이어트는 우리가 직면한 비만의 위기를 극복할 수 있는 안전 하고 건강한 도구이다. – 재클린 에버스타인, 공인 간호사

의사들이 케톤산증을 그토록 우려하는 이유는 이렇다. 당뇨병 환자들은 인슐린이 적절하지 않을 때 몸이 마치 기아 상태인 것처럼 반응한다. 그들의 몸은 포도당 저장고에 포도당이 더 이상이 없다고 인식해서, 대신 지방을 연소함으로써 케톤 생산을 늘려 대체 에너지원으로 사용하려 한다. 문제는 이 당뇨 환자들의 포도당이 부족하지 않다는 데 있다. 그래서 이때 혈당이 올라간다. 인슐린은 혈당을 세포 속으로 넣어 주는 호르몬인데, 이것이 없으면 케톤이 계속 만들어지고 있음에도 혈당이 갈 데가 없어 혈류에 쌓인다. 혈중 케톤인 BHB 수치가 20밀리몰(mM)에 도달하면, 당뇨 환자의 상태가 매우 나빠져 의식을 잃을 수도 있다. 이렇게 케톤산증은 생명을 위협할 만큼 매우 위험한 상태이므로 이 상태에 빠지지 않도록 해야 한다. 하지만 반드시 기억하라. 이 상태는 제1형 당뇨병 환자에게만 발생하므로 인슐린 의존성 제2형 당뇨병 환자에게 일어날 확률은 극히 드물다.

이러한 상황은 당뇨병이 없는 사람에게는 결코 일어나지 않는다. 체내에서 아주 적은 양일지라도 인슐린을 생산할 수 있다면 케톤은 자연스럽게 안정적으로 유지된다. 9장에서 설명하겠지만, 내가 1년 동안 자가 실험을 하면서 하루 혈중 수치를 검사했는데, 가장 높은 수치가 6.4밀리몰이었다. 이는 위험 수준의 1/3도 안 되는 양이다.

고수의 한마디 수천 명의 사람들이 저탄수화물 식사를 한다. 상당수의

의학계 사람들이 이 식사의 유해성을 찾아보았지만 전혀 발견하지 못했다. 이는 아마도 저탄수화물 식사가 안전하다는, 반박할 수 없는 경험적인 증거일 것이다. **– 리처드 파인만, 박사**

명심해야 할 또 다른 핵심 사항은, 당뇨병 환자에게서 케톤산증을 유발하는 혈중 케톤 수치가 상승할 때는 동시에 혈중 당 수치도 함께 상승한다는 점이다. 그러나 그 외 모든 사람에게 이를 치료의 목적으로 이용했을 때는 사실 혈당이 내려간다. 이렇듯 커다란 차이가 있다는 것을 안다면 주치의로부터 위험천만한 경고를 듣는다고 해도 그다지 우려하지 않을 것이다.

다음 장에서는 케토제닉 다이어트와 전통적인 앳킨스 다이어트의 차이점을 알아볼 것이다. 두 방식이 같다고 생각하는 사람들도 있으며, 실제로 유사점이 상당히 많다. 곧 두 방식의 작지만 매우 중요한 차이를 알게 될 것이다.

고수의 한마디 케톤 상태가 인체에 위험하다고 알고 있겠지만, 이는 단순히 인체가 천연 지방으로 된 에너지원을 대사하고 있다는 뜻에 불과하다. 케톤은 지방 대사 중에 생성되는 분자이다. 이는 아보카도의 지방일 수도 혹은 허리의 체내 지방일 수도 있다. **– 벤 그린필드, 헬스 코치**

이번 장의 핵심 개념

- 케토제닉 다이어트는 전통적으로 뇌전증 치료를 위해 사용되었다.
- 저탄수화물, 고지방 식사는 많은 경우 극단적이라고 여겨지지만 사실은 그렇지 않다.
- 케톤 상태는 인체를 당질 연소 모드에서 지방 연소 모드로 바꾼다.
- 케톤 상태는 완벽히 정상적인 대사 상태이다.
- 케톤 상태는 태어나는 순간부터 인간의 건강에 매우 중요한 역할을 한다.
- 구석기 조상들은 음식이 부족한 시기에 케톤으로 살아남았다.
- 이누이트족은 케톤 적응의 중요성을 알고 있었다.
- 포도당과 케톤체의 분자식은 매우 유사하다.
- 케톤은 근육과 심장, 간, 뇌가 선호하는 에너지원이다.
- 케톤에 적응되면 체지방과 먹는 지방이 에너지원이 된다.
- 케톤 치료는 체중이나 건강 문제를 해결해야 할 때 가장 먼저 고려해야 할 방식이다.
- 안타깝게도 케톤 상태는 케톤산증과 혼동되는 경우가 많다.
- 의료인들은 때때로 체내에 케톤이 있으면 위험한 상태라고 잘못 생각한다.
- 케톤산증은 케톤과 혈당 수치가 동시에 매우 높을 때 발생한다.
- 영양적 케톤 상태는 혈당이 낮은 상태에서 케톤이 증가했을 때를 말한다.

CHAPTER 2

케토제닉 다이어트는 지금까지의 다이어트와 뭐가 다를까?

고수의 한마디 일반적인 앳킨스 다이어트의 단백질 양은 우리의 쥐 실험에서 케톤을 생성하지 않았고 사실상 비만을 유발했다. 앳킨스 다이어트는 적어도 쥐에게서는 케톤을 생성하지 않는다. – 찰스 몹스, 박사

케토제닉 다이어트는 영양 전문가에게는 전혀 새로운 것이 아닌데, 이는 고인이 된 위대한 로버트 C. 앳킨스 박사에게 감사할 일이다. 그는 지방을 태우고 케톤을 생산하는 저탄수화물, 고지방 식사법을 대중에게 알리는 데 중대한 역할을 했다. 앳킨스 박사가 1970년대 초반 케톤 상태를 권장하기 시작할 당시에는 케톤을 측정하는 방식이 꽤나 원시적이었다.

하지만 근래에 개발된 새로운 기술 덕분에 우리는 훨씬 간편하게 체내 케톤을 측정해 그 수치가 건강에 유익한 수준인지 알 수 있게 되었다.

앳킨스 식의 저탄수화물 식사법을 실시해 보았다면, 아마 인체가 케톤 상태에 머무는 것이 중요하다는 점을 이미 잘 알 것이다. 케톤 상태에서는 인체가 주 에너지원을 탄수화물에서 지방(먹는 지방과 저장된 체지방)과 케톤체로 바꾼다. 이 핵심 개념을 자신의 베스트셀러 책에서 강조했던 앳킨스 박사는 시대를 훨씬 앞서간 인물이었다. 하지만 책의 인기에도 불구하고, 당뇨병성 케톤산증과 혼동되는 바람에 'K'로 시작하는 이 단어 케톤은 곧바로 금기시되었다(1장에서 설명했다). 앳킨스 박사가 케톤 상태는 케톤산증과는 다르다고 애써 설명했지만, 부정적인 인식은 사그라지지 않았다. 앳킨스 다이어트를 판매할 때 언제나 케톤 상태보다는 탄수화물 제한만을 강조한 이유도 이 때문이다.

고수의 한마디 우리는 환자 개개인을 위한 다량영양소의 비율을 정해 놓지 않았다. 앳킨스 박사는 탄수화물 20g의 양이 어느 정도이고 식단 계획을 어떻게 짜야 할지를 알았다. 우리는 탄수화물 제한 식단을 진행하면서 호흡과 소변에 나타난 케톤의 변화를 관찰했다. 물론, 다른 검사 수치와 증상의 개선 역시 인체 대사가 향상되었다는 중요한 지표였다.

– 재클린 에버스타인, 공인 간호사

이러한 이유 때문에 나는 적절한 조합의 고지방, 중단백, 저탄수화물 식단을 통해 케톤에 적응되거나 지방에 적응된다는 개념을 '영양적 케톤 상태'라고 표현하는 것이 훨씬 낫다고 생각한다. 이 표현을 사용하면 당뇨병성 케톤산증의 공포에서 벗어나 음식으로 케톤 상태를 조절하는 방법에 초점을 맞출 수 있다. '영양적 케톤 상태'라는 용어는 저탄수화물 연구자인 스티븐 피니(Stephen Phinney) 박사와 제프 볼렉(Jeff Volek) 박사가 저술한 일련의 저서들 덕분에 최근 몇 년 사이에 많이 알려졌다. 그들은 2010년 뉴욕타임스 베스트셀러 『새로운 당신을 위한 새로운 앳킨스(The New Atkins for a New You)』(이 책의 공저자인 에릭 웨스트먼 박사가 위 책의 공저자다)에서 이 표현을 썼다. 피니와 볼렉 박사는 후속 저서인 『저탄수화물 운동 능력의 기술과 과학(The Art and Science of Low Carbohydrate Performance)』에서도 이 용어를 사용하며 그 의미를 확실히 밝혔다. '영양적 케톤 상태'라는 표현은 우리가 '저탄수화물 식단' 대신 '저탄수화물 생활 방식'이라는 표현을 사용한 이후 만들어진 저탄수화물 용어 중 최고였다.

한데 앳킨스 박사는 케톤 상태가 건강 개선에 효과적이라고는 설명했지만, 그 목표에 도달하기 위한 구체적이고 실질적인 조언을 내놓지는 않았다. 케톤 상태를 유지함으로써 얻는 건강 효과는 상당하기 때문에 그 방법을 반드시 알 필요가 있다.

영양적 케톤 상태의 건강 효과를 진정으로 얻으려면 각자에 맞는 다량 영양소 비율을 알아내야 한다(5~7장의 주제이다). 우리가 케톤 상태의 유익함을 알게 된 것은 앳킨스 박사의 공이 매우 크다. 이제 우리는 그의 업적에 기초해 한 발짝 앞으로 나아가서 당신에게 가장 적합한 양의 케톤을 생성하기 위해 무엇을 해야 할지 알려 줄 것이다. 탄수화물을 견디는 수준(내성)이 제각기 다르고 그것을 계산에 넣어야 하기 때문에, 케토제닉 다이어트의 방식은 사람마다 다르다. 곧 그 방법을 배우게 될 것이다.

고수의 한마디 기본 공식은 대부분 동일하다. 당분과 녹말을 먹지 않고, 한 끼에 단백질이 56~85g을 넘지 않도록 하며, 원하는 만큼 혹은 필수 지방산 요구량과 포만감이 충족될 만큼 다양한 천연 지방에서 지방산을 섭취하라. 또한 나는 식물성 영양소와 항산화물질 공급을 위해 섬유질 채소와 녹색채소를 자유롭게 섭취하도록 한다. 날로 먹거나, 가열하거나, 발효 또는 숙성하거나, 갈아서 주스로 먹어도 된다. 다시 말하지만, 지속적인 효과를 위해서는 혈중 케톤 수치를 주의 깊게 관찰하면서 개인의 요구와 견딤 수준에 맞춰 실시해야 한다. – 노라 겟가우다스, 영양 전문가

그렇다면 진정한 케토제닉 다이어트와 앳킨스 박사가 대중화한 저탄수화물, 고지방 다이어트의 가장 큰 차이점은 무엇일까? 이 차이는 작지만 매우 중요하다.

인체가 지방을 태워서 케톤이라는 연료를 생성하는 영양적 케톤 상태는 오직 저탄수화물, 중단백, 고지방 식단으로만 가능하다. 앳킨스 식의 저탄수화물 식사는 이 요구 조건을 충족할 수도, 충족하지 않을 수도 있다. 왜냐하면 앳킨스 다이어트는 탄수화물 제한에 중점을 두는 경향이 있기 때문이다. 앳킨스 다이어트로 케톤 상태가 되었는지 확인하는 유일한 방법은 케톤을 확인하는 것이다. 표준 방식은 혈중 케톤을 측정하는 것이다.

하지만 전통적으로 케톤 상태는 소변 검사지로 측정한다. 케톤(소변에 존재하는 케톤은 아세토아세테이트이다)이 있다면 이 검사지가 핑크나 보라색으로 변한다. 그러나 피니와 볼렉이 쓴 『저탄수화물 운동 능력의 기술과 과학』에서는 혈중 케톤 측정을 권장한다. 이 방식이 케톤 수치 측정에 더

욱 뛰어나고 신뢰할 만한 방법이며, 최적 범위인 0.5~3.0밀리몰을 목표로 한다. 8장에서 이 주제를 더 자세히 다루겠지만, 우선은 검사 기술의 발전 덕택에 앳킨스 다이어트 중인 어떠한 사람이 영양적 케톤 상태인지 아닌지를 매우 정확하게 판별할 수 있다고만 알아 두라.

고수의 한마디 BHB(혈중 케톤) 수치를 검사하지 않고는 케톤 상태인지 알 수 없다. 혈중 케톤 수치가 충분히 상승할 때까지 아주 면밀하게 수치를 조절해야 한다. 시간이 지나 케톤 상태에 도달하면, 식사 변화, 혹은 운동과 여행 같은 스트레스 요인이 발생하지 않는 한 수치를 항상 측정할 필요는 없다. – 지샨 어레인, 의사

꼭 검사를 해야만 케톤 상태가 선사하는 건강 효과를 경험하는 것은 아니지만, 검사를 하지 않으면 그냥 추측만 하게 된다. 탄수화물을 적게 먹는 것이 분명히 중요한 첫걸음이지만, 케토제닉 다이어트에 필요한 것이 그것만은 아니다. 앞으로 몇몇 장들에서 더욱 세부적인 정보를 알려주겠지만, 그 전에 다음 장에서 주요 보건기구들이 케톤 상태에 대해 뭐라고 말해 왔는지 알아볼 것이다. 당신이 상상하듯이, 그들은 영양적 케톤 상태와 케톤산증을 혼동하는 거대하고 잘못된 정보의 희생자였다.

고수의 한마디 내가 아는 한 영양적 케톤 상태의 장기적인 부작용은 없다. – 제이 워트먼, 의사

이번 장의 핵심 개념

- 케토제닉 다이어트는 고인이 된 위대한 로버트 C. 앳킨스 박사가 처음으로 대중화했다.
- 저탄수화물 앳킨스 다이어트는 케토제닉 다이어트와 아주 조금 다르다.
- 케톤 상태를 표현하는 용어를 바꾸면 공포감을 줄일 수 있다.
- 앳킨스 다이어트는 케톤 생성을 늘리는 실제적인 방법을 제시하지 않았다.
- 케톤 상태가 되는 방법은 사람에 따라 많이 다르다.
- 앳킨스식 저탄수화물 다이어트는 적절한 케톤을 생산할 수도, 안 할 수도 있다.
- 케톤 수치를 측정하지 않으면, 저탄수화물, 고지방 다이어트는 수수께끼로 끝난다.

CHAPTER 3

주요 건강 단체에서 퍼뜨리는 잘못된 정보

고수의 한마디 케톤 상태의 위험성을 입증할 만한 데이터는 없다.

– 스테파니 퍼슨, 퍼스널 트레이너

저탄수화물, 고지방 식단으로 발생하는 케톤 상태에 대한 이야기를 들어본 적이 있다면, 틀림없이 '극단적인', '독성', '위험한', '치명적인', '건강에 해로운'과 같이 매우 부정적인 표현이 대부분이었을 것이다. 완벽히 정상이며 자연스러운 대사 상태를 이렇게 과하게 표현하다니 웃음이 나온다. 하지만 실망스럽게도 케토제닉 다이어트를 열렬히 반대하는 단체들 가운데는 아래에 요약한, 미국에서 가장 중요한 단체들이 포함되어 있다.

케톤 상태에 대한 이러한 단체들의 입장은 모두 잘못된 정보와 혼동에서 비롯된다. 앞으로 이 문제점을 설명하고 케톤 상태의 진실과 놀라운 건강 효과를 설명할 것이다. 하지만 먼저 우리가 바로잡고자 하는 잘못된 정보를 소개하겠다.

미국의사협회(AMA)

AMA는 의료인들에게 최신 건강 정보와 치료 기준을 교육하는 매우 존경받는 단체이다. 이 단체에서는 케톤 상태를 어떻게 볼까? 그들은 케톤 상태를 "탄수화물의 결핍과 비효율적인 사용"으로 인한 "비정상적인" 상태로 규정한다. 세상에! 5장에서 이 주제를 다루겠지만, 지금은 '탄수화물 결핍' 따위는 존재하지 않는다고만 알아 두자.

출처 : 미국의사협회 축약 의학사전(2006)

고수의 한마디 필수 탄수화물 따위는 없다. 누군가가 당신에게 건강 문제를 해결하기 위해 탄수화물을 먹으라고 말한다면 완전히 잘못 짚은 것이다. – 노라 겟가우다스, 영양 전문가

미국심장협회(AHA)

AHA 역시 잘 알려진 명망 높은 건강 단체로서 심장 건강에 좋은 생활 습관을 대중에게 알리는 것이 그들의 목적이다. 그들은 콜레스테롤 수치를

높여서 심혈관 질환을 일으킨다는 이유로 포화지방을 권하지 않는다. 따라서 그들이 저탄수화물, 고지방 케톤 식단을 반대한다고 해서 그리 놀랄 일은 아니다. 그들은 케톤 식단을 "단백질 비중이 높아 메스꺼움을 야기할 수 있는" 케톤증이라는 상태를 발생시킨다고 말한다. 그들의 무지함이 여실히 드러나는 문구다. 6장에서, 케토제닉 다이어트를 실시할 때 단백질을 적당히 섭취하면 다양한 목적을 위한 케톤 생성을 도울 수 있다는 점을 설명할 것이다(메스꺼움은 목적에 포함되지 않는다).

출처 : 미국심장협회 웹사이트

고수의 한마디 내 생각으로는, 저탄수화물과 조합해 가장 탁월한 건강 효과를 나타내는 식단은 고단백이 아니라 고지방이 유일하다.

— 론 로즈데일, 의사

메이요 클리닉

미국 최고의 의학 연구 기관 중 하나인 메이요 클리닉은 인체가 지방을 태워 연료로 사용한다는 점을 인정한다. 하지만 탄수화물을 다량 먹지 않고 지방을 태우면 케톤체라는 '부산물'이 생성되어 '혈류에 쌓인다'고 주장한다. 그들은 케톤이 식욕을 억제한다는 점은 인정하지만, 케톤 상태가 '피로와 메스꺼움을 유발'한다고 경고한다. 제대로 알지도 못하는 사람들이 이러한 터무니없는 주장을 되풀이하는 걸 듣고 있자니 나야말로 메스꺼워진다. 출처 : 메이요 클리닉 웹사이트

고수의 한마디 케톤은 해로운 활성산소의 생성을 늘리지 않으면서 인체 생리에 효율적이며 효과적으로 작용하는 연료다. 케톤 상태에서는 하루 종일 활력이 기복 없이 유지되며 뇌 기능과 함께 아마 악성종양에 대한 내성도 향상될 것이다. – 데이비드 펄머터, 의사

웹엠디(WebMD)

웹엠디는 양질의 건강 정보를 찾는 일반인들에게 가장 신뢰받는 웹사이트 가운데 하나다. 웹엠디는 케톤 상태에 대해 뭐라고 말할까? 그들에 따르면, 혈당을 만들기에 "충분한 탄수화물을 섭취하지 않으면 인체는 '어쩔 수 없이' 간과 근육에 저장된 당분을 사용하게 되어, 점점 케톤과 지방산을 연료로 사용하는 쪽으로 방향을 돌린"다. 또한 케톤 상태가 되면 체중이 감소할 수 있다는 점은 인정하지만(감소된 체중은 '대부분 물'이라고 기술하고 있지만), 이런 경우에 "짜증, 두통, 신장 부담 증가뿐 아니라 두근거림과 심정지를 포함한 심각한 결과가 올 수 있다"고 단호하게 경고한다. 상황이 이렇다. 당신이 현재 인체에 미치는 케톤의 영향을 이와 같이 알고 있다면, 이 책을 끝까지 읽어 진실을 알기 바란다.

출처 : WebMD.com

에릭 웨스트먼 박사의 노트 케톤식을 했을 때 감소하는 체중이 '단순히 수분'이라는 잘못된 생각은 적지 않은 문제점을 지닌 한 연구에서 비롯되었다. 첫째, 이 연구의 기간은 단 몇 주에 불과했다. 많은 연구를 보면, 수개월 동안 관찰한 결과 상당량의 지방 역시 감소했다. 둘째, 이 연구의 피

험자들이 탄수화물을 다시 먹기 시작했을 때 수분 체중이 다시 돌아왔다. 생활 습관을 바꾸기 시작할 때, 이전에 먹던 탄수화물 양으로 다시 돌아가서는 안 된다. 그러면 수분 체중이 다시 붙는다!

메디컬 뉴스 투데이(MNT)

인기 있는 온라인 건강 뉴스 포털인 MNT는 케톤 상태를 "케톤 수치가 너무 높다면 잠재적으로 위험한 상태"라고 기술한다. 이어서 케톤 상태가 배고픔을 줄여 주기는 하지만 전 세계적으로 인간은 탄수화물(지방이나 케톤이 아니라)에 의지해 에너지를 얻는다고 말한다. 그리고 이 웹사이트에 따르면, "인슐린 수치가 너무 낮으면 저장된 체지방이 분해되면서 유독한 수준의 케톤이 생성되어, 피를 더욱 산성화하며 신장과 간을 손상시킨다"고 한다. 불행하게도 이는 농담이 아니다. 하지만 이 역시 우리가 온라인상에서 찾은 저탄수화물 고지방 식단이 불러오는 케톤 상태에 관한 잘못된 정보다. 출처 : MedicalNewsToday.com

고수의 한마디 대부분의 의사는 케톤식을 하면 인슐린 수치가 낮아지고, 그 결과 나트륨과 수분을 처리하는 신장의 기능이 직접적으로 영향을 받는다는 사실을 알지 못한다. 낮은 인슐린 수치는 신장에서 나트륨과 수분을 배출하라는 신호인 반면에, 고탄수화물 식사로 인해 인슐린 수치가 높아지면 나트륨과 수분을 보유하라는 신호가 된다. 의사들은 고혈압이나 심부전 같이 나트륨과 수분 과잉인 환자들에게 이뇨제를 처방하고 저염식을 권장하라고 배운다. 하지만 의사들은 탄수화물 제한이 주는 더 강

력한 효과를 배워야 한다. – 키이스 러냔, 의사

맥더걸 박사의 건강의료센터

채식주의 다이어트의 열렬한 지지자인(또한 앳킨스 다이어트와 기타 저탄수화물 다이어트의 극렬한 반대자인) 존 맥더걸 박사의 케톤 상태에 대한 입장을 언급하지 않는다면 무책임한 일일 것이다. 2013년에 나는 〈로우캅 쇼〉 686회 팟캐스트에서 맥더걸 박사를 인터뷰했다. 이 방송분을 구글에서 검색하면 식단 독단주의의 가장 재미있는 사례 중 하나를 보게 될 것이다. 그의 웹사이트에 따르면, 맥더걸 박사는 "탄수화물이 인체의 주연료이며, '케톤이라는 산성 물질'이 생성되면 식욕이 줄어서 칼로리 섭취가 줄고, 메스꺼움, 피로와 함께 혈압이 떨어진다"고 믿는다. 그는 이것이 굶을 때 일어나는 현상과 같다고 말한다. 그래서 그는 케토제닉 다이어트를 '자신을 병들게 하는 다이어트'라고 표현한다.

출처 : DrMcDougall.com

고수의 한마디 굶거나 단식하는 동안에 인간의 뇌는 포도당의 대체 연료로 케톤을 사용하는 쪽으로 매우 쉽게 방향을 틀 수 있다. 나이가 들면서 우리의 뇌는 포도당을 적게 사용하고 대체 연료로 바꾸는 경향이 있다. 만일 케톤 생성을 억제하는 고탄수화물 식사를 하면서 케톤을 생성하는 다른 음식을 먹지 않는다면, 뇌가 잘 기능하리라고 기대할 수 없다. 매우 많은 사람들이 최소한 어느 정도의 인슐린 저항성을 지니고 있으며, 케톤은 포도당을 잘 흡수하지 않는 세포의 대체 연료가 될 수 있으므로, 세포

기능을 향상시켜 결국 뇌를 포함한 장기들을 더 건강하게 한다.

— 매리 뉴포트, 의사

미국당뇨병협회(ADA)

미국에서 손꼽히는 당뇨병 환자 지원 단체인 ADA는 케톤 상태에 대해 한두 가지 내용을 언급한다. 그들은 케톤을 '혈중에 인슐린이 부족할 때 인체가 에너지를 얻기 위해 지방을 분해하면서 생성되는 화학물질'이라고 설명한다. 맞는 말이다. 하지만 그들은 "케톤 수치가 높으면 당뇨병성 케톤산증과 혼수상태에 이를 수 있다"고 강조한다. 그들은 다음과 같은 가장 중요한 부분을 빠트렸다. 높은 케톤 수치만으로는 케톤산증이 발생하지 않는다. 케톤산증은 혈당과 케톤 수치가 동시에 매우 높을 때에만 발생한다. 그리고 정확히 어떤 사람에게 이런 일이 일어날 수 있는지를 명시하지 않았기 때문에(앞에서 대개 인슐린을 생산하지 못하는 제1형 당뇨병 환자가 대상이라고 말했다), 이러한 문장으로 인해 케톤 상태에 대한 공포와 패닉만 야기될 수 있다. 사실 ADA는 케톤 상태를 '케톤이 체내에 축적되어 당뇨병성 케톤산증에 이를 수 있는 상태'라고 정의했으며, 그 경고 신호로 메스꺼움, 구토, 위통을 들었다.

더 심각한 것은, ADA가 권하는 당뇨병 치료법은 탄수화물을 먹고 그 결과에 인슐린으로 대응하는 방식이라는 점이다. 물론 정말로 필요하다면 인슐린 투여가 잘못은 아니지만, 당뇨병 환자들 역시 다른 사람들과 마찬가지로 탄수화물을 먹어서 발생하는 모든 문제를 경험할 것이다(비당뇨환자보다 훨씬 나쁜 결과와 함께). 그리고 ADA는 혈당을 조절하고 건강을 개선하기 위한 치료 목적으로 케톤식을 사용할 수 있다는 점을 언급하지 않는다. 이러한 치료의 잠재적 수혜자로는 수백만의 제2형 당뇨병 환자가 포함된다(이 주제는 16장에서 상세히 다룰 것이다). 그야말로 암담하다.

ADA가 케톤산증의 위험이 높은 당뇨병 환자를 위한 단체인 만큼, 그들의 우려는 이해할 법도 하다. 하지만 혈당이 낮게 유지되는 한 당뇨 환자들은 케톤 상태를 두려워할 하등의 이유가 없다. 게다가 케톤 상태가 당뇨병을 다스리는 데 큰 도움이 된다는 점이 연구에서 밝혀졌기 때문에 사실상 이득이 많다. 출처 : Diabetes.org

고수의 한마디 우리가 진행한 연구들을 보면, 케톤 상태에서 포도당 대사가 상당히 감소한다는 점이 주된 보호 효과라는 것을 알 수 있다. 이는 당뇨병과는 반대이다. – 찰스 몹스, 박사

건강 분야의 권위자로 매우 존경받는 이 단체들이 입을 모아 콜레스테롤을 심장병의 원인으로 지목했듯이(『확실히 알자, 콜레스테롤』에서 설명했다), 그들은 케톤 상태 역시 바람직하지 않고 위험하다며 집단 공격했다. 의사와 영양사, 모든 걸 아는 체하는 전문가들이 하는 말들은 모두 가짜다. 그래서 우리가 이 책을 쓰기로 결심한 것이다. 이러한 건강 단체들이 하는 말들과 거의 정반대인 케톤 상태의 진실을 알리고자 말이다.

케톤식은 현재 시판되는 최첨단의 약물보다 월등히 유익한 치료 효과를 제공한다고 밝혀졌으며, 많은 의사와 의료인들이 이를 인정한다. 다음 장에서는 저탄수화물, 고지방, 케톤식 처방으로 놀라운 결과를 얻은 의사들의 이야기를 소개할 것이다.

이번 장의 핵심 개념

- 주요 건강 단체들은 케톤 상태를 과장된 수사법으로 표현한다.
- 케톤 상태에 대해 알려진 대부분의 정보는 부정확하다.
- 케톤 상태와 케톤산증을 혼동하는 것이 주된 문제이다.
- 주요 건강 기구들은 하나같이 케톤 상태를 반대한다.

CHAPTER 4

저탄수화물, 고지방 식단으로 환자를 치료하는 의사들

고수의 한마디 인간은 수천 세대 동안 매 겨울마다 케톤 상태에 들어갔다. 낮은 수준의 케톤 상태는 인체 대사에 더 자연스러운 상태다. 인체 대사는 가변적이기 때문에 아미노산이나 포도당, 지방으로 몸이 가동될 수 있다. – 테리 웰스, 의사

앞서 설명한 것처럼 최고로 손꼽히는 건강 자문 기구들이 하나같이 케톤 상태를 부정적으로 이야기하는 상황에서, 환자에게 케토제닉 다이어트를 권하는 의사는 없을 거라고 생각될 것이다. 하지만 실상은 많은 의사들이 다양한 건강 문제를 해결하기 위해 저탄수화물, 고지방 식단을

처방하고 있으며, 이 식단으로 환자들이 극적으로 개선되고 있다. 이 장에서 우리는 그런 전문가 몇 명을 소개하고 저탄수화물, 고지방 식단이 환자들에게 어떠한 도움을 주고 있는지 알려 줄 것이다.

콜로라도 주 미들턴에서 가정의학과 전문의로 일하는 제프리 거버는 환자들에게 질병과 정제·가공식품의 관련성을 가르치기 시작해 곧바로 주목을 끌었다. 하지만 그는 다른 의사 동료들과는 달리 환자들에게 약을 처방하지 않았다. 대신 그는 탄수화물을 대폭 줄이고 천연 지방을 늘리는 전략 등을 포함해 생활 습관 교정을 권했다. 그는 자신의 권고를 따른 환자들이 배고픔을 조절해 체중을 쉽게 감량했으며, 결과적으로 심각한 건강 문제를 치유했다고 설명했다.

고수의 한마디 탄수화물을 과도하게 섭취하면 걸어 다니는 시체가 된다. – 스테파니 퍼슨, 퍼스널 트레이너

거버는 이를 환자들에게만 맡겨 두지 않고, 케톤 식단이 어떠한 작용을 하는지 알기 위해 그들의 체중이나 심장 수치, 다른 건강 지표들의 변화 추이를 관찰했다. 비만과 제2형 당뇨병은 열악한 식단이 불러온 대사 질환과 염증의 가장 뚜렷한 신호이다. 거버는 살이 찌고 건강이 나빠지는 이유가 과식 때문이라고 생각하지 않았다. 그는 이러한 생각을 근시안적이라고 표현하며, 대신 원시 조상들이 먹던 음식과 같은 비가공, 고영양, 전체 식품을 권하면서 칼로리의 양이 아닌 질에 주목해야 한다고 강조했다.

게다가 거버는 의료비가 급증하는 이유는 대체로 약물 과용, 수술, 근본 원인을 해결하지 못하는 기타 치료법을 포함해, 만성질환에 비효과

적인 치료법을 사용하기 때문이라고 말한다. 치료의 첫 단계로 케톤식과 같은 영양 치료법을 사용한다면 기존의 방식보다 비용이 절감될 뿐 아니라 아마 치료 결과도 더 좋을 것이라고 말이다. 이는 상당히 합리적인 해결책 같아 보였지만, 이 방식의 지지자들은 주정부의 영양 지침, 그리고 사람들이 식단을 바꿀 시 연간 수억 달러의 손실을 떠안게 되는 가공식품 업계의 강력한 로비 때문에 메시지를 전파하는 데 어려움을 겪어 왔다.

고수의 한마디 불행하게도 기존의 영양 지침은 탄수화물이 생명과 건강에 필요하다는 의견을 변함없이 지지한다. 미국 당뇨협회의 최근 식단 지침에 따르면, 당뇨가 있건 없건 뇌에 영양을 공급하기 위해 탄수화물을 하루에 최소 130g을 먹어야 한다. 하지만 이는 과학적으로나 경험적으로 이치에 맞지 않는다. 인간은 탄수화물 없이도 수개월 혹은 수년 동안 살아남았다. – 윌리엄 데이비스, 의사

흥미롭게도 거버는 최근 몇 년 동안에 저탄수화물, 고지방 케톤 식단이 일반적인 저지방, 고탄수화물 식단보다 체중 감량에 더 탁월하고 지속적이며, 콜레스테롤 지표와 혈당 조절을 개선한다고 밝히는 임상시험이 다수 진행되었다고 강조한다. 한마디로 말하면, 인슐린 대사는 중요하며 오늘날 거의 모든 만성질환—고콜레스테롤이 아닌 염증과 산화 스트레스의 결과인 심장 질환을 포함해—의 핵심인 인슐린 증가와 염증을 부추기는 건 포화지방이 아니라 탄수화물이다.

앞으로 이 내용을 아주 상세히 파헤칠 것이다. 거버가 환자들에게 케

토제닉 다이어트를 열렬히 권하는 가장 큰 이유는 이 식단이 과학적으로 입증되었기 때문이다. 환자들이 케토제닉 다이어트로 건강이 많이 개선되는 모습을 보아 왔기에, 그는 이 식단이 가장 효과적인 치료법이라는 것을 경험으로 안다. 그런데 거버만 그런 것이 아니다.

버지니아 주 리치몬드의 내과 의사인 수 울버는 25년 동안 진료를 하면서 다른 의사들처럼 일반적인 저지방 식단을 환자에게 권했다. 하지만 환자들이 기대했던 건강 효과를 보이지 않자, 그녀는 그들이 자신의 권고를 제대로 따르지 않았다고 추측했다. 하지만 환자들에게 식단과 운동의 중요성을 강조하며 많은 대화를 나누어도 여전히 감량이나 건강 개선은 이루어지지 않았다. 그리하여 그녀는 더 나은 방법이 있을 거라고 생각하게 되었다.

고수의 한마디 대부분의 고객들은 월등히 좋아진 자신의 건강 상태에 그저 놀라워한다. 다른 식단을 먹을 때와 달리 하루 종일 배를 곯거나 음식 갈망에 시달리지도 않는다. 지방이 듬뿍 든 아주 맛있는 음식을 먹어 배고픔을 느끼지 않는다. 저탄수화물식을 하면 대부분이 더 이상 하루 종일 음식이 눈에 아른거리지 않기 때문에 일종의 자유로움을 느낀다.

– 마리아 에머리치, 영양 전문가

울버 박사는 중년이 되어서야 불현듯 자신의 환자들이 저지방 다이어트에서 성공하지 못한 이유를 알게 되었다. 그녀는 "내 조언이 나에게도 효과가 없었어요. 저지방 다이어트를 하며 운동을 열심히 했지만 체중계의 눈금은 더 올라갔죠. 처음으로 내 조언이 틀렸을 수도 있다는 생각을 했어요."

그녀는 칼로리와 함께 지방도 줄였지만 효과가 없었다. 사실 울버 박사가 한 다이어트는 저탄수화물 다이어트와 저지방 다이어트를 결합한 방식이었기 때문에 결과는 불 보듯 뻔한 것이었다. 그녀는 "항상 배가 고팠어요. 저탄수화물, 저지방 다이어트가 좋지 않은 이유는 계속할 수가 없기 때문이죠."

고수의 한마디 칼로리를 계산하는 것은 대부분의 사람에게 별로 도움이 되지 않는 것 같다. 케토제닉 다이어트를 하면 배가 덜 고프고 뇌 기능이 향상되므로, 식사량을 저절로 알게 될 것이다. 뇌가 젊어진다니 멋지지 않은가? – 빌 윌슨, 의사

울버는 의사이자 연구자인 윌리엄 S. 얀시 주니어가 〈불 속에서 지방을 꺼내라〉라는 제목으로 저탄수화물, 고지방 케톤식의 건강 혜택을 주제로 강의하는 것을 듣고 커다란 깨달음을 얻었다. 그녀는 이 내용에 '푹 빠졌다'. 울버는 곧바로 그녀를 케톤 상태에 이르게 했다. 그녀는 체중이 줄어 유지가 되었으며, 예전에 경험했던 강렬한 배고픔이 없었다. 요즘에 울버는 환자들에게 자신의 이야기를 들려주며 케토제닉 다이어트가 체중과 건강 문제를 해결해 줄 수 있다고 설명한다.

울버는 "이제 저는 환자들에게 이 식단을 알려 줘요. 전에는 그저 관리 차원에 머물던 많은 질환들이 치료되고 있어요. 환자들의 콜레스테롤, 혈압, 혈당치가 개선되면서 인슐린, 혈압약, 양압기 등을 끊을 수 있었죠."라고 말했다.

고수의 한마디 내가 목격한 결과는 다음과 같다. 기분의 안정, 불안과 우울의 경감 혹은 완치, 인지 기능의 향상, 에너지의 회복 또는 현저한 향상, 뇌전증 발작의 중단, 전반적인 신경 안정, 편두통 해소, 수면의 질 향상, 자폐증 개선, 다낭성 난소 증후군 호전, 위장 기능 향상, 건강한 체중 감량, 암의 완치와 종양 크기 감소, 기저 질환의 상태 호전, 다양한 자가면역 질환(제1형, 제1.5형 당뇨병을 포함해)의 증상 개선과 삶의 질 향상, 감기나 독감의 감소, 만성피로의 완치, 기억력 향상, 예리해진 인지력, 신경질의 안정화. 그리고 이 모든 건강 문제에 유익한 효과를 미치는 고지방, 케톤식 접근법을 뒷받침하는 강력한 증거가 존재한다. – 노라 겟가우다스, 영양 전문가

울버는 이런 결과들로 저탄수화물, 고지방 다이어트에 대한 부정적인 인식에도 불구하고 케톤식의 치료적 가치를 알 수 있다고 말한다.

그녀는 "지금까지 의사 생활을 하면서 이처럼 흥미로웠던 적이 없었죠. 이걸 아는 데 25년이나 걸리지 않았다면 좋았겠지만요."라고 털어놓았다.

마인 주 프리포트에 사는 심장전문의 로웰 거버 역시 이와 유사한 깨달음을 경험하고 환자를 보는 방식에 혁명적인 변화가 일어났다. 울버가 그랬듯이 거버 박사 역시 자신이 살이 찌고 나서야 오랜 세월 환자들에게 권고했던 저지방 식단이 잘못됐음을 깨달았다. 그는 저지방식을 권고받은 환자들의 체중이 늘고 심혈관 위험 지표가 악화되자, 거짓말을 한다고 그들을 책망했던 자신의 오만함을 부끄러워했다.

그는 자신의 잘못을 인정하며 "환자들이 제 조언을 무시하지 않았다는 걸 알고 맥이 빠졌지요."라고 말했다. "제가 저탄수화물 식단을 먹었을

때 진실을 알게 되었어요. 저지방식은 그들과 저 모두에게 효과가 없다는 것을요."

고수의 한마디 앳킨스 클리닉에서 우리는 환자들에게 이 식단은 저지방 다이어트가 아니라는 걸 확실히 했다. 천연 지방은 우리의 치료에서 중요한 부분이었다. – 재클린 에버스타인, 공인 간호사

그래서 거버는 문제가 무엇인지 홀로 탐구하기 시작했다. 그는 저탄수화물, 고지방 식단의 증거들을 찾아보면서, 2009년 이 식단을 스스로 실행하기 시작했다. 자신뿐만 아니라 케톤에 적응한 가족들이 체중과 건강이 개선되자 그는 제1형, 제2형 당뇨병 환자, 고혈압 환자, 비정상적인 콜레스테롤, 다낭성 난소 증후군 환자들에게 케톤식을 권하기 시작했다.

거버는, 케톤 상태에 마음이 열려 있거나 열성적인 사람이라도 당을 제한했을 때에만 케톤을 대체 연료로 사용할 수 있다고 설명한다. 대부분은 케톤의 더 광범위한 치료 효과를 알지 못한다. 하지만 거버는 환자를 진료하면서 케톤이 제공하는 건강상의 이점을 많이 목격했다.

그는 "케톤은 염증과 세포 기능에 관여하는 많은 유전자를 조절하는 NRf2 경로를 활성화한다."고 말했다. "예를 들어, 전염증성 사이토카인을 조절하는 유전자가 억제되고, 그래서 결과적으로 염증을 덜 일으키고 항염증성 세포전달물질인 IL-10이라는 유전자를 활성화시킵니다."

이는 바꿔 말해, 케톤 식단을 섭취하면 스타틴 같은 처방약을 사용하지 않고도 자연적으로 염증이 준다는 뜻이다. 심장병의 진정한 범인은 염증이다. 그래서 케톤 상태가 전신 염증을 감소시킨다는 사실은 심장

건강을 위해 저탄수화물, 고지방 식단을 이용할 수 있다는 또 하나의 증거이다.

고수의 한마디 케톤 상태는 혈당이 낮을 때에 한해서 전신 염증을 줄인다. 혈당과 케톤 수치가 동시에 높으면 건강에 해로울 수 있다. 케토제닉 다이어트로 인한 대부분의 부작용은 혈당 수치가 높을 때 발생한다. (케톤식을 제대로 실천한다면 혈당 상승을 초래하지 않는다. - 감수자)

- 토마스 세이프리드, 박사

거버는 케톤 상태의 효과를 더 깊이 연구하기 시작하면서 다음과 같은 결론을 얻었다. "저탄수화물, 고지방, 케톤 식단은 심장과 근육, 뇌가 선호하는 대체 연료원 역할을 할 뿐 아니라 다른 많은 유익한 효과를 줍니다."

실제로 그는 이형접합 가족성 고콜레스테롤혈증을 포함해서(한쪽 부모로부터 고콜레스테롤의 경향을 물려받았음을 의미) 고콜레스테롤 심장 질환 환자들에게 스타틴 약물을 투여하기보다 케톤식을 처방해서 동맥의 프라그를 안정화시키거나 없애려고 했다. 그는 정기적인 혈액 검사와 CT 촬영을 통해 이 과정을 모니터하고 있다. 케톤 상태의 항염증 효과 덕분에 그의 가장 고위험군 환자들조차 스타틴을 먹을 필요가 없어졌다.

그는 "유해성을 지닌 스타틴을 먹지 않고도 근육병증, 인지 기능 저하, 성 기능 저하, 백내장, 피부암, 당뇨병 등을 앓고 있는 환자들의 건강이 개선되었다. 이 모든 것의 근원에는 저탄수화물, 고지방, 케톤식이 있다."고 보고했다.

고수의 한마디 식이요법 환자들에게 나는 보통 케톤을 검사하지 않고, 칼로리를 제한했을 때 변화하는 수치들을 검사한다. 내가 처방하는 식단이 칼로리 제한 식단은 아니지만, 나는 저탄수화물, 고지방 식단을 먹은 환자들이 칼로리를 제한했을 때 일어나는 변화와 거의 완벽히 일치하는 결과를 보인다는 논문을 썼다. 이 수치들에 주 연료원으로 포도당이 아니라 지방산과 케톤을 연소하려는 성향과 능력이 핵심적으로 드러난다. 이 중에는 인슐린, 렙틴, 중성지방, 감소한 유리T3 수치 등이 있고, LDL 입자의 크기가 증가하는 경우도 있다. 그러나 내가 지금껏 이 수치를 검사한 이유는 환자의 심장 주치의를 안심시켜 콜레스테롤 저하 약물을 쓰지 않도록 하기 위해서였다. – 론 로즈데일, 의사

거버의 환자들 중에는 비알콜성 지방간, 건선, 크론병에서 회복하는 이들도 있다. 그들은 모두 케토제닉 다이어트로 아주 잘 지내고 있다. 그는 이 케토제닉 다이어트 방식이 제공하는 혜택을 계속 공부할 계획이다. 주류 의학 교육을 받은 다음의 의사 역시 환자를 영양 치료법으로 회복시키고 싶어 한다.

뉴욕에 사는 가정의학과 전문의인 프레드 페스카토레는 『햄튼의 다이어트(The Hamton's Diet)』와 『영원히 날씬하기(Thin for good)』와 같은 베스트셀러 책을 쓴 저자로, 저탄수화물, 고지방 케톤식이 자신의 유일한 치료법이라고 말한다. "세상의 모든 의사들이 이 방법을 왜 사용하지 않는지 모르겠어요. 저는 20년 전에 앳킨스 박사와 함께 일하면서 이 식단을 알게 되었지요."

고수의 한마디 나는 앳킨스 생활 방식으로 당뇨병을 피할 수 있었기에 목숨을 부지할 수 있었다. 여전히 저혈당 증상을 관리하고 있는데, 앳킨스 박사가 진단하기 전에는 이 병의 원인을 알 수 없었다. 노령과 폐경 호르몬 수치 때문에 탄수화물을 하루 20~30g 섭취한다. 나는 활력이 넘치고 심장 질환의 위험이 낮으며, 낮거나 정상인 혈압 수치를 보인다. 나이보다 젊어 보인다는 얘기도 듣는다. 배고픔이나 음식 갈망 없이 55 사이즈를 유지한다. 케토제닉 다이어트로 살이 빠지는 건 보너스다.

– 재클린 에버스타인, 공인 간호사

앳킨스 박사와 20년을 일하면서 페스카토레는 이 식단이 체중 감량 기법이 아니라 인체의 치유 에너지를 회복하는 방식이라는 걸 알게 되었다. 그는 "알레르기부터 체중 감량에 이르는 모든 질환들을 케톤식으로 치유했어요. 이 방식은 언제나 효과를 발휘하죠."라고 설명한다.

페스카토레는 케톤식을 하면 콜레스테롤 수치가 정상이 되고, 전혀 배고프지 않으며, 복부팽만감이 사라지고, 만성피로가 개선되며, 그 외에도 많은 효과가 있다는 것을 경험했다. 그는 케토제닉 다이어트를 잘 먹으며 인생을 맘껏 즐기는 방식이라고 말한다.

고수의 한마디 나는 식후 혈당 수치를 낮추기 위해 1년 넘게 저탄수화물 식단을 섭취했다. 내 식후 혈당은 식후 한 시간 후에 180이 넘을 때가 많았다. 저탄수화물 식단으로 어느 정도 성공을 했지만, 식후 혈당 수치가 완전히 정상이 된 것은 탄수화물을 하루 30~35g으로 제한한 케토제닉 다이어트를 하고 나서였다. 수년 동안 과체중으로 고민했던 몇 명의 고객은,

결국 균형이 잘 잡힌 케톤식을 시작해서 성공적으로 감량할 수 있었다. 그들은 포만감과 에너지 수준이 증가했고, 일부는 피부 상태가 개선되었다고 보고했다. 나 역시 같은 경험을 했다. – 프란치스카 스프리츨러, 공인 영양사

캐나다 의사인 제이 워트먼은 2002년, 11월 제2형 당뇨병이 발병한 이후 정말로 운 좋게 케토제닉 다이어트를 발견했다. 그는 자신의 병을 고치는 방법을 조사하기 시작하면서 곧바로 식단에서 모든 녹말과 당을 제거했다. 그는 당뇨병 어린이 캠프에서 레지던트 의사로 일한 적이 있었기 때문에 여생 동안 당뇨병 약을 복용해야 한다고 생각했지만, 탄수화물을 줄이면 병을 관리할 수 있다는 것에 깜짝 놀랐다.

워트먼은 "의학 교육을 받을 때나 의사가 되어 진료를 하면서 탄수화물 제한이라는 치료법을 접한 적이 없어요. 하지만 탄수화물을 제거하자 곧바로 제2형 당뇨병의 모든 징후와 증상이 극적으로 회복되더군요."라고 말했다.

며칠 안에 혈당이 정상화되고 몸 상태가 아주 좋아졌으며, 하루에 500g씩 체중이 빠지기 시작했다. 식단을 바꿔서 치료 효과를 얻을 수 있다는 이야기를 들은 적이 없었기 때문에 예상치 못한 기적적인 결과에 워트먼은 어리둥절했다.

그는 "대부분의 의사 동료들처럼 영양학 강의는 잠깐 들은 게 전부이고 케톤식에 대해서는 아는 바가 전혀 없었어요. 하지만 저탄수화물, 고지방 식단으로 병이 개선된 후에 호기심이 발동해서 과학 문헌들을 면밀히 검토하기 시작했죠."라고 말했다.

워트먼은 자신이 예외가 아니라는 걸 확인했다. 연구 결과들을 수없이

읽으면서 우연히 발견한 이 식사법의 장점을 알게 되었다. 말할 필요도 없이, 그는 저탄수화물 생활 방식에 매료되었고, 이 현상을 이해하고 다른 사람들을 위해 유용한 치료법이 될 수 있는지 탐구하는 일이 자신의 사명이라고 생각했다.

워트먼은 캐나다 원주민 단체인 퍼스트 네이션과 캐나다 보건부 이누이트 보건 지사와 함께 연구를 수행했다. 그는 퍼스트 네이션의 큰 골칫거리인 제2형 당뇨병의 1차적인 원인이 당분과 정제 탄수화물로 가득한 현대적인 식단이라고 생각했다. 그는 고기와 해산물, 지방으로 구성된 고대 수렵-채집인의 식단으로 돌아가면 퍼스트 네이션의 건강을 되돌릴 수 있다는 생각에 큰 흥미를 느꼈다. 그는 운이 좋게도 탁월한 미국 연구자들과 임상가들의 도움을 얻어 자신의 이론을 실험할 수 있는 식단을 만들 수 있었다.

워트먼은 이렇게 회상했다. "스티븐 피니 박사와 에릭 웨스트먼 박사, 매리 버논 박사와 협력해 얼럿 베이(Alert Bay)라는 퍼스트 네이션 공동체에서 식단 실험을 시작했어요. 얼마 지나지 않아 매리 비셀이라는 다큐멘터리 제작자에게 연락이 오더군요. 캐나다 방송 영화에 이 연구의 다큐멘터리를 만들어 방영하고 싶다고요."

이 연구는 〈마이 빅 팻 다이어트(My Big Fat Diet)〉라는 다큐멘터리로 제작되어 캐나다 TV에 여러 번 방영되었다. 이 다큐멘터리는 연구 참여자 몇 명이 체중을 감량하는 과정을 추적해 기록한 것이었다. 이 연구가 성공한 덕분에 캐나다의 연방 보건부가 웨스트먼의 연구비 지원에 동의하게 되었고, 웨스트먼 박사는 케토제닉 다이어트의 건강 혜택을 더 연구할 수 있게 되었다.

그는 "제가 개발한 다른 연구 계획안 중에서 임상시험으로 이어진 것도 있고, 자금을 지원받지 못한 것도 있어요. 그 과정에서 영양학 분야에서 기존의 생각을 바꾸기가 무척 힘들다는 걸 알았어요. 현상을 유지하고 보호하려는 기존 체제의 방어벽이 매우 굳건하다는 걸 알았죠."

고수의 한마디 인류 탄생 이래 대부분의 시간 동안, 과일을 먹을 수 있었던 열대 지역을 제외하고는 케톤식이 수렵–채집인의 식단이었던 것 같다. 만성질환이 별로 없는 북극의 이누이트족에게 영양적 케톤 상태가 발생한다는 사실이 알려진 것은 1900년대 초였다. 따라서 케톤은 수천 년 동안 건강한 인체 대사의 일부였다고 추정할 수 있다. – 키이스 러냔, 의사

그럼에도 불구하고 〈마이 빅 팻 다이어트〉와 이와 유사한 다른 다큐멘터리들이 인기를 끌면서 케톤식을 검토하려는 움직임이 탄력을 받았다. 캐나다 보건부의 자금 지원이 끝났을 때, 워트먼은 "캐나다의 식단 지침을 만드는 부서가 안심을 한 것 같다"고 말했다. 다시 환자 진료에 복귀한 그는 환자들에게 케톤식으로 건강을 개선할 수 있다는 희망을 주고 있다.

워트먼 박사는 "환자들에게 이 식단을 권하면서, 단순히 식사법을 바꿔서 놀랍게도 열악한 대사 수치뿐 아니라 체중 감량과 전반적인 안녕감이 한층 개선되었다고 말하는 환자들의 긍정적인 반응이 충격적이었죠."라고 강조하며, "우리 환자들이 감사의 눈물을 흘리는 일은 드물지 않아요. 약을 처방할 때는 이런 일을 본 적이 없죠."라고 말했다.

고수의 한마디 피로, 졸음, 기분 변화, 불면증, 위식도 역류, 이상지질혈증, 고혈압, 두통(편두통 포함), 가스, 복부팽만, 과민성 대장 증상, 관절 염증, 여드름, 집중력 저하 같은 많은 만성 증상과 질환들이 케톤식으로 개선된다. 라이프스타일을 바꾸면 더 건강해지고 약에 덜 의존하는 나라가 될 수 있다. – 재클린 에버스타인, 공인 간호사

지금까지 소개한 인물들은 환자들에게 케톤식이 중요하다고 인식한 많은 의사들 중 소수에 지나지 않는다. 케톤식이 주는 건강 혜택을 모두 경험하기 위해서는 지침을 따라야 한다. 이를테면, 탄수화물을 줄이고, 단백질은 적당히 먹고, 지방을 늘리고, 케톤 수치를 검사하는 일이다. 다음 몇 장에서 이런 개념들을 집중적으로 다룰 것이다.

이번 장의 핵심 개념

- 많은 의사들이 환자들에게 케토제닉 다이어트를 처방한다.
- 치료의 첫 단계는 생활 습관 교정이 되어야 한다.
- 저탄수화물, 고지방 식단을 이용하면 다양한 검사 수치가 향상된다.
- 저지방 다이어트를 시도한 환자들은 성공하지 못했다.
- 케토제닉 다이어트를 하면 각종 만성질환이 나을 수 있다.
- 케톤은 단순히 대체 연료원이 아니라, 건강에 유익한 치료 효과를 제공한다.
- 케톤식을 하면 약 처방 없이 건강이 좋아질 수 있다.
- 의사들은 저탄수화물, 고지방 식단으로 환자를 치료하는 방법을 배우지 않았다.
- 전통적인 수렵-채집인의 식단으로 돌아가면 건강이 개선될 수 있다.
- 영양 연구는 현상 유지를 목적으로 이루어진다.

케토의 두문자어를 기억하면 케토제닉 다이어트를 시작해서 꾸준히 실천하는 데 도움이 될 것이다!

Keep carbs low **탄수화물을 적게 먹고**
Eat more fat **지방을 더 먹고**
Test ketons often **케톤을 자주 검사하고**
Overdoing protein is bad **단백질을 너무 많이 먹지 않는다.**

CHAPTER 5

나는 탄수화물을 얼마나 견딜 수 있을까?

고수의 한마디 사람은 제각기 다르기 때문에 탄수화물을 견디는 정도(탄수화물 내성 수준) 또한 다르다. 특히 운동선수 같은 사람들은 하루에 탄수화물 100g으로 케톤 상태를 유지할 수 있다. 하지만 대부분은 하루 50g 이하로 먹어야 한다. 대사 질환이 있는 사람들은 일반적으로 적절한 케톤을 생산하기 위해 탄수화물의 양을 하루 약 30g으로 유지해야 한다.

– 마리아 에메리치, 영양 전문가

케톤 상태가 되려면 탄수화물을 얼마나 먹어야 하는지 질문을 받을 때마다 내가 1달러씩을 받았다면 난 떼부자가 됐을 것이다. 그만큼 물어보는 사람이 많았다. 정직하게 답하자면, 나도 뾰족한 방법을 모른다! 우리 몸은 지금까지 자기만의 방식대로 대사를 했고 그동안 가해진 손상의 양도 제각각이다. 우리가 과거에 자신의 몸을 손상한 죄는 되돌릴 수 없다. 하지만 현재의 상태를 평가해 그에 맞게 대처할 수는 있다.

어떤 사람들은 이 대사 상태의 혜택을 경험하려면 간단히 탄수화물 섭취를 하루 50g 이하로 줄이기만 하면 된다고 말하기도 한다. 내 생각에, 우리가 정확하게 같은 방식으로 프로그램된 동일한 로봇이라면 이러한 공식이 맞을 것이다. 하지만 우리는 제각기 다르고 탄수화물 내성(탄수화물을 견디는 정도. 다시 말해, 탄수화물 처리 능력 – 옮긴이) 또한 다르다. 나는 과거에 180kg이 넘었고 정제, 가공된 탄수화물에 심각하게 중독되어 있었다. 그래서 탄수화물을 견디는 나의 능력은 평생 날씬한 몸을 유지하고 혈당 문제도 없던 사람들과는 굉장히 달랐다.

고수의 한마디 케톤 상태에 들어가는 시점은 사람마다 많이 다르기 때문에 혈중 케톤 측정기를 이용해 여러 가지 다량영양소의 양과 BHB(혈중 케톤) 수치를 측정하는 게 가장 좋다. 예를 들어, 하루에 탄수화물 60g, 단백질을 110g을 섭취하면서 혈중 BHB 수치를 1.0밀리몰로 유지하는 사람도 있고, 탄수화물 25g, 단백질 80g으로 제한해야 하는 사람도 있다. 탄수화물과 단백질 섭취가 낮으면 칼로리의 양이 같더라도 지방에서 오는 칼로리의 비율이 증가한다. 영양적 케톤 상태에 있는 대부분의 사람들은 칼로리의 60~80%를 지방에서 섭취한다. **– 프란치스카 스프리츨러, 공인 영양사**

이러한 이유로 케톤 상태에 이르기 위해서 섭취해야 하는 탄수화물의 양을 정확히 제시하기 어렵다. 각자 실험을 해야만 그 양을 알 수 있다. 하지만 자신의 탄수화물 한계치를 알면 성공적으로 케톤 상태에 도달할 수 있다는 것은 분명하다.

Keep carbs low : 탄수화물을 적게 먹고
Eat more fat : 지방을 더 먹고
Test ketons often : 케톤을 자주 검사하고
Overdoing protein is bad : 단백질을 너무 많이 먹지 않는다.

따라서 우리가 '탄수화물 섭취가 적다' 라고 할 때 그 '적다'라는 의미는 다양할 수 있다. 내 생각에는, 하루 100g 이하의 탄수화물 섭취를 유지하면 안전하다고 볼 수 있지만 보다 확실하게 케톤 상태에 들어가려면 하루 50g 이하로 유지해야 한다. 탄수화물에 특별히 민감하다면(일반적으로 이들은 과체중이거나 비만이거나 대사 증후군, 당뇨병이 있을 가능성이 높다), 하루 20~30g을 섭취해야 할 것이다. 확실히 알기 위해서는 실제 자신의 몸을 실험해서 탄수화물 내성 수준을 알아보는 수밖에 없다.

고수의 한마디 (앳킨스 클리닉에서) 각 환자가 치료를 시작할 때 처방받는 탄수화물 제한 수준은 줄이거나 늘려야 하는 체중, 특히 인슐린/혈당 불균형 같은 여러 가지 요인에 좌우되었다. 당뇨나 임신당뇨병, PCOS(다낭성 난소 증후군), 대사 증후군, 높은 중성지방 수치, 고탄수화물 식사, 탄수화물 갈망 같은 개인 병력이나 가족력이 있다면 40g 이하에서 케톤식을 시작해야 한다. 아주 많은 경우, 시작 단계에서 우리는 환자들이 하루 20g으

로 시작하도록 했다. 또한 혈당과 인슐린을 집중적으로 검사해서 시작을 위한 적절한 수치를 알아내는 데 도움을 받았다.

– 재클린 에버스타인, 공인 간호사

다음은 탄수화물 한계치를 아는 데 도움을 주는 3단계이다.

1. 하루 총 탄수화물 20g으로 시작해서 조절하도록 하라

케톤 상태에 이르고 싶지만 탄수화물을 얼마나 먹어야 할지 모른다면 하루 총 20g으로 시작하면 좋다. 이는 케톤 상태가 확실히 일어나는 수치이다. 2주 동안 20g을 유지하면서 몸의 반응을 살펴라. 케톤을 생성하기 위한 목적으로 많이 사용하는 '순탄수화물'(섭취한 총 탄수화물에서 섬유질을 뺀 양)이라는 저탄수화물 개념은 여기에 적용되지 않는다.

고수의 한마디 적절한 케톤을 생성하지 못하는 주된 원인은 뭐니 뭐니 해도 비섬유질 당분성 탄수화물을 너무 많이 먹어서이다. 녹말과 같은 탄수화물은 먹어도 괜찮고 그것이 케톤 상태를 방해하지 않는다고 생각하는 사람들이 많지만, 이는 잘못된 정보다. 하루에 포도당을 생성하는 음식 100g만으로도 케톤 상태를 방해할 수 있다. 이는 녹말에서도 쉽게 얻을 수 있는 양이다. – 론 로즈데일, 의사

버지니아 주 마나사스의 비만 치료 전문 간호사인 매리루 반 힌텀과 얘기를 나눈 적이 있다. 그녀는 순탄수화물을 계산해서 섭취한 후 좌절에 빠진 환자들을 많이 보았다고 말했다.

그녀는 다음과 같이 설명했다. "음식에 당이 들어 있을 때, 섬유질과 비슷한 양이라고 해도 많은 사람에게 당 반응을 일으킬 수 있어요. 저탄수화물 토르티야 같은 음식을 먹은 후에 토르티야가 더 먹고 싶거나, 전보다 탄수화물이 더 많이 함유된 음식이 자꾸 당기게 되는 거죠. 예를 들면, 과일 같은 음식 말입니다."

안타깝게도 반 힌텀이 지적했듯이 이러한 음식은 배고픔과 음식 갈망을 없애서 건강에 긍정적인 변화를 가져오는 케톤을 적절히 만들지 못한다. 너무 많은 사람들이 '순탄수화물'을 내세우는 광고 술수에 넘어가거나 무가당, 글루텐 프리, 저탄수화물 음식이라고 광고하는 포장음식을 산다. 그녀는 케톤 상태를 원한다면 이러한 음식들이 우리에게 어떠한 영향을 미칠지 관심을 가져야 한다고 말한다.

그녀는 "저탄수화물, 고지방 케토제닉 다이어트를 하고 있다면 자신의 몸에 귀 기울이는 법을 배우세요. 갑자기 탄수화물 같은 음식이 당긴다면 자신이 먹는 음식을 재점검하라는 신호입니다. 식단에 숨은 당이 있지 않은지, 자신의 한계치에 비해 탄수화물을 너무 많이 먹는 건 아닌지 확인해 봐야 합니다."

반 힌텀이 케토제닉 다이어트를 하는 사람들에게 줄 수 있는 최고의 조언은 다음과 같다. "녹말 탄수화물을 포함해 어떠한 형태건 당분을 피하세요. 당은 음식을 처리해서 대사하는 방식을 교란시킬 수 있습니다."

고수의 한마디 탄수화물과 단순당에 관해서라면 내가 제안하는 단순한 이 규칙을 따르라. 미심쩍으면 (음식을) 그냥 버려라! 녹말이 포함된 정제된 탄수화물보다는 비녹말 야채에서 탄수화물을 섭취해야 한다. 정도에 상

> 관없이 인슐린 저항성이 있는 사람(요즘에는 거의 모든 사람이 여기에 해당)은 하루에 탄수화물을 50g 이상 먹으면 케톤 상태에 도달해도 유지하기가 힘들 것이다. 인슐린 저항성이 없는 사람은 50g 이상을 섭취해도 케톤 상태를 유지할 수 있을 것이다. **- 빌 윌슨, 의사**

2주 후에 케톤이 생성된다면(8장에서 측정하는 방식을 알려 줄 것이다), 1주일 동안 탄수화물을 매일 5~10g씩 서서히 늘리면서, 케톤 생성에 어떠한 영향을 주는지 살펴보라. 만약에 영양적 케톤 상태가 적절한 수준에서 유지된다면, 식단에 좀 더 많은 탄수화물을 넣어도 괜찮다. 케톤 생성이 줄기 시작할 때까지 탄수화물을 늘려라. 그러고 나서 다시 탄수화물을 줄여 적절한 케톤이 생성되게 하라.

2주 동안 하루 총 탄수화물 섭취량을 20g으로 유지한 후에도 케톤이 생성되지 않는다면, 하루 10~15g으로 줄이고 단백질 섭취를 줄일 것을 권한다(다음 장에서 설명한다). 희망을 잃지 마라. 탄수화물에 특별히 민감하더라도 케톤 상태에 도달할 수 있다. 나를 믿어라. 나 역시 이 과정을 거쳤다. 나는 하루에 탄수화물을 30g 이상 섭취하면 안 되는 경우였다. 그러면 케톤 상태에서 벗어난다. 하지만 끈기 있게 방법을 찾아냈다. 케톤 상태에 도달하고 유지하기 위해서는 의지를 갖고 열심히 노력해야 한다. 케톤 상태는 우연히 찾아오지 않는다.

에릭 웨스트먼 박사의 노트 탄수화물 한계치는 사람마다 다르다. 일반적으로 더 젊거나 활동적이라면 탄수화물을 좀 더 먹어도 된다. 하지만 폐경이 지난 여성은 탄수화물 섭취량을 정말로 낮게 유지해야 한다.

2. 중성지방 수치를 검사하라

아마도 당신은 이렇게 생각할지 모른다. '이봐요, 케톤 상태에 관한 책 아닌가요? 콜레스테롤 수치를 왜 이야기하죠?' 좋은 질문이다. 이전 책인 『확실히 알자, 콜레스테롤』을 읽었다면, 중성지방(혈중 지방을 측정하는 핵심적인 수치)을 낮추는 최선의 방법은 탄수화물 섭취를 줄이는 것이라는 점을 이미 알고 있을 것이다. 중성지방이 100이 넘는다면, 자신의 한계치보다 탄수화물을 너무 많이 먹고 있을 가능성이 매우 높다. 혈액 검사는 거짓말을 하지 않는다.

고수의 한마디 심장병은 단식 상태에서는 발생하지 않는다. 심장병은 식후에 발생한다. 식사 후에는 보통 6~8시간 유지되는 소화 부산물이 넘쳐난다. 식사 직후에 지방이 지질단백질 수치를 어느 정도 올리는 게 사실이지만, 탄수화물이 식후 지질단백질 급등에 훨씬 더 많이 기여한다. 시간이 더 걸리는 이유는 탄수화물의 당을 중성지방으로 전환해야 하기 때문이다. 탄수화물을 제거하면 식후에 지질단백질이 급등하는 현상이 상당히 줄어들어 심장병 위험이 낮아진다. **– 윌리엄 데이비스, 의사**

중성지방을 검사해서 137이 나왔다고 가정해 보자. 이는 크게 높지 않은 수치이므로 의사들은 정상 범위로 간주하겠지만, 인체가 감당할 수 있는 양보다 탄수화물을 좀 더 먹었을 가능성이 매우 높다는 걸 알려 준다. 모든 당과 곡물, 녹말 음식을 30일 동안 끊고 다시 검사해 보라. 아마도 중성지방 수치가 100 이하로 확 떨어질 것이다. 최저 수치인 70 이하까지도 떨어질 가능성이 크다. 이는 단순하지만 자신에게 맞는 탄수화물의 양을 알 수 있는 가장 확실한 방법이다.

모든 당과 곡물, 녹말을 끊고 30일 후에는 이런 음식들을 하나씩 추가해 조금씩 먹으면서 결과를 주시하라. 달라(Dalla)와 멜리사 핫위그(Melisa Hartwig)가 쓴 뉴욕타임스 베스트셀러 『그것은 음식에서 시작된다(It starts with food)』는 이런 종류의 제거 식단을 탐구하는 데 좋은 자료다.

3. 혈당 측정기를 구입해 혈당 수치를 검사하라

고수의 한마디 공복 혈당과 공복 혈중 케톤 수치를 측정해 일지에 기록하면서 관찰하면 도움이 된다. 검사는 당과 케톤 측정기와 약국에서 처방전 없이 살 수 있는 검사지로 할 수 있다. – 매리 뉴포트, 의사

자신이 탄수화물에 얼마나 민감한지를 알 수 있는 최고의 방법은 혈당 측정기를 구비하는 것이다. 글루코미터(glucometer)라고도 하는데 일반 약국이나 드러그스토어에서 살 수 있다. 아침에 일어나자마자 공복 상태에서 혈당을 검사하고, 음식을 먹은 후에 최소 2시간 동안 30분 간격으로 혈당을 측정하라. 그러면 자신의 몸이 음식에 어떻게 반응하는지 정확히 알 수 있다. 가장 좋은 경우는, 혈당이 식후 한 시간 뒤에 약간만 올라갔다가, 2시간 내에 다시 원래 수치로 돌아오는 것이다.

예를 들어, 일어나자마자 잰 혈당이 88이고 베이컨과 계란으로 아침을 먹은 후 한 시간 뒤에 잰 혈당이 105라면, 두 시간 후에는 다시 89로 돌아와야 좋다는 얘기다. 하지만 공복 혈당이 88인데 아침식사로 무지방

크림치즈를 바른 통곡물 베이글이나 마가린으로 요리한 오트밀을 먹는다면, 혈당이 160까지 올라갈 것이고 두 시간 내에 원래 수치로 돌아오지도 않는다(이는 물론 극단적인 예이다. 당신은 곡물과 저지방 음식을 먹지 않을 테니까. 아니면 적어도 이 책을 읽은 후에는 그러지 않을 테니까 말이다).

고수의 한마디 케톤 상태에 이르도록 탄수화물을 줄인다면 체중이 정상화될 뿐만 아니라 많은 건강 혜택을 얻을 수 있다. 케토제닉 다이어트를 하면 과하게 불어난 살을 뺄 수 있을 뿐 아니라, 이 정도로 탄수화물을 줄인다면 혈당-인슐린 균형을 개선해 제2형 당뇨병을 예방할 수 있다. 당뇨병이 있다면, 약을 줄이거나 먹지 않고도 케톤식으로 혈당을 조절할 수 있다. **-재클린 에버스타인, 공인 간호사**

케톤 상태에 이르기 더 어려운 사람들이 있다. 윌리엄 윌슨 박사는 제2형 당뇨병이나 심각한 인슐린 저항성이 있는 사람은 혈당 수치를 충분히 낮추기 어려울 수 있다고 말한다. 이런 문제를 피해 케톤을 생성할 수 있는 지름길을 제안한다. 첫째, 주치의에게 메트포민이라는 약의 처방전을 써 달라고 요청하는 것이고, 둘째, 계피를 농축시킨 비처방 영양제인 신슐린을 사는 것이다. 글리코설브라는 영양제도 있다. 베르베린과 바나나 잎으로 만든 것으로 혈당 수치를 자연스럽게 정상화시키는 데 도움이 된다.

윌슨 박사는 "이런 약들이 효과를 발휘하는 이유는 인슐린 감수성을 향상시키고 포도당 생성을 낮춰서 혈당이 안정화되기 때문"이라고 말한다. 혈당 조절을 촉진할 필요가 있다면, 윌슨 박사는 크롬 피콜리네이트를 하루에 200~800mcg을 먹으면 "인슐린 저항성이 있을 때 케톤 상태에 이르는 데 도움이 된다."고 설명한다. 그는 이 영양제를 케톤 상태로 가도록 만드는 작은 사기꾼이라고 표현한다.

고수의 한마디 나는 환자의 혈중 인슐린을 거의 20년 전부터 측정하기 시작했다. 당시에는 그런 측정을 하는 실험실이 미국에 한 군데밖에 없었다. 나는 당 수치가 낮아지고 더 안정적이 되어서 당뇨병이 급격히 개선될 때, 혈중 인슐린 수치 또한 크게 낮아진다는 것을 곧바로 발견했다. 환자들이 인슐린에 점점 민감해진 것이다. 그들의 세포가 인슐린에 더 잘 귀 기울일 수 있게 되어 인슐린에 반응하는 능력이 점점 향상되었다. 환자들은 인슐린 자극에 훨씬 더 잘 반응하게 되었다. **–론 로즈데일, 의사**

자신도 모르게 먹는 탄수화물에 주의하라. 내 블로그 독자 한 명이, 적절한 저탄수화물 식사를 하고 있다고 생각하는데 왜 예상한 케톤이 생성되지 않는지 궁금하다며 편지를 보내왔다. 나는 그녀에게 식단 샘플을 보내 달라고 요청했고, 그녀가 '과일을 많이 먹는다'는 사실을 발견했다. 내가 과일에 탄수화물이 많다고 설명했더니 그녀는 "과일은 천연 식품이니까 계산할 필요가 없다고 생각했어요!"라고 답했다.

이 말을 해야 하는 게 괴롭지만, 탄수화물을 줄인다는 것은 천연이든 뭐든, 모든 음식에서 줄여야 한다는 의미다. 과일에는 굉장히 좋은 미량 영양소가 들어 있지만 당 때문에 과일을 먹으면 많은 사람들의 경우 적정한 케톤을 생성하기가 거의 불가능하다. 웨스트먼 박사가 환자 대기실 벽에 큼지막하게 붙여 놓았듯이 '과일은 천연 사탕'이다.

고수의 한마디 케톤식에 대한 비판(어느 것도 과학적인 근거가 없는) 중에 내가 가장 많이 듣는 질문은 "건강한 통곡물과 과일을 먹지 않거나 극도로 줄이면 중요한 영양소를 섭취하지 못하는 것 아닙니까?"라는 것이다. 내 대답은 '곡물과 과일에 든 모든 영양소는 고기, 가금류, 생선, 달걀, 비녹말 야채, 견과류 씨앗 같은 것들에서 섭취할 수 있다(곡물과 과일의 탄수화물과 글루텐을 피하면서)'이다. 이 말은 베리를 포함한 저당분 과일은 케톤 라이프 스타일의 일부가 될 수 있다는 뜻이기도 하다. – 키이스 러냔, 의사

만약에 약간의 과일을 먹었을 때 탄수화물 한계치를 넘지 않는다면 먹어도 괜찮다. 그러나 많은 사람에게 이는 좋은 생각이 아닐 것이다. 반복하지만, 혈당 측정기를 꺼내서 과일을 먹었을 때 혈당이 어떻게 되는지 보라. 혈당 수치가 크게 오르거나 그 수치가 유지된다면 아마도 많은 양의 탄수화물을 먹을 수 없는 것이다. 케토제닉 다이어트를 시작한 후 달고 탄수화물이 많은 음식이 무척 먹고 싶다면 무슨 의미일까? 이는 피자나 초코 쿠키나 몸이 원하는 다른 음식에 굴복하라는 뜻이 아니다. 그렇다고 몸이 보내는 신호에 저항하지도 마라. 이제부터 재미있는 사실을 얘기해 주겠다.

당분과 탄수화물이 못 견디게 먹고 싶을 때 우리 몸이 진정으로 원하는 것은 탄수화물이 아니다. 정말로 놀랄 일이겠지만, 몸이 원하는 것은 지방이다! 내 말을 못 믿겠는가? 다음번에 탄수화물이 몹시 당길 때 그 욕구를 억제하고 대신 고지방 간식을 먹어 보라. 나는 이럴 때 전지 슬라이스 치즈에 목초 버터를 돌돌 말아 먹는다. 정신 나간 행동처럼 들리겠지만, 탄수화물을 먹고 싶은 욕망이 사라진다고 놀라지 마라. 7장에

서 지방 섭취가 케톤식에서 왜 중요한지 자세히 설명할 것이다.

고수의 한마디 사람들이 케톤 상태에 도달하지 못하는 이유는 세 가지다. 첫째, 탄수화물을 너무 많이 먹는다. 둘째, 단백질을 너무 많이 먹는다. 셋째, 지방은 충분히 먹지 않는다. 이렇게 먹었던 사람들은 대부분 탄수화물 제한이 얼마나 중요한지 잘 안다. 내 경우에도, 대개 단 음식이나 녹말 음식을 너무나 먹고 싶어 했을 때 케톤 상태에 이르지 못했다. 우리는 지금 이러한 갈망이 음식으로 인한 일종의 뇌 기능 저하의 가장 기본적인 증상이라고 믿는다. 나는 이를 회복 가능한 탄수화물 뇌 증후군(Carb syndrom)이라고 부른다. 이러한 갈망을 억제하지 않는다면 거의 대부분 케톤 상태에 이르지 못할 것이다. – 빌 윌슨, 의사

탄수화물 한계치가 향상되면 가장 중요한 다음 단계는 섭취할 수 있는 단백질의 최대량을 아는 것이다. 저탄수화물 식단은 대개 고단백질 식단으로 알려졌기 때문에 단백질 섭취를 적절하게 유지한다는 생각은 아마도 많은 사람에게 새로운 개념일 것이다. 하지만 사실은 케톤 식단에서 지방은 많이 섭취하되 단백질은 탄수화물과 마찬가지로 주의할 필요가 있다. 이 문제는 다음 장에서 자세히 알아볼 것이다.

에릭 웨스트먼 박사의 노트 성인의 전체 혈중에 당은 1작은술(5g) 정도밖에 들어 있지 않다! 이 계산은 고등학교 수준의 수학만으로도 할 수 있다. 혈액 1데시리터(dl) 안에는 100mg의 당이 있다. 1mg은 1g의 1/1000이고, 데시리터는 1리터의 1/10이다. 성인의 혈액량은 5리터다. 이를 계

산하면, 전체 혈중 당이 5g이 나온다. 베이글 반 개에는 대략 10g의 탄수화물이 들어 있는데, 이것만 먹어도 혈중 당 양의 두 배를 섭취하는 셈이다. 탄수화물을 먹은 후에 혈당이 오르는 게 놀랍지 않다!

이번 장의 핵심 개념

- 케톤 상태에 이르기 위해서는 자신의 탄수화물 한계치를 아는 것이 핵심이다.
- 탄수화물 한계치는 사람마다 제각기 다르다.
- 탄수화물 한계치를 알기 위해서는 각자 실험을 해 봐야 된다.
- 과체중과 당뇨병 환자들은 탄수화물에 좀 더 예민하게 반응하는 경향이 있다.
- 순 탄수화물은 케톤 상태에 도달하기 위해 필요한 개념이 아니다.
- 저탄수화물 식품이라고 내세우는 마케팅 광고에 주의하라.
- 처음에는 하루 20g의 탄수화물로 시작하고 일주일 후에 매일 5~10g씩 양을 늘려라.
- 케톤 상태에 도달하면 탄수화물 섭취를 이전 수준으로 회복하라.
- 탄수화물 20g으로 케톤이 생성되지 않으면 탄수화물과 단백질 섭취를 더 줄여라.
- 탄수화물 처리 능력을 평가하기 위해 중성지방을 검사하면서 100 이하를 목표로 하라.
- 당과 곡물, 녹말 음식을 줄여서 중성지방을 낮춰라.
- 혈당 측정기를 구비해서 혈당 수치를 자주 측정하라.
- 식사 후 2시간 동안 30분 간격으로 혈당을 측정하라.
- 메트포민과 영양제가 혈당을 낮추는 데 도움이 될 수 있다.
- 탄수화물이 든 어떤 음식이 케톤 상태를 방해하는지 유의해서 살펴라.
- 케톤 생성이 힘든 사람에게 과일은 '천연 사탕'이다.

- 탄수화물이 당길 때는 몸이 지방을 몹시 원한다는 신호이다.
- 전지 치즈 슬라이스에 목초 버터를 말아 먹으면 탄수화물을 먹고 싶은 마음이 사라진다.
- 전체 혈류 안에는 당이 1작은술밖에 들어 있지 않다.

CHAPTER 6

당신이 먹어야 할 단백질 최대량은?

고수의 한마디 저탄수화물 다이어트는 케토제닉 다이어트와 중요한 차이가 있다. 저탄수화물 다이어트는 단백질 섭취가 높다. 우리 몸은 여분의 단백질을 저장할 수 없어 섭취한 단백질을 모두 소비해야 한다. 그런데 단백질을 너무 많이 섭취하면 인체가 대부분의 단백질을 포도당신생합성이라는 과정을 통해 당으로 전환한다. 이러한 과정 때문에 포도당의 수치가 올라가 케톤 상태에 이르는 것이 방해받을 수 있다. – 마리아 에메리치, 영양 전문가

자신의 탄수화물 한계치를 알았다면, 케톤 상태의 가장 중요한 요인 하나를 고려해야 한다. 건강 혜택을 누리기 위해 적정한 케톤을 생성하

고 싶다면 탄수화물 제한이 반드시 필요하듯이, 단백질의 역할 또한 간과해서는 안 된다. 케토(KETO)의 두문자어에 단백질 과다 섭취를 경고하는 'O-overdoing protein is bad'(단백질을 너무 많이 먹으면 좋지 않다)를 넣은 것도 이 때문이다.

지금쯤 당신은 이렇게 생각할 것 같다. "어머, 단백질이 좋은 거라고 생각했는데, 나쁘다니요?!" 내 말을 오해하면 안 된다. 단백질은 실제로 인체에 좋은 것이다. 지방처럼 반드시 필요한 영양소다(필수 영양소가 아닌 탄수화물과 달리). 하지만 인체는 단백질을 재사용할 수 있다. 인체는 근육이나 뼈, 이미 존재하는 단백질을 재사용할 수 있다. 체내 단백질의 300g까지는 매일 재사용이 될 수 있다. 많은 사람들이 인체에 적절한 단백질 양을 얻기 위해 단백질을 먹어야 한다고 생각한다. 하지만 우리가 섭취해야 하는 단백질의 양은 생각만큼 많지 않다. 다음을 명심하라. 단백질을 너무 많이 먹으면 문제가 될 수 있다. 탄수화물에 민감한 사람들에게는 특히 그렇다. 충격적으로 들리겠지만, 단백질을 적정하게 먹어야 하는 이유를 분명히 설명하겠다.

에릭 웨스트먼 박사의 노트 영양학에서 사용하는 필수 영양소라는 용어는 체내에서 생성이 불가능하기 때문에 인체가 적절히 기능하기 위해서 반드시 외부에서 섭취해야 하는 영양소를 의미한다. 인체의 필수 영양소에는 물, 비타민, 미네랄, 단백질, 지방이 있다. 탄수화물은 필수 영양소가 아니다!

단백질 과잉 섭취가 해롭다는 이야기를 내가 처음으로 들은 것은 2006

년 1월, 뉴욕의 브루클린에서 열린 '탄수화물 제한과 관련한 영양과 대사' 학회에서였다. 그때 이 놀라운 개념을 접하고 단백질에 대한 나의 관점이 송두리째 바뀌었다. 저탄수화물 다이어트가 어떨 때는 효과가 있고, 또 어떨 때는 효과가 없는 이유가 단백질에 있었기 때문이다. 이 혁신적인 개념을 이해한다면, 대부분의 의사, 영양사, 다른 여러 건강 전문가들보다 훨씬 앞서갈 수 있다.

그렇다면 이 개념은 무엇이었을까? 바로 포도당신생합성(Gluconeogenesis, GNG)이다. 포도당 뭐? 앞으로도 계속 나올 이 단어에 익숙해지기 바란다. 케토제닉 다이어트의 성공을 결정지을 수 있는 근본적인 원리니까 말이다.

고수의 한마디 포도당신생합성은 갑상샘 기능을 회복하고 케톤 상태에서 갑상샘을 치유하는 데 필요한 모든 포도당을 제공한다. 케톤식을 하는 나의 고객 몇몇은 이제 갑상샘 약을 끊었다. – 스테파니 퍼슨, 퍼스널 트레이너

포도당신생합성은 단백질을 분해해서 포도당을 생성하는 인체의 방식이다. 이는 주로 간에서 발생한다. 인체가 기능을 하기 위해서는 탄수화물이 필요하다는 이야기를 들어 보았을 것이다(실제로 그렇다). 포도당신생합성이 이루어지면 섭취한 단백질에서 탄수화물이 만들어지기 때문에, 탄수화물을 섭취할 필요가 없다. 보통 재주가 아니지 않은가? 인체는 섭취한 음식에서 필요한 것을 정확히 만들어 내는 기막힌 효율성을 발휘한다. 이런 경우, 탄수화물이 아닌 단백질이 포도당의 재료가 되므로 혈중 포도당 수치가 낮다.

간은 포도당신생합성을 통해 포도당을 만듦으로써 혈당 수치를 정상화하고 유지한다. 인체가 음식을 섭취하지 않는 시간(예를 들어, 잠잘 때)에는 간이 아미노산(단백질의 구성 요소)과 젖산과 글리세롤(지방에서 온)을 이용해서 인체가 필요한 당을 만들면서 포도당신생합성을 한다. 코르티솔과 인슐린 같은 호르몬은 이 과정을 조절해 포도당 수치를 일관되게 유지시킨다. 하루 정도 단식을 한 후에는 간의 포도당신생합성이 본격적으로 시작될 수 있을 만큼 간의 글루코겐(저장된 포도당)이 감소해, 간이 포도당을 생성하기 시작한다. 정말로 놀라운 과정 아닌가?

고수의 한마디 비정상적으로 낮은 코르티솔 수치나 코르티솔 수치를 낮추는 부신 자가면역질환과 같은 근본적인 문제를 지닌 사람들은 유달리 탄수화물이 당기거나, 포도당신생합성이 일어났을 때 예상치 않는 저혈당 증세를 경험할 수 있다. – 노라 겟가우다스, 영양 전문가

그렇다면 케톤 상태에서 포도당신생합성이 중요한 이유는 무엇일까? 만약에 저탄수화물, 고지방 식단을 섭취하면서 자신의 탄수화물 한계치를 지켰음에도 여전히 케톤이 적절하게 생성되지 않는다면, 단백질 때문일 가능성이 매우 높다. 단백질을 많이 먹고 탄수화물을 적게 먹으면 포도당신생합성이 시작되어, 혈당과 인슐린 수치를 높여 결국에는 케톤 생성을 방해하게 된다. 이를 해결하기 위해서는 단백질 섭취를 줄여야 한다.

단백질 섭취 최대량을 알아 내기 위해서는 명심해야 할 중요한 사항이 있다. 탄수화물에 유독 민감하다면(나처럼) 단백질에도 많이 민감할 것이

다. 다음을 생각해 보면 이해가 될 것이다. 탄수화물을 많이 먹어 혈당이 높아진다면, 과도한 단백질 섭취 역시 포도당신생합성이 발생해 혈당이 높아지는 결과가 나타날 수 있다.

고수의 한마디 보통 나는 환자들에게 종류에 상관없이 고기와 가금류, 해산물을 권하지만, 이 식단은 고지방 다이어트이지 고단백질 다이어트가 아니라는 점을 분명히 말한다. 비정상적으로 대사 기능이 떨어지지 않는 한 케톤 생성을 방해하는 주범은 인슐린이다. 인슐린 수치는 탄수화물 섭취량뿐만 아니라 단백질에서도 결정되기 때문에, 케톤 생성을 최대로 늘릴 수 있도록 식단 구성에 신경을 써야 한다. – 제이 워트먼, 의사

그렇다면 자신의 단백질 최대량을 알려면 어떻게 해야 할까? 케토제닉 다이어트 전문가들은 이상적인 단백질 섭취량에 대해 의견이 분분하다. 많은 사람들이 체중 1kg당 1~1.5g이 적당하다고 추측하지만, 이 양은 많은 사람들에게 포도당신생합성을 유발할 수 있다. 영양학과 대사학의 전문가인 의사 론 로즈데일은, 케톤 상태에 이르고 싶은 사람들에게 자신이 목표하는 체중 1kg당 단백질 1g을 계산한 후에 10%를 뺀 양을 섭취할 것을 권한다. 목표 체중은 BMI(체질량지수)에 근거해서 계산한다. 내가 운영하는 〈저탄수화물 전문가에게 물어보세요〉 팟캐스트에 출연했던 저명한 단백질 전문가인 도널드 레이먼 박사는 단백질 섭취를 한 끼에 30g, 하루에 140g을 넘지 않도록 하라고 조언한다.

자신에게 가장 적절한 단백질 섭취량을 알려 주는 완벽한 공식은 없다. 탄수화물이 그렇듯이 시행착오를 통해 스스로 알아내야 한다.

191cm의 장신인 나는 단백질을 하루 120g에서 시작해서 경과를 지켜보았다. 케톤이 만들어지지 않고 원했던 건강 효과가 나타나지 않자, 나는 하루 단백질 섭취량을 매주 10g씩 줄였다. 마침내 단백질을 하루 80g 정도 섭취하자 케톤 생성이 유익한 수치로 증가하기 시작했다. 생각보다 많지 않은 양이었지만 (계란 하나의 단백질은 6g 정도) 내 몸에서 케톤이 생성되기 위해 요구되는 양이었다. 결국 단백질 섭취량을 조절하는 일은 케토제닉 다이어트의 성공에 결정적인 요인이었던 것이다.

고수의 한마디 케톤 상태는 고지방 다이어트의 개념을 최대치로 끌어올린 것이다. 단순히 탄수화물 20%, 지방 65%, 단백질 15%로 식단을 구성한다기보다, 케토제닉 다이어트에서는 실제로 탄수화물 칼로리는 5~10%, 단백질 칼로리는 10~15%로 낮추고, 지방 칼로리는 75~80%까지 높인다. **– 벤 그린필드, 헬스 코치**

다음 장에서는 케톤 상태에 이르기 위해 무엇을 더 먹어야 할지 이야기한다. 단백질을 줄이고 탄수화물 섭취를 적절히 조절하면 더 많은 지방을 먹게 된다. 우리는 포화지방이라면 기겁을 하는 사회에 살고 있기 때문에, 이런 방식을 진심으로 이해하는 일이 가장 어려운 일일 것이다. 하지만 그런 공포심은 전혀 근거가 없으며, 천연 지방을 먹으면 케톤 수치가 치솟을 것이라는 사실을 곧 알게 될 것이다!

고수의 한마디 케톤 상태에 이르는 가장 믿을 만한 방식은 하루에 탄수화물은 30g 이하, 단백질은 체중 1파운드(453g)당 0.5g 이하로 낮추고,

MCT(중간사슬지방, 예를 들어 코코넛유나 MCT유-옮긴이)와 버터, 진한 휘핑 크림, 지방이 많은 고기와 같은 동물성 지방 등을 조합해 하루 내내 지방을 섭취하는 것이다. - 존 키이퍼, 운동 능력 과학자

이번 장의 핵심 개념

- 케토제닉 다이어트는 고단백이 아니라 고지방 식단이다.
- 탄수화물을 제한하는 일이 가장 중요하지만, 단백질을 조절하는 일 역시 매우 중요하다.
- 단백질은 필수 영양소이지만 단백질 섭취는 조절해야 한다.
- 탄수화물에 민감하다면 단백질을 줄일 필요가 있다.
- 포도당신생합성은 단백질을 너무 많이 섭취했을 때 케톤 상태에 이르는 데 문제가 될 수 있다.
- 탄수화물은 먹을 필요가 없다. 체내에서 탄수화물이 만들어지기 때문이다.
- 단백질을 너무 많이 먹으면 적절한 케톤 생성을 방해할 수 있다.
- 케톤을 만드는 데는 생각보다 단백질이 덜 필요하다.

CHAPTER 7

포화지방으로 배고픔을 해결하라

고수의 한마디 같은 케토제닉 다이어트라도 콩기름이나 카놀라유를 먹는 다이어트와 버터와 코코넛유를 먹는 다이어트는 큰 차이가 있다.

– 지샨 어레인, 의사

만약 당신이 나와 함께 식당에서 식사를 한다면, 내가 지방의 질에 관심이 아주 많다는 것을 금방 알아챌 것이다. 음식을 주문하기 전에 내가 웨이터에게 처음 하는 질문은 그 식당에 '진짜' 버터가 있는지이다. 그때 내 말 뜻을 전혀 모르겠다는 표정을 짓는 웨이터가 있는가 하면, 예상했던 대답이 정확히 나오는 경우도 있다. 식당에서 쓰는 버터는 크게 세 가지로 나눌 수 있다. 진짜 버터, 버터와 식물성 기름(크림, 소금과 콩기름이나 카놀라유) 등을 섞은 가공 버터, 그리고 마가린(콩기름이나 카놀라유)이다.

식당에 진짜 버터가 있다는 사실을 확인하면 나는 이렇게 말한다. "지금까지 살면서 유래가 없을 만큼 많은 양의 버터를 갖다 주세요!" 때때로 웨이터들은 그야말로 벙한 표정을 지으며 이를 농담이라고 생각하지만, 그때마다 아내 크리스틴이 "농담이 아니에요."라고 지적해 준다. 나는 적게는 버터 두 덩이를 받아 보았고, 로컬 푸드 레스토랑으로 유명한 '24 다이너'에서는 열여섯 덩이까지 받아 보았다(나는 이 버터를 음식과 함께 다 먹었다). 내가 음식을 한 입 먹을 때마다 버터를 한 입 베어 먹는 모습을 본 사람들의 반응이 어떤지 꼭 보여 주고 싶다. 버터를 먹는 나를 보며 사람들이 어떤 표정을 짓는지 카메라가 따라다니면서 리얼리티 쇼를 찍는다면 정말 재미있을 것이다!

에릭 웨스트먼 박사의 노트 나는 지미의 고지방 식사 습관을 보증할 수 있다. 이 책을 쓰는 중에 노스캐롤라이나 주 더럼을 방문했을 때 지미와 함께 데인이라는 식당에서 점심을 먹었다. 지미는 빵 없이 핫도그와 칠리를 얹은 '제세동기'(지방을 먹으면 심장병이 생긴다는 잘못된 인식을 지지하듯이)라는 이름을 가진 베이컨 치즈 버거를 시켰는데, 그는 정말로 버거를 한 입 먹을 때마다 버터를 한 입 먹었다.

식당들이 저지방, 채식, 글루텐 프리를 원하는 고객들의 요구에는 귀를 기울이면서 저탄수화물, 고지방 케토제닉 다이어트에는 그러지 않는 이유는 무엇일까? 아마도 언젠가는 야심찬 레스토랑 체인에서 아주 맛있고 지방이 가득한 케토 메뉴를 개발할 것이다. 아니면 아마도 주문한 메뉴에 '탄수화물을 줄이고 지방을 추가하기'가 허용될 것이다. 지금은 미친 소리처럼 들리겠지만, 고객의 요구에 맞춰 변화하리라 믿는다. 우리가 모두 합심해서 좋아하는 식당에 연락해 저탄수화물, 고지방 메뉴를 만들어 달라고 요청해도 분명히 해가 되지는 않을 것이다.

고수의 한마디 지방을 적절히 섭취하지 않으면 확실히 케톤 상태에 이르는 데 방해가 된다. 지방은 적어도 50%가 되어야 하지만, 이 비율은 많은 경우 더 높아질 수 있다. – 빌 윌슨, 의사

오해는 하지 마라. 케토제닉 다이어트는 아주 기름진 식단이다. 케톤식의 중요한 부분으로서 지방, 특히 포화지방(예를 들어, 버터, 고기, 치즈, 유사한 천연 식품)을 더 많이 먹는 이유는 무엇일까? 나처럼 음식 한 입에 버터 한 입을 먹을 필요는 없지만, 지방 섭취는 건강한 식단의 필수적인 부분이며 적절한 케톤 생성을 위한 영양 공식의 가장 마지막 퍼즐이다. 우리가 탄수화물 섭취를 줄이고 단백질을 적절히 조절한다면, 탄수화물과 단백질을 대체할 다른 무언가가 필요하다. 그것은 남은 유일한 영양소인 지방이다. 여러 차례 실험을 통해 알아낸 자신의 탄수화물과 단백질 적정량을 먹고, 배고프지 않을 때까지 지방을 먹어라. 다시 말해 지방으로 포만감을 느끼라는 것이다. 지방 섭취는 포만감을 위한 마지막 열쇠이다.

여러분 중에는 "이렇게 지방을 많이 먹으면 동맥이 막혀 심장병에 걸리지 않나요?"라고 묻는 사람이 분명 있을 것이다. 우리는 평생 동안 이

말을 귀가 따갑게 들었다. 설상가상으로 대중문화는 지방 섭취가 잘못이라는 인식을 확산시킨다. CBS의 인기 시트콤인 〈빅뱅이론〉에 등장하는 커플을 예로 들어 보자. 버나데트라는 등장인물이 무지방 요구르트를 주문하고 전지 요구르트가 나오자, "이건 무지방 요구르트가 아니잖아요. 지방이 듬뿍 들었잖아요!"라고 말한다. 지방이 뭔가 나쁘다는 인상을 주면서 말이다. 다른 장면에서는 치즈 팩토리에서 웨이트리스로 일하는 버나데트가 친구의 전 남자 친구와 그의 새로운 여자 친구에게 복수할 계획을 세운다. 그녀는 새 여자 친구가 저지방 메뉴를 주문하면 지방을 가득 넣어 갖다 줄 거라고 말한다. 명백히 이는 지방이 어떻게든 해가 된다는 메시지이다. 우리의 주류 문화에서 이러한 잘못된 메시지를 볼 때마다 나는 지방에 대한 거짓과 왜곡이 심화된다는 생각에 답답한 마음을 금할 길이 없다. 시청자들은 나그네쥐처럼 이 메시지에 수긍하면서 고개를 끄덕일 테니 말이다.

고수의 한마디 케톤 상태를 방해하는 가장 흔한 장애물은 탄수화물과 지방을 모두 적게 먹으려고 하는 것이다. 앳킨스 클리닉에서는 지방에 공포심을 느끼는 환자들에게 천연 지방을 먹도록 설득하는 일이 힘들었다. 전지 치즈를 먹으면 심장마비에 걸릴 거라고 생각하는 사람들도 있었다. 환자들은 음식 갈망이나 배고픔 없이 쉽게 살을 뺄 수 있다는 것을 직접 경험하고, 또 향상된 심혈관 검사 수치를 본 후에야 안도했다.

– 재클린 에버스타인, 공인 간호사

우리가 쓴 『확실히 알자, 콜레스테롤』을 읽어 보기 바란다. 포화지방과 콜레스테롤, 심장병의 관련성을 확실히 알 수 있을 것이다. 세계의 의학, 의료 전문가들 사이에서는 이 주제에 관한 지식에 이미 변화가 시작되었다. 철옹성처럼 굳건했던 반(反)포화지방 학설에 균열이 생기기 시작한 것이다. 이 아성이 무너져 내리는 건 시간문제다. 2014년에 출간되어 큰 성공을 거둔 니나 타이숄스의 『지방의 역설(The Big Fat Surprise)』을 읽으면 포화지방이 우리 몸에 좋은 이유를 이해할 수 있을 것이다.

에릭 웨스트먼 박사의 노트 세계적인 케톤 전문가인 리차드 비치(Richard Veech)는 이렇게 말했다. "나에게 심장마비가 온다면 케톤 정맥주사를 맞을 것이다." 일부 동물 연구에서 혈액 공급이 적거나 심장마비가 왔을 때 케톤이 심장 기능을 향상시킨다는 사실이 밝혀졌다.

2013년 10월에 심장 전문의인 아심 말호트라(Aseem Malhotra)는 명망 높은 〈영국 의학 저널〉에 세계를 뒤흔들 만한 글을 썼다. 그는 포화지방이 함유된 버터, 치즈, 붉은 고기 같은 음식을 지지하는 동시에 설탕, 패스트푸드, 제과류와 마가린 같은 가짜 지방을 심장병과 같은 만성 건강 문제의 진정한 주범이라고 지목했다. 그는 저지방 다이어트와 건강식품이라는 미명 아래 저지방을 내세운 포장 식품은 대개 설탕 덩어리라고 강조했다. 말호트라 박사의 글은 지방의 역할에 대해 우리가 철저하게 잘못 안내받고 있다는 경보음이었다.

〈미국영양학회저널〉 2013년 5월 1일 호에서 롱아일랜드 대학의 생화학 교수인 글렌 로렌스(Glen Lawrence) 박사는 비만과 심장병과 같은 심각한 건강 문제가 지방 때문이라는 것은 전혀 근거가 없다고 썼다. 그는 포화지방의 역할과 관련해 현재의 식단 권장안을 합리적으로 재평가하는 동시에, 고도불포화지방(카놀라유, 콩기름 같은)과 같이 이른바 건강한 기름의 높은 염증 요인을 면밀히 조사해야 한다고 말했다. 자칭 건강 전문가라는 많은 사람들이 대담하게도 포화지방이 건강에 해롭다고 말하지만, 로렌스 박사는 포화지방의 역할을 특별히 더 심각하게 다루어야 할 과학적 근거가 없다고 주장한다. 그는 우리가 식단 정책에 좀 더 전일적인 접근법을 사용해야 한다고 결론지었다. 백번 지당한 말이다!

그리고 마침내 2014년 2월 12일, 미국 공영 라디오 간판 뉴스 프로그램인 〈모닝 에디션〉에서 '지방의 역설: 전지 우유를 먹으면 날씬해진다'를 방송하며, 지방의 진실이 우리가 알고 있는 것과는 다르다는 사실이 공개됐다. 오브리는 〈스칸디나비아 국가 1차 의료 저널〉의 연구를 인용했다. 이 연구에서는 버터와 크림, 그 밖의 고지방 유제품을 먹은 남성들이 유제품을 먹지 않은 남성들에 비해 비만해질 가능성이 유의미하게 낮다는 결과가 나왔다. 또한 그녀는 〈유럽영양저널〉에 발표된 메타분석(데이터의 일관성을 찾기 위해 다수의 연구 논문을 면밀히 조사하는 것)을 근거로 들어 고지방 음식이 비만이나 심장병에 일조한다는 증거가 없고, 사실상 유제품을 먹으면 비만의 위험이 낮아진다고 강조했다. 이는 우리가 지금까지 알고 있던 지방에 관한 상식에 완전히 배치되는 이야기다. 지방이 건강에 미치는 영향에 대해 인식이 바뀌기 시작했음을 알 수 있다.

고수의 한마디 다른 지방보다 케톤으로 전환되기가 쉬운 지방들이 있다. 목초 버터나 발효 기 버터(cultured ghee, 남아시아에서 쓰이는 일종의 버터 –옮긴이), 코코넛유나 특히 MCT유(영양제)와 같은 짧은사슬지방과 중간사슬지방은 케톤으로 순조롭게 전환된다. 이런 경우, 효율성이 높아져 인체가 건강한 지방에서 비롯된 케톤을 연료로 쓰는 대사에 적응하기 쉬워진다. – 노라 겟가우다스, 영양 전문가

이 주제에 관해 가장 놀라운 사실은 미국 사회에 만연한 지방 공포증이 과학적인 근거가 전혀 없다는 점이다. 일반인들에게 지방에 대해 물어보면, 대부분은 지방이 건강에 좋지 않고 어떻게든 피해야 한다고 대답할 것이다. 우리 사회에서는 왜 버터와 같은 천연 포화지방은 비방하고, 탈취제 취급을 받는 고도로 가공되고 산패된 평지 씨앗 기름인 카놀라유는 건강식품으로 치켜세울까? 말이 안 되는 이야기이지만 우리가 그런 사회에 살고 있다.

2012년에 이루어진 갤럽 조사에 의하면, 미국인의 63%가 저지방 식단이 유익하다고 답한 반면, 30%는 저탄수화물 식단이 유익하다고 답했다. 최근에 저탄수화물 식단을 지지하는 증거들이 산더미처럼 쏟아져 나왔음에도 불구하고 말이다. 하지만 동일한 조사에서 밝혀진 바에 의하면 저지방, 저탄수화물 식단에 대한 대중의 생각이 아주 조금씩 변화하고 있다. 10년 전에 이루어진 동일한 조사와 비교하면, 지방을 줄여야 한다고 굳게 믿는 미국인들은 감소한 반면 탄수화물 제한의 혜택을 인식하기 시작한 사람들이 많아졌다. 내가 운영하는 팟캐스트 〈저탄수화물 대화〉의 공동 사회자이자 영양사인 캐시는 이렇게 말했다. "수십 년 동안 허위 과장 선전에 세뇌당한 우리의 뇌를 씻어 내려면 아직 갈 길이 멉니다."

고수의 한마디 지방에 대한 우리의 공포는 뿌리가 깊다. 순수 섬유질을

제외하고, 지방이 아닌 거의 모든 영양소는 케톤 상태를 방해할 수 있다.

– 론 로즈데일, 의사

당신이 읽고 있는 이 책이 전보다 절실하게 필요한 이유도 이 때문이다. 수십 년 동안 우리가 노예처럼 주입받은 지방에 관한 선입견을 깨부수기 위해서 말이다. 이 문제의 진실을 말하겠다. 식단에서 지방을 제거하면 탄수화물로 대체되는데, 이는 지방보다 건강에 훨씬 더 해롭다. 버터나 코코넛오일, 붉은 고기 등에 들어 있는 포화지방과 아보카도, 올리브유, 마카다미아에 들어 있는 단일불포화지방은 기본적으로 건강에 안전하다. 이런 지방은 혈당을 높이지 않고 배부를 때까지 먹어도 해롭지 않으며, 사실 매우 유익하다. 이들은 항염 작용을 하고, HDL 콜레스테롤을 높이며, 포만감을 주고, 우리의 목적에 가장 중요한 케톤을 생성하는 데 도움을 준다. 이런 지방을, 전신 염증을 늘리고 다수의 건강 문제를 유발함에도 불구하고, 우리가 꼭 먹어야 하는 건강한 지방으로 굉장한 찬사를 받고 있는 식물성 오일의 고도불포화지방과 비교해 보라.

고수의 한마디 비만 치료에서 영양적 케톤 상태는 인슐린 수치를 낮춰서 지방 제거를 촉진한다. 인슐린은 지방 저장을 조절하는 호르몬이다. 지방 섭취량이 에너지 소비량과 같거나 초과하면 지방 제거를 보장하지 못한다. 하지만 이러한 상황은 굉장히 드물게 일어난다. 대부분의 사람은 이런 수준까지 가기 전에 포만감을 느끼기 때문이다. – 키이스 러냔, 의사

지방은 우리 식단의 적이 아니라 친구다. 지방을 두려워하지 마라. 지

방은 다른 어떤 음식보다 오랜 시간 포만감을 준다. 지방을 태우기 위해서는 지방을 먹어야 한다는 점을 잊지 마라. 앞뒤가 맞으려면 우리 몸이 지방을 태우는 몸이 되었을 때에만 지방을 먹어야 한다. 그렇지 않은가?

탄수화물을 적게 먹고, 단백질을 적당히 먹으면서, 지방을 많이 먹는 가장 큰 이유는 배가 고프지 않기 때문이다. 지방이 없으면 계속 배가 고픈 나머지 좌절감과 분노에 휩싸여 얼마 안 가 저탄수화물, 중단백 다이어트를 그만둘 것이다. 이른바 건강 전문가라는 많은 사람들이 깨닫지 못하는 사실은, 저탄수화물 다이어트를 할 때에는 끼니 사이에 만족감과 활력을 느끼게 해 주며 대체 연료로 태울 지방이 필요하다는 점이다. 당을 태우던 몸이 지방을 태우게 되면 활력이 증강되고, 정신이 더 또렷해지며, 식후에 만족감을 느낀다.

고수의 한마디 나의 고객들은 초반 케톤식의 적응 기간이 지나고 나면, 배고픔이 느껴지지 않아 짜증이 없어진다는 점을 처음으로 느낀다. 또한 정신이 명료해지고 에너지가 증강되며, 체지방이 빠져 날씬해진다. 혈당을 자주 검사하고 수치가 정상화되기 시작한다. 가장 인상적인 반응은 당과 탄수화물이 덜 당기고 나쁜 음식이 정말로 나쁜 음식으로 느껴진다는 것이다. – 스테파니 퍼슨, 퍼스널 트레이너

아마 당신은 전에 저탄수화물 다이어트를 시도해 보고 나서 저탄수화물 식단이 좋은 것이라면 저탄수화물, 저지방 다이어트는 더 좋을 것이라고 생각했을지 모른다. 이는 엄청난 착각이다. 저탄수화물과 저지방 다이어트를 결합하는 것은 건강한 생활 방식이 아니다. 케톤 상태의 혜

택을 경험하기 원한다면 더더욱 그렇다. 다음을 생각해 보라. 탄수화물을 줄이고 지방의 양도 줄인다면 무엇이 남을까? 단백질이다. 지난 장에서도 설명했듯이, 단백질을 과도하게 먹으면 체내 포도당의 양이 늘어날 수 있어서 케톤 생성이 불가능해진다.

어쩌면 당신은 지금 과체중이거나 비만인 상태여서 지방을 더 먹으면 건강에 안 좋을 것 같다는 의구심과 함께 이번 장을 읽을지도 모르겠다. 이미 몸속에 지방이 많은데 다른 사람들과 같은 양의 지방을 먹어서는 안 된다고 생각할 수도 있다. 부디 그런 생각을 거두기 바란다. 당신은 케톤 상태에서 신체의 연료로 쓰일 체지방이 많다. 하지만 지방을 이용해서 자신의 대사 엔진에 시동을 건다고 생각하라. 저장된 체지방에 접근해서 이를 연료로 쓰는 유일한 방법은, 자신의 몸을 당질 연소 모드에서 지방 연소 모드로 바꾸는 것이다. 그리고 그렇게 만드는 유일한 방법은 지방 연소에 시동을 거는 음식을 먹는 것이다. 그것이 바로 지방이다.

고수의 한마디 끼니를 꼬박꼬박 먹지 않더라도 지방과 케톤을 인체의 주원료로 사용하는 것에 효율적으로 적응해서 에너지 흐름을 안정화시키는 일은 불타는 장작 난로에 큼지막한 땔감을 넣는 것과 같다.

– 노라 겟가우다스, 영양 전문가

2013년 3월, 〈시카고 트리뷴〉의 웹사이트 '레드아이 시카고'에 새로운 뉴스가 떴다. 일리노이에 사는 36세의 존 휴스턴이 영하의 온도에서 72일 동안 캐나다의 북극권 지역을 통과하며 630마일 행군을 시작한다는 기사였다. 이는 분명히 많은 에너지가 요구되는 장거리 행군이었다. 존과 팀원들은 어떻게 몸에 연료를 공급했을까? 그들은 튀긴 베이컨과 하루에 버터 한 덩이를 먹었다! 휴스턴은 "말할 수 없이 느글거렸지만 매일 영하 40도에서 견디려면 버터만 한 게 없죠." 말하는 걸로 보아 그는 내 스타일인 것 같았다. 지방이 아주 탁월한 연료원이라는 걸 아니까 말이다.

대부분의 사람에게 케토제닉 다이어트의 가장 어려운 숙제는 지방 공포를 극복하는 일일 것이다. 지방을 먹으면 건강에 좋지 않고, 살이 찌고, 죽을 수 있다는 의사나 교사, 정부, 건강 전문가들의 이야기를 우리는 재고의 여지없이 받아들였다. 나는 어머니가 저지방 다이어트를 한다고 쌀 케이크와 무지방 우유를 드시는 모습을 보고 자랐다. 체중을 줄이지 못하자 낙담한 어머니는 50대 후반에 위장 우회술로 위안을 받았다(이것이 요요 현상을 막지는 못했지만 말이다). 지방이 체중 감소에 도움을 줄 뿐만 아니라 당뇨, 알츠하이머, 암 같은 만성질환을 예방하는데도 불구하고 너무나 많은 사람이 여전히 지방을 많이 먹기를 두려워해 고지방 다이어트를 꺼리는 현실이 서글프다.

고수의 한마디 지방을 충분히 섭취하지 않는 것은 케톤 상태에 도달해 유지하는 데 가장 흔한 걸림돌이다. 우리는 떨치기 힘든 공포, 즉 지방을 먹으면 비만이나 심장병이 생긴다는 두려움에서 벗어나야 한다. 티본 스테이크나 야채찜에 코코넛유를 넣어 지방을 맘껏 즐겨라. – 윌리엄 데이비스, 의사

탄수화물의 해악에 대해서는 일언반구도 없이 지방을 끔찍이 무서워하도록 만든 결과, 의도치 않게 비만과 만성질환이 증가했다. 우리가 그

동안 주입받았던 터무니없는 저지방 신화가 무너진 마당에, 지방의 건강 효과를 살펴봐야 하지 않을까? 두려움을 떨치고 지방을 처음으로 많이 먹고 나서, 자신의 몸에 일어나는 놀라운 일들을 지켜봐라. 탄수화물을 줄이고 단백질을 적당히 먹는 일도 중요하지만, 적정한 양의 지방을 먹으면 몸이 어떤 임계점을 넘어 본격적으로 케톤 상태에 진입할 것이다.

인정하건대, 지방을 더 먹는 행위는 당신이 알고 있던 건강과 영양 상식에 전적으로 반할 것이다. 당신의 온몸이 지방에 저항할 것이다. 건강을 위해 지방을 더 먹을지 말지는 저탄수화물, 중단백, 고지방 식단을 시도하려는 사람이 언젠가 고심해야 할 문제이다. 케톤 상태를 제대로 경험해 보기로 마음을 굳혔다면, 지방이 건강에 유익하다고 믿고, 이를 식단에 기꺼이 포함시켜 자신감 있게 먹으라.

케톤 라이프스타일을 처음 접한 사람들은 때로 설사와 장 불편감을 경험할 수 있다. 신생아 전문의이자 케톤 치료의 권위자인 매리 뉴포트는 이러한 문제가 곧바로 나타난다면 지방은 조금씩 줄이고 탄수화물을 조금씩 늘리며 적응 기간을 가진 후에, 서서히 탄수화물을 줄이고 지방을 늘리라고 조언한다.

고수의 한마디 과거의 연구결과에 나타난 케토제닉 다이어트의 부작용들은 식단 계획을 잘못 세웠거나, 음식의 질이 형편없었거나, 포화지방에 대한 공포가 여전히 남아 있었기 때문이라고 믿는다. – 브라이언 박스데일, 신경과학자

지방의 장점을 상기시키는 편리한 두문자어를 알려 주겠다.

Feel fuller : 배가 부르다
Alternative Fuel : 대체 연료다
Triggers ketones : 케톤 생성을 촉발하는 방아쇠다

여러분은 나처럼 음식을 한 입 먹을 때마다 버터를 한 입 먹을 필요는 없다. 하지만 상상하지 못했던 수준으로 지방 섭취를 늘려야 한다. 말하자면, 스타벅스 라떼에 우유 대신에 진한 크림을 요청하는 식이다. 결국 건강에 유익할 것이다. 다음 장에서는 새로운 식단으로 몸에서 케톤이 얼마나 잘 만들어지는지 측정하는 방법을 알려 줄 것이다.

고수의 한마디 평소대로 탄수화물을 먹는 고지방 다이어트와 저탄수화물, 고지방 다이어트는 다르다. – 리처드 파인만, 박사

이번 장의 핵심 개념

- 저탄수화물, 고지방 다이어트는 건강한 다이어트다.
- 케톤을 생성하고 싶으면 지방을 먹어야 한다.
- 탄수화물을 제한하고 단백질을 적절히 먹는다면, 남는 건 지방을 먹는 일이다.
- 지방은 포만감과 만족감을 주는 열쇠이다.
- 우리 문화에서 지방이 해롭다는 생각은 잘못되었다.
- 앞서가는 전문가들은 점점 포화지방을 지지하고 있다.
- 우리가 느끼는 지방 공포는 과학적인 근거가 없다.
- 미국인들은 저지방이 생각보다 건강하지 않다는 점을 서서히 깨닫고 있다.
- 수십 년간 주입받은 지방 혐오를 깨부술 때가 되었다.
- 지방은 식단의 적이 아니라 친구다.
- 지방 섭취가 필요한 이유는 대체 연료원으로 태울 수 있기 때문이다.
- 저지방, 저탄수화물 식단은 절대로 절대로 절대로 먹지 마라.
- 지금 먹고 있는 지방의 양보다 훨씬 많은 지방을 먹어야 할 것이다.
- 어떤 북극 탐험가는 기름진 음식의 장점을 깨달았다.
- 당신의 온몸이 지방에 저항할 것이다.
- 지방은 포만감을 주고, 대체 연료로 작용하며, 케톤 생성을 촉발한다.

CHAPTER 8

과학적으로 케톤 측정하기

고수의 한마디 소변과 혈액, 호흡으로 케톤을 측정하는 기술은 확실히 흥미로울 뿐 아니라, 케톤 수치를 명확하게 측정하는 훌륭한 방식이다.

– 도미닉 대고스티노, 박사

이제까지 케톤이 무엇이고, 체내 케톤을 왜 늘려야 하며, 케톤 상태가 되려면 영양섭취를 어떻게 해야 하는지 알아보았다. 하지만 실제로 케톤 상태인지 아닌지를 도대체 어떻게 알 수 있는지 궁금할 것이다. 이번 장에서는 이 내용을 다루며 과거의 전통적인 방법, 현재 시중에 나와 있는 기구들, 미래의 케톤 측정 방식을 영원히 바꿀 새롭게 부상하는 정말로 놀라운 기술들을 알아볼 것이다.

최신의 케톤 측정 장치와 기구를 알아보기 전에, 먼저 체내에서 발견되는 세 종류의 케톤체를 알아보자.

1. 아세토아세테이트(AcAc) : 소변에서 주로 발견되는 케톤체
2. BHB(Beta – hydroxybutyrate) : 혈중에서 주로 발견되는 케톤체
3. 아세톤 : 호흡에서 주로 발견되는 케톤체

전통적인 케톤 측정법은 소변의 아세토아세테이트를 측정하는 방식이다. 12~15달러 정도 하는 소변 케톤 검사지는 병에 50개 정도가 들어 있다. 검사지를 반으로 잘라 반 개씩 사용하면 절약이 될 것이다. 이 검사지는 아세토아세테이트의 수치에 따라 색깔이 변한다. 케톤 식단을 먹기 시작했다면, 베이지색(케톤이 없는 상태)과 분홍색(케톤이 어느 정도 있는 상태), 보라색(케톤이 많은 상태)이 나타날 것이다.

고수의 한마디 소변 케톤 검사지를 케톤 적응 상태를 측정하는 데 사용하지는 마라. 이는 쓰레기통에 버려진 바나나 껍질로 냉장고에 과일이 몇 개가 있고 몇 개를 먹었는지 알아보는 것과 비슷하다. 소변 검사지로 측정하면 배설물로 버려지는 케톤을 측정하는 셈일뿐더러, 아세테이트 한 종류만 측정되므로 건강한 케톤 상태에서 가장 중요하고 가장 많이 사용되는 BHB는 측정되지 않는다. BHB는 혈중 케톤 측정기로 측정하는 것이 언제나 더 낫고 더 정확하다. – 노라 겟가우다스, 영양 전문가

하지만 최근 몇 년 동안에 주로 혈액에서 발견되는 케톤체를 더 정확하게 측정하는 기구가 저탄수화물, 고지방 다이어트를 하는 사람들 사이에서 인기를 끌고 있다. 현재 시중에 나와 있는 두 개의 혈중 케톤 모니터는 애보트(Abbot)에서 나오는 프리시전 엑스트라(Precision Xtra)라는 제품(유럽과 호주 그리고 한국에서는 프리스타일 옵티엄(Freestyle Optium)이라는 이름으로 판매되고 있다. -감수자)과 노바(Nova)에서 나오는 노바 맥스 플러스(Nova Max Plus)라는 제품이다. 혈중 케톤의 78%를 차지하는 BHB를 측정할 수 있다는 것은 대단한 일이다. 프리시젼 엑스트라는 정확하고 일관된 측정에 더 좋다(노바 맥스는 케톤 상태이더라도 케톤이 일정한 수치로 떨어졌을 때 'LO'로 표시된다).

혈중 케톤 테스트가 케톤을 측정하는 표준 방식이지만 유의해야 할 장애물이 있다. 혈중 케톤 모니터는 지역의 매장과 약국에서는 구매하기가 힘들다. 그리고 이 기계를 생산하는 제조사들은 인슐린 부족으로 케톤산증이 있는지 알아보려는 제1형과 제2형 당뇨병 환자를 넘어선 더 넓은 시장에 관심이 없는 듯하다. 모니터 자체는 그리 비싸지 않지만 검사지가 5달러까지 나갈 수 있기 때문에 매일 검사하기에는 매우 비싼 비용이다. 협소한 현재의 시장에 비해 건강 상태의 진척을 알기 위해 혈중 케톤을 측정하고자 하는 고객(당신과 나처럼) 수가 훨씬 많기 때문에 제조사들이 이 제품의 가격을 낮추고 구매처를 늘려야 한다고 생각한다. 이러한 회사들이 영양적 케톤 상태를 검사하려는 사람들에게 광고를 해서 제품을 더 팔고 싶어 하지 않는 이유가 궁금하다. 유망한 사업 아이디어이므로 관심을 가질 법도 한데 말이다.

고수의 한마디 이론적으로 보면 케톤 상태가 되려면 바늘로 손가락을 찔러 BHB가 리터당 1~3밀리몰이 유지되어야 한다. 내 경험으로 말하자면, 소변 검사지는 당뇨병성 케톤산증에 해당하는 높은 수치의 케톤을 측정하기 위한 것이기 때문에 미미한 수치의 생리적인 케톤 상태를 측정하기에는 민감도가 떨어진다. – 윌리엄 데이비스, 의사

하지만 내가 이런 회사들에게 연락을 해서 영양적 케톤 상태를 측정하는 기구에 대해 이야기를 해보았지만, 그들은 당뇨병 환자들을 위한 기구 외에는 전혀 관심이 없다고 잘라 말했다. 정말로 어리석은 일이라고 생각한다. 수익을 높일 기회를 잃어버리는 것이니까. 만일 충분히 많은 사람들이 구매 의사를 밝힌다면 좀 더 저렴한 가격에 좀 더 쉽게 살 수 있는 방법을 찾게 될 것이다.

혈중 케톤 모니터가 상당히 새롭지만 차세대 케톤 측정 기구 역시 이미 출시 중이다. 호흡 가스에 존재하는 아세톤의 양을 측정하는 케톤 모니터는 이미 소비자가 이용할 수 있으며, 현재 개발 중인 유망한 제품들도 있다. 호흡 케톤 측정기는 혈중 케톤 측정기만큼 정확하고 검사지가 필요 없기 때문에 훨씬 저렴하다. 또한 손가락을 찌르는 고통 없이 필요한 결과를 얻을 수 있다.

고수의 한마디 나는 혈액 검사보다 덜 무섭고 덜 고통스러운 호흡 검사를 아주 좋아한다. 개인적인 케톤 실험을 위해 나는 기구에 숨을 불어넣어 케톤(아세톤) 수준을 검출하는 호흡 검사를 사용했다. 호흡 가스와 혈중 케톤 수치는 매우 유사하게 나타나며 소변 케톤 수치보다 더 믿을 만하고 쉽

게 감지할 수 있다. 여러 연구에 따르면 호흡 케톤은 혈액이나 소변 샘플과 비교해 케톤 상태를 측정하는 데 신뢰할 만하다. **- 벤 그린필드, 헬스 코치**

2002년 6월에 〈미국임상영양학 저널(American Journal of Clinical Nutrition)〉에 실린 연구에서는 소변과 호흡 검사 중에 무엇이 더 정확한지 실험했다. 연구자들은 호흡의 아세톤은 케톤 상태를 예측하는 데 '소변만큼 정확'하다는 점을 발견했다. 현재는 정확한 측정이 가능한 케토닉스를 구매할 수 있다.

이 책을 쓰는 현 시점에서는 소비자가 살 수 있는 호흡 케톤 모니터가 하나밖에 없다. 수천 번 사용할 수 있는 USB 전원 장치인 케토닉스(Ketonix)로, 49살 된 스웨덴 기술자인 미셀 룬델이 만들었다. 케토닉스는 사용자의 호흡에서 케톤을 측정하고 감지된 케톤의 수준에 따라 불빛의 색이 바뀐다(이 책이 나올 때는 불빛의 색으로 측정했지만, 현재는 PPM 단위로 더 정확한 측정이 가능해졌다 - 감수자). 룬델은 2012년에 뇌전증을 진단받고 필요에 의해 이 측정기를 만들었다.

룬델은 뇌전증 치료제의 권장량을 2배로 늘려 1년에 10회 투여했지만 발작 횟수가 거의 줄지 않자, 오랜 뇌전증 치료법인 케톤 생성 식이요법을 시작했다. 그는 처음에는 소변 검사지를 사용해 케톤을 측정했고, 다음에는 혈중 케톤 측정기로 케톤을 측정하려고 했다. 하지만 어느 방법에서도 원하는 것을 얻지 못하자 그는 대안을 찾기 시작했다. 그는 호흡으로 아세톤을 측정한다는 이야기를 듣고 호흡 측정 기구를 사려고 했지만 찾지 못했다. 그는 스스로 기술자가 되어 최초의 케토닉스를 만들었다.

자신이 만든 기계를 온라인으로 광고하고 판매한 룬델 덕분에 일반 대중은 호흡 케톤 측정기를 처음으로 시중에서 살 수 있게 되었으며, 전 세계의 뇌전증 환자, 영양적 케톤 상태를 원하는 사람들뿐 아니라 운동 경기 중에 지방을 연료로 사용하는 능력을 측정하려는 운동선수들의 주문이 이어지고 있다. 2014년 6월, 캘리포니아 주 샌프란시스코에서 열린 〈2014년 뇌전증 파이프 라인〉 회의의 특별 샤크 탱크 대회(Shark Tank Competetion)에서 룬델은 세계 6대 발명가 중 한 명으로 선정되어 자신의 발명품을 발표했다.

고수의 한마디 영양적 케톤 상태를 이용해 뇌전증과 비만 이외의 질병을 예방하고 치료하는 것은 비교적 새로운 개념이다. 따라서 현재 대규모 임상시험 결과는 없다. 대부분의 생화학 교재에서조차 기아와 당뇨병성 케톤산증과 관련한 내용 이외에는 케톤 상태를 거의 언급하지 않는다.

– 지샨 어레인, 의사

앞으로 호흡 케톤 측정기 및 관련 기술이 더 많이 개발될 것이다. 2013년 7월 25일에 발행된 〈호흡연구 저널(Journal of Breath Research)〉에 따르면, 일본의 NTT 도코모가 호흡 케톤 판독기와 스마트폰용 앱을 개발 중이다. 그리고 엔스 클라홀름(Jens Clarholm)이라는 스웨덴 엔지니어는 제이케토센스(JKetosense)라고 이름 붙인 수제 호흡 케톤 측정기를 제작하고 자신의 블로그 〈JensLabs.com〉에 자세한 지침을 게재했다(그가 나에게 기계를 만들어 주었는데, 측정 결과는 내가 갖고 있는 혈중 케톤 측정기의 수치와 놀랍도록 비슷했다). 앞으로 매장에서 제이케토센스를 구입할 수 있다고 해도 난 놀라지 않을 것이다! 정말 기대가 된다.

전에도 말했지만 다음의 내용은 되풀이할 가치가 있다. 혈당 수치가 정상 범위라면, 호흡 가스의 케톤 수치가 높아도 아무런 해가 없다. 건강 전문가들이 어떠한 우려와 독설을 퍼부을지라도 말이다. 당뇨병성 케톤산증은 이미 말했듯이 대부분 인슐린을 생산할 수 없는 제1형 당뇨병 환자와 인슐린에 의존하는 제2형 당뇨병 환자 일부에서 발생하며, 혈당 수치가 240mg/dl를 초과하고 리터당 혈중 케톤이 10밀리몰을 초과하는 경우에만 발생한다. 인슐린을 조금이라도 생산할 수 있는 사람이라면 케톤 수치가 높아도 아무런 위험이 없다. 그러나 의도적인 노력 없이 케톤을 생산하는 일이 어려울 수 있기 때문에, 케톤 상태에 이르고자 할 때 자신의 케톤 수치를 측정하면 자극제가 될 수 있다.

케톤을 측정하는 각 방법의 장단점을 살펴보자.

소변 검사

장점

- 케톤 수준을 테스트하는 방법 중에 가장 저렴하다.
- 검사지에 소변을 묻히기만 하면 되기 때문에 고통이 전혀 없다.
- 케톤이 있을 때 15초 이내에 색이 뚜렷이 변한다.
- 소변에 케톤이 있으면 확실히 케톤 상태이다.

단점

- 소변의 케톤체(아세토아세테이트)만 측정할 수 있다.
- 케토에 적응하면, 소변의 케톤이 사라질 수 있다.
- 장기간의 케톤 상태는 이 검사 방법으로 측정할 수 없다.
- 소변에 케톤이 없어도 케톤 상태일 가능성이 있다.

소변 검사지는 약국에서 쉽고 저렴하게 살 수 있고 사용하기도 용이하기 때문에 누구나 좋아하며, 케톤 상태라면 검사지의 색이 바뀐다. 그러나 이런 방식의 케톤 테스트는 저탄수화물, 중단백, 고지방 식사를 몇 주 동안 해서 완전히 케톤에 적응한 후 지방을 효율적으로 태우는 사람들에게는 빛 좋은 개살구이다. 과도기를 거쳐 몸이 당질 연소 모드에서 지방 연소 모드로 바뀌면, 소변으로 배출되는 케톤의 양이 많지 않기 때문에 케톤 상태가 아니라는 거짓 결과가 나올 수 있다. 실제로는 케톤이 혈액 속에 나타나 오히려 영양적 케톤 상태에 접어들었을 수 있는데도 말이다. 따라서 과도기를 성공적으로 거친 후에 소변 검사지에만 케톤 측정을 의존하면 낭패를 본다. 결론을 말하자면, 소변 검사는 초기 적응 기간이 지난 후에는 케톤 생산을 추적하기에 신뢰할 만한 수단이 아니다.

혈액 검사

장점

- 케톤(BHB) 검출을 위한 가장 정확한 측정 방법이다.
- 디지털 디스플레이에 결과가 명확히 보이므로 모호하지 않다.
- 몸에서 연료로 가장 많이 사용되는 케톤(BHB)을 검사한다.

단점

- 검사지가 비싸다(한 장당 2~6달러).
- 혈중 케톤 검사 용품은 매장에서 구하기 어렵기 때문에 인터넷에서 구입해야 할 수도 있다.
- 손가락을 찔러 피를 내기 때문에 고통이 따른다.

자신의 손가락을 찌르는 데 익숙하지 않다면, 처음에는 혈중 케톤 검사가 겁이 날 수 있다. 그러나 일단 정신적인 장애물을 극복하고 혈액 검사를 자주 하기 시작하면, 혈중 케톤 수치를 확인하면서 자신감과 확신이 생긴다. 혈중 케톤 측정기(특히 프리스타일 옵티엄)는 케톤 생산 수준을 놀랍도록 정확한 디지털 수치로 알려 준다. 다음 장에서는 일 년 내내 적어도 하루에 두 번 혈중 케톤을 검사한 경험을 들려줄 것이다. 이 검사는 아직까지는 거의 틀림없이 자신이 케토제닉 다이어트를 얼마나 잘하고 있는지를 아는 가장 좋은 방법이므로, 비용이 전혀 아깝지 않다.

호흡 측정

장점

- 어디에서나 실제로 해볼 수 있는 쉬운 검사 방법이다.
- 호흡으로 케톤(아세톤)을 측정하는 유일한 방법이며, 혈중 BHB 수치와 유사한 양상을 보인다(예를 들어, 아세톤 수치가 높으면 혈중 BHB 수치도 높다 – 옮긴이).
- 혈중 케톤 검사와는 달리 손가락을 찌르는 고통이 없다.

단점

- 아직 다른 케톤 검사만큼 구매하기가 쉽지 않다.
- 기기마다 결과를 보여 주는 방식이 다르며, 현재 호흡 케톤과 혈중 케톤의 관련성을 규정하는 기준이 없다.
- 누구나 10초에서 30초 동안 기구에 숨을 불어넣을 수 있는 것은 아니며, 이를 원하지 않는 사람도 있을 것이다.

이 책을 쓰는 동안 나는 새로운 호흡 케톤 측정기를 개인적으로 사용하는 특권을 누렸고, 지금까지는 그 기기가 매우 유망하다. 호흡 케톤 검사를 하기 위해서는 넘어야 할 몇 가지 장애물이 있다. 예를 들자면, 기구마다 결과를 표시하는 방법이 다르기 때문에 혈중 케톤 측정기에서 얻은 결과들을 정확하고 미세하게 비교할 수 없다. 그러나 호흡 케톤 미터를 개발하는 회사가 이러한 문제를 해결할 수 있다면, 케톤 검사뿐만 아니라 일반적인 건강 증진에 커다란 돌파구가 될 수 있다. 케톤은 많은 만성 건강 문제에서 중요한 역할을 담당한다. 그러므로 케톤 생산 수준을 착실히 알려 주는, 사용하기 쉽고 통증이 없는 기구를 갖는 것은 말할 수 없이 중요하다.

에릭 웨스트먼 박사의 노트 호흡 케톤 분석기를 개발 중인 인보이 테크놀로지(Invoy Technologies)의 사장 루브나 아흐마드 (Lubna Ahmad) 박사는 약 40명의 피험자를 대상으로 호흡 케톤과 혈중 케톤, 소변 케톤을 비교하는 작은 연구를 진행했다. 피험자 중 일부는 저탄수화물, 고지방 케톤식을 하고 일부는 하지 않았다. 이 연구에서 중요한 두 가지 사항이 밝혀졌다. 1) 때로는 소변 케톤은 없지만 혈중 케톤이 존재한다. 2) 아침 케톤 수치가 저녁 케톤 수치보다 낮다. 이것이 의미하는 바는 아침에만 소변의 케톤을 검사하면 음성으로 판명되더라도 케톤 상태일 수 있다는 것이다.

우리는 우리 같은 환자들이 과거에 진료실에서나 볼 수 있었던 장비를 가정에서 이용할 수 있는 흥미로운 시대를 살고 있다. 그리고 이러한 가정용 기기들을 이용해 자신의 건강관리 수준을 바로 알 수 있다. 즉, 우리의 건강은 우리 손에 달려 있다는 말이다. 미래에는 케톤 상태에 이르고자 하는 사람들이 너도나도 케톤 검사를 하게 될 것이라고 나는 전망한다.

고수의 한마디 케토제닉 다이어트는 자가 실험을 위한 좋은 기회다. 앳킨스 식단을 시작하는 단계처럼 간단하고 일반적인 지침(탄수화물을 20g으로 제한)으로 시작한 후, 음식을 조절하면서 혈액이나 호흡 케톤을 측정하여 신체가 어떻게 반응하는지 보라. 내 생각에는 자신에게 맞는 방식을 찾기 위해서는 아마 이 방법이 가장 좋을 것 같다. **– 브라이언 박스데일, 신경과학자**

자가 측정은 위력이 대단하니 스스로 해 보기를 강력히 권한다. 이번 장에서 설명한 케톤 검사가 힘든 형편이라면, 케톤 비율 계산기를 제공하는 환상적인 무료 웹 사이트 〈The Low Carb Flexi Diet(www.flexibleketogenic.com)〉에 관심이 갈 것이다. 계산기에 자신이 섭취하는 탄수화물, 단백질, 지방의 그램 수를 집어넣기만 하면, 케톤 상태에 어느 정도 도달했는지 알려 준다(2017년 현재는 'KetoCalc'이라는 유료 어플로 앱스토어에 출시되어 있다 – 편집자). 한번 해 보라!

다음 장에서는 1년간 영양적 케톤 상태를 지속한 나의 자가 실험 이야기를 들려줄 것이다. 정말이지 이 책을 쓰게 된 것도 그 실험에서 얻은 결과와 교훈 때문이다. 내가 발견한 사실에 놀라 자빠지지 마라!

이번 장의 핵심 개념

- 소변과 혈액, 호흡에 든 케톤을 측정하는 새로운 기술들이 개발되고 있다.
- 케톤의 세 가지 종류는 아세토아세테이트, BHB, 아세톤이다.
- 소변 측정은 케톤을 검사하는 가장 저렴하고 쉬운 방법이다.
- 혈중 케톤 측정은 소변 측정보다 훨씬 정확하다.
- 혈중 케톤 측정은 매일 실시하기에는 비용이 너무 비싸다.
- 혈중 케톤 측정기 제조사는 영양적 케톤 상태를 원하는 사람들을 위한 제품에 관심이 없다.
- 호흡 케톤 수치와 혈중 케톤 수치는 유사한 양상을 보인다.
- 몇몇 회사는 소비자를 위해 호흡 케톤 측정기를 개발하고 있다.
- 케톤을 측정하는 방법들은 모두 장단점을 지니고 있다.
- 집에서 하는 자가 케톤 측정은 미래의 유망한 건강 사업 분야이다.
- 자가 측정은 자신이 케톤 상태에 있는지를 확실히 알 수 있는 유일한 방법이다.

CHAPTER 9

1년간의 1인 자가 실험

고수의 한마디 사람은 제각기 다르기 때문에 실험을 해 보는 게 좋을 것 같다. 케톤을 측정하고 단백질과 탄수화물에 대한 지방 비율을 조절하면서 케톤 상태를 어떻게 유지할지 방법을 찾아보라. **– 빌 윌슨, 의사**

실제로 케톤 상태가 되면 어떨까? 나는 그 답을 알고 싶었고, 그래서 2012년 5월에 1년 계획으로 케톤 자가 실험을 시작했다. 과학 용어로 이러한 실험을 'n=1'실험이라고 한다. 'n'은 표본의 크기를 의미하고, 이 경우에 n은 나(한 명)였다. 먼저 분명히 밝히자면, 이 실험은 다른 누구도 관여하지 않은 오직 나만의 경험을 반영하며, 과거에 진행했거나 앞으로 진행될 케톤 식이에 대한 객관적인 과학 연구를 대신하지 않는다. 이는 그저 1년 동안 영양적 케톤 상태가 내 몸에 미치는 영향을 실험하면서 나타난 결과일 뿐이다.

2012년 봄, 나는 저탄수화물 케톤 식이의 탁월한 연구자인 제프 볼렉과 스티븐 피니 박사가 쓴 『저탄수화물 운동 능력의 기술과 과학』을 읽었다. 그들은 이 책에서 운동 능력을 최적화하고자 하는 운동선수를 위한 케토제닉 다이어트의 원리를 설명하면서, 지방을 태워 케톤을 신체의 주요 연료 공급원으로 사용하면 탄수화물을 태울 때보다 더 양질의 에너지가 더 오래 지속된다고 주장했다.

이 책에서 나는 혈중 케톤 측정과 '영양적 케톤 상태(Nutritional Ketosis)'라는 개념을 처음 알았다. 볼렉 박사와 피니 박사는 혈중 케톤 검사지가 상대적으로 비싸다고 인정하지만, 다음과 같이 설득력 있고 논리적인 근거를 제시한다. "번거로움과 비용에도 불구하고 한두 달 동안 하루에 한 번씩 손가락을 찌를 가치가 있을까? 많은 사람들을 실험한 경험에 비추면, 답은 '예스'라고 생각된다." 내가 준비와 운영을 도왔던 2012년의 연례 〈저탄수화물 크루즈(Low-Carb Cruise)〉에서 나는 250명이 넘는 관중에게 90일 동안 영양적 케톤 상태 실험을 할 것이라고 공표했다. 실제로 볼렉 박사는 그 해에 특별 강연자로 참석해 영양적 케톤 상태가 선사하는 혜택을 주제로 경탄할 만한 강연을 했다.

고수의 한마디 케토제닉 다이어트에 대한 반응, 특히 케톤 상태를 유지하기 위해 필요한 탄수화물과 단백질의 양을 알기 위해 자가 실험을 여러 번 할 필요가 있다. – 도미닉 대고스티노, 박사

당시에 나는 꽤 훌륭한 저탄수화물, 고지방 식단을 먹는다고 생각했지만, 약간의 체중이 다시 붙고 숙면이 힘들었으며 만성피로에 시달렸다. 그래서 n=1 실험을 통해 내가 뭘 잘못하는지 알아내고 싶었다. 실험 기간 동안에 나는 아침에 일어나서 항상 프리스타일 옵티엄 혈중 케톤 측정기로 혈중 케톤을 측정했고, 공복 시에도 측정했다. 측정하면서 동시에 체중과 혈당 수치도 확인했다. 밤에는 마지막 식사 후 최소 네 시간이 지난 뒤에 혈중 케톤과 혈당 검사를 했다. 1년 동안 날마다 반복되는 이러한 검사는 내 일상의 의식이 되어 버렸다.

내가 실험을 그토록 많이 한 이유는, 가장 과학적인 방식으로 영양적 케톤 상태의 결과를 검토하고 싶었기 때문이다. 그러나 일반적인 경우에는, 주중 아침에 한 번, 밤에 한 번 혈중 케톤을 측정하면 검사지 비용으로 큰돈을 쓰지 않고 진행 상황을 추적할 수 있다. 하지만 혈당 검사는 혈중 케톤 검사보다 훨씬 저렴하므로 식사 후뿐만 아니라 금식 상태에서도 매일 검사해도 나쁠 건 없다.

고수의 한마디 케톤 라이프스타일에 적응하는 문제에 관해서라면 누가, 어떠한 문제로 이 방식을 실천하려고 하는지가 매우 중요하다. 내가 보고 경험한 바에 의하면 적극적으로 실시하는 편이 고통이 가장 적고, 대체로 가장 효과적이며 따라 하기가 쉽다. – 노라 겟가우다스, 영양 전문가

잊지 말아야 할 사실은, 이 책을 읽는 거의 모든 독자가 알고 있는 바처럼 영양적 케톤 상태가 위험하지 않다는 점이다. 영양적 케톤 상태는 당뇨병성 케톤산증과는 다르다. 높은 케톤 수치가 정말로 걱정된다면, 혈

당을 함께 검사하는 것이 가장 좋은 방법이다. 혈당 수치가 240mg/dl 미만이면 아무 문제가 없다. 혈중 케톤이 상승하면 아마 혈당이 크게 떨어질 것이다(아주 좋은 일이다). 예를 들어, 내 경우에 아침 검사에서 혈당 수치가 60대이고 혈중 케톤이 2.0밀리몰을 초과하는 것은 드문 일이 아닌데도, 내 몸 상태는 아주 좋다. 이는 영양적인 케톤 상태가 선사하는 많은 이점 중 하나일 뿐이다.

영양적 케톤 상태를 실험하는 1년 동안 나는 몸무게, 혈당치, 혈중 케톤 수치가 변하기를 기대했다. 또한 기분이나 몸 상태, 수면 패턴, 운동 중 에너지 수준 등 케톤 상태에서 내 몸에 어떤 일이 일어나는지 주의 깊게 지켜보고 싶었다. 변화가 보이면 주의를 집중했다. 그리고 정말로 변화가 일어났다!

고수의 한마디 나는 환자에게 지미 무어처럼 n=1(1인 자가 실험) 실험을 하도록 권한다. 어떠한 방식으로 식사를 해서 건강 문제가 생긴다면 그것을 중단하라! 하지만 식사 방식을 바꿔서 대사 건강과 뇌 기능이 향상된다면, 길을 제대로 찾은 것이다. 같은 식사법이라도 사람마다 반응이 다소 다를 수 있기 때문에, 실험을 해서 자신에게 가장 잘 맞는 방식을 찾아야 한다. – 빌 윌슨, 의사

2012년 5월 15일에 처음으로 혈중 케톤을 측정하면서 나는 공식적으로 n=1 실험을 시작했다. 8년이 넘게 저탄수화물, 고지방 식단을 먹고 있던 나는 실험 결과에 완전히 충격을 받았다. 나의 케톤은 0.3밀리몰이었다! 볼렉과 피니 박사에 따르면, 영양적 케톤 상태의 혜택을 얻기 위해

서는 케톤이 0.5~3.0밀리몰이어야 한다. 나는 케톤 상태 근처에도 가지 못했던 것이다. 나는 별 볼일 없는 결과에 낙담했다. 그러나 곧이어 나뿐만 아니라 저탄수화물 다이어트를 하려는 많은 사람들을 도울 수 있는 흥미로운 사실을 발견했다는 것을 깨달았다. 즉, 저탄수화물 식단을 먹는다고 케톤이 생성되는 것은 아니다!

나는 이미 저탄수화물, 고지방 식단을 먹고 있었기 때문에 탄수화물 섭취량을 약간 조정하고 단백질 섭취량을 상당히 낮췄다. 그리고 지방, 특히 포화지방의 양을 늘렸다. 그랬더니 그리 오래 걸리지 않아 영양적 케톤 상태가 되었다. 나는 4일 이내에 0.5밀리몰 이상의 혈중 케톤을 보았고, 일주일이 지나자 1.0밀리몰 이상, 2주 이내에는 5.0밀리몰 이상의 높은 수치가 측정되었다. 인체가 당질 연소 모드에서 지방 연소 모드로 전환하는 데는 2~6주가 소요될 수 있으니, 이 전환기를 잘 참아야 한다. 마음대로 일이 풀리지 않는다면, 14장에서 케톤 생산을 늘리기 위한 몇 가지 중요한 팁과 전략을 배우기 바란다.

고수의 한마디 탄수화물 제한 케톤식을 실시했을 때 인체가 적응하는 데는(이를 케톤 적응이라고 한다) 다소 시간이 걸리며, 이 때문에 이 상태가 정상이 아니라는 오해가 생겼다. – 빌 라가코스, 박사

내 경우에는 지방 85%, 단백질 12%, 탄수화물 3% 식단으로 시작했다. 시간이 지나면서 지방 80%, 단백질 15%, 탄수화물 5%로 바꾸었고, 아직도 이 비율로 먹고 있다. 나는 정확한 비율에 집착하지는 않았지만 굳이 따져 본다면 그렇다. 물론 최고 품질의 천연 식품을 선택하면 케톤

상태의 이점이 극대화될 수 있다. 나는 케토제닉 다이어트를 하면서 칼로리를 계산해 보지 않았지만, 아마 하루 2,300~2,500칼로리에 가까울 것이다. 몸에 영양을 잘 공급해 케톤 상태가 되면 칼로리는 저절로 해결된다. 잠시 후에 이 주제를 다룰 것이다.

잊지 말아야 할 점은, 칼로리 계산은 케톤을 생성하기 위해 꼭 해야 할 일이 아니라는 것이다. 대부분이 정확한 비율과 다량영양소 방정식, 먹는 음식 목록을 따르고 싶겠지만, 케톤 상태는 그런 식으로 만들어지지 않는다. 우리는 5~7장에 나오는 다이어트 지침을 사용하여 스스로 알아내야 한다. 아내 크리스틴은 내 결과에 너무 감명을 받아 자신도 4주 동안 케톤식을 시도하기로 결심했다. 결국 크리스틴은 지방 57%, 단백질 29%, 탄수화물 14% 비율에 하루 약 1,500칼로리를 섭취하며 케톤 상태에 도달했다. 아침 혈중 케톤 수치는 평균 0.7밀리몰이었고 야간 혈중 케톤 수치는 평균 1.8밀리몰이었다.

고수의 한마디 뇌 혹은 신경에서 포도당 흡수가 감소하거나 미토콘드리아 기능 장애가 있는 경우 케톤식으로 효과를 볼 수 있다. 내 생각에는 이 전략을 시도해서 손해 볼 건 없다. – 매리 뉴포트, 의사

그럼 영양적 케톤 상태에서 내 몸 상태는 어땠을까? 내가 바로 알아차렸던 흥미로운 사실 하나는 배고픔이 사라졌다는 것이다. 게 눈 감추듯 휙 사라졌다! 사람들이 많은 돈을 주고 구매하는 식욕 억제 처방약들이 시중에 나와 있다. 하지만 케톤 상태가 자연스럽게 같은 작용을 하기 때문에 나는 1회 12, 16, 24시간 지속하는 자발적 단식을 시작할 수 있었

다. 그렇게 오랫동안 먹지 않고 버틴다는 것이 아마 미친 소리처럼 들리겠지만, 우리 몸은 금식 중에 케톤과 저장된 체지방을 먹도록 되어 있다. 11장에서 단식을 주제로 더 자세히 설명하겠지만, 우선은 이는 케톤 상태로 얻을 수 있는 가장 큰 이점 중 하나이며 전과는 달리 배고픔에 휘둘리지 않을 수 있다고만 알아 두자.

실험 초기에 90대 후반이었던 내 혈당 수치는 단 몇 개월 만에 70대, 80대까지 떨어졌다. 나는 글리코 솔브(Glycosolve)라는 혈당 안정제를 복용 중이었지만, 케톤 상태만으로 당 수치가 정상 범위로 유지되어 결국 약을 끊었다. 실제로 나는 일주일 동안 식사 후 매 시간마다 혈당치를 측정했다. 케톤 상태에서는 혈당의 변동 폭이 20~30mg/dl 범위를 넘지 않고 굳건히 유지된다는 점이 밝혀졌다. 영양 섭취로 케톤을 생성하면 혈당이 급등하는 일은 없다.

고수의 한마디 내 의견으로는, 탄수화물의 양과 질을 관리하면 인슐린과 혈당 수치가 더 정상적으로 반응하고 변화할 수 있다. 앳킨스 센터의 환자들이 그랬다. 인슐린과 혈당 반응이 순조롭지 않으면 인체의 모든 세포에 부정적인 영향을 미치기 때문에, 이 두 대사가 정상적으로 유지되는 일이 장기간의 건강에 매우 중요하다. **– 재클린 에버스타인, 공인 간호사**

영양적 케톤 상태 실험 초기에 내 당화혈색소(HgA1c) 수치(이전 3개월 동안의 평균 혈당 수치로, 혈당 조절의 핵심 지표)를 검사했을 때 5.4였다. 이 수치가 끔찍한 수준은 아니었지만 분명히 더 좋을 수도 있었다. 6개월 후 영양적 케톤 상태에서 재검사를 했을 때 평균 4.7 또는 하루 평균 혈당 수치가 88mg/dl로 떨어졌다.

심장 관련 수치도 바뀌었다. HDL 콜레스테롤 수치가 올라갔고 중성지방 수치는 떨어졌으며, LDL 입자가 크고 솜털 같은 더 건강한 종류로 바뀌었고, C-반응성 단백질(주요 염증 지표)이 최적 범위로 떨어졌다. 또한 CT 심장 스캔을 한 결과 관상 동맥에 칼슘 플라크가 전혀 없었다. 지방(대부분 포화지방)이 80% 이상 포함된 식단을 먹는 동안 이러한 긍정적인 변화가 모두 일어났다는 점을 잊지 마라. 내 LDL과 총 콜레스테롤 수치는 케톤 상태 이전처럼 높은 상태를 유지했지만(전통적인 의학 기준에 의하면 심장 질환의 위험 요인이 높은 상태), 콜레스테롤에 관련한 다른 모든 수치가 크게 향상되었다. 더 중요한 것은 CT 스캔 결과 동맥에서 실제로 질병의 징후가 보이지 않았다는 점이다.

고수의 한마디 심장병 전문의로서 나는 심장병이 미국인 사망 원인 1위이기 때문에 종종 심장 건강의 관점에서 삶을 본다. 케톤 상태에 도달하면 (우리는 대단치 않게 여기는) 콜레스테롤 수치 중에서도 지단백질 수치가 크게 향상된다. 많은 의사들이 LDL 콜레스테롤 수치, 즉 직접 측정하지 않은 산정된 수치에 너무 많이 의존한다. LDL 콜레스테롤 수치는 1960년대에 개발된 구식 방정식에 기초한 것으로, 탄수화물 섭취량 감소와 같은 요인을 고려하지 않고 대강의 추정 수치를 제공한다. 그러나 작고 산화되기 쉬운 LDL 입자의 과다와 식후 지단백질 증가 등을 판별해 낼 수 있는 진보된 최신 지단백질 검사를 하면 탄수화물이 심장 질환의 주범임이 금세 드러난다. 지방은 지단백질을 거의 변화시키지 않는다. – 윌리엄 데이비스, 의사나의 n=1 실험에서 더 흥미로운 결과는 운동 능력에 미치는 케톤의 영향이었다. 아직 설명하지는 않았지만 엄청난 혜택을 얻을 수 있다. 나는 내가 케톤 상태에 완전히 적응했는지 확인하기 위해 실험을 시작하고 몇 달 동안 강도 높은 운동을 하지 않았다. 그런데 실험을 시작하고 두 달이 지나자 활력이 생기는 것을 느꼈다. 그래서 케톤이 내 몸의 주 연료가 되면 체육관에서 운동할 때 몸 상태가 어떠할지 무척 궁금했다. 그러나 과거에 고강도 운동을 하고 나면 언제나 저혈당(혈당의 현저한 저하)이 되었기 때문에 나는 여전히 회의적이었다.

운동을 하다가 현기증, 허기, 메스꺼움, 피로, 실신까지 경험한 적이 있다면 이것이 저혈당증이다. 이러한 종류의 부작용을 몇 번 겪으면 다시는 운동할 마음이 나지 않는다. 게다가 역기 운동 후에 발생하는 근육 통증에서 회복하는 데 7~10일이나 걸렸기 때문에, 운동은 나에게 재앙이었다. 운동 전후에 당분이 많은 과일이나 녹말 탄수화물을 먹어야 한다는 말을 듣고 시도해 봤지만 문제가 충분히 해결되지는 않았다.

그래서 케톤 상태에서 운동을 시작했을 때 3일에 한 번, 20분씩 전신 역기 운동을 열심히 했다. 사실 여전히 나는 회의적이었지만, 『저탄수화물 운동 능력의 기술과 과학』에 자세히 나오는 케톤과 운동 능력에 대한 호들갑스런 찬사가 사실인지 알고 싶었다. 그래서 실제로 이 원리를 테스트해 보기 위해, 언제나 18~24시간 단식을 한 후에 운동을 하기로 결정했다. 내가 미친 걸까? 아마도 조금은.

고수의 한마디 나는 12시간 단식한 상태에서도 기운이 남아 내리 3시간을 운동할 수 있다. 케톤 상태에서 힘이 50% 향상되었고 근육도 단단해졌다. 케톤 상태에서 일어나는 가장 놀라운 신체 반응 중 하나는 전혀 노력하지 않고도 체지방 10%가 유지된다는 점이다. 낮은 체지방이 기복 없이 유지되며 저탄수화물, 고지방 식단이 내 건강에 나쁜 영향을 주지 않는다. – 스테파니 퍼슨, 퍼스널 트레이너

다음은 나에게 일어난 일이다. 현기증, 실신, 피로나 무기력이 사라지고 원기 왕성해지며 배고픔이나 음식 갈망이 사라지고, 놀랍게도 활력이 넘쳤다. 운동 후에도 기운이 나고 근육 회복이 빨라졌으며 놀랄 만큼 힘이 생겼다. 나는 놀라 자빠질 지경이었다. 힘이 거의 3배 증가했고 근육이 눈에 띄게 늘었다. 탄수화물과 단백질 비율이 매우 낮은 식단에서 이런 결과가 나오리라고는 상상도 못했다.

단, 운동 직후에는 혈당이나 혈중 케톤 수치를 검사하지 않도록 하라. 한두 시간 기다리지 않으면 결과에 낙심할 것이다. 운동 중에는 간에서 포도당이 혈류로 방출되기 때문에 혈당이 높아질 가능성이 크다. 또한 혈당 수치가 상승함에 따라 혈중 케톤이 일시적으로 줄어든다. 그래서 운동이 케톤 상태가 되는 데 방해 요인이라고 생각할 수 있다. 하지만 운동 후 한두 시간 기다리면 혈당 수치가 정상화되고 혈중 케톤 수치가 높아진다.

고수의 한마디 건강한 식단과 생활 방식을 유지하면 케톤이 생성되기가 쉽다. 계절에 맞는 음식을 먹고 간헐적으로 단식하며 강도 있는 운동을 하면 케톤이 더 많이 생성되고, 그럼으로써 유익하고 인체를 보호하는 특성들이 증가한다. – 브라이언 박스데일, 신경과학자

내 체중은 어떻게 되었을까? 결과는 꽤나 경이로웠다. 1년간 영양적인 케톤 상태를 일관되게 유지하면서 34kg이 빠졌다. 사람들은 체중 감량을 식이요법의 효능을 보여 주는 본질이자 상징적인 지표로 여긴다. 어느 정도는 〈도전! Fat 제로(The Biggest Loser)〉와 같이 체중계의 숫자에 환호하는 TV 프로그램 덕분이지만 말이다. 하지만 나에게 빠진 체중은 아마도 n=1 실험에서 가장 덜 흥미로운 결과였을 것이다. 건강한 식사와 생활 방식을 유지한다면(케톤 상태에 있으면서), 체중 감량은 부수적인 결과일 뿐이며 다른 건강 효과보다 덜 중요하다. 많은 사람들이 체중 감량을 강조하지만, 건강한 생활 습관을 일관되게 유지하는 일이 훨씬 더 중요하다. 그러면 체중도 곧 빠진다.

하지만 나는 이 실험을 하는 동안 근육량과 함께 체중과 지방 감소를 측정했다. 나는 체지방과 근육량을 측정하는 이중 에너지 X선 흡광분석 스캔(DXA)을 받았다. 이 기계는 골다공증 환자의 골밀도를 추적할 수도 있지만, 목표량을 정한 후 지방 감소의 진행 과정을 추적하는 강력한 도구가 될 수 있다. 첫 번째 DXA 스캔은 2012년 9월 13일, 노스캐롤라이나주 콩코드에서 개최된 제프리 갈빈(Jeffrey Galvin)의 바이털리티 메디컬 웰니스 재단에서 받았으며, 두 달 후인 2012년 11월 12일에 또 한 번 받았다. 이 검사는 간단해서 약 10분~20분 조용히 누워 있기만 하면 된다.

검사 결과에 따르면 2개월 만에 4.5kg이 줄고 체지방의 5% 가량이 사라졌으며(체지방 7kg은 대단한 양이다), 근육량은 무려 2.7kg이 늘었다. 당시에 나의 단백질 섭취량은 총 칼로리 섭취량의 12%인 하루 80~90g에 불과했다는 점을 기억하라. 근육을 키우기 위해 운동 전후에 탄수화물을 먹지 않았음에도 내 몸 구석구석에서 근육이 늘어났다. 저탄수화물, 케토제닉 다이어트를 하면 근육이 줄어든다는 생각은 전혀 근거가 없다. 피니와 볼렉이 발표한 연구 결과에서 볼 수 있듯이, 사실 근육량을 유지하고 늘리는 데는 케토제닉 다이어트가 가장 좋다.

고수의 한마디 영양적 케톤 상태가 되면 뇌가 케톤을 연료로 사용하므로 저혈당 증상이 예방된다. 이러한 신경 보호 효과 덕분에 나는 저혈당에 대한 두려움 없이 스쿠버 다이빙, 수영 및 기타 스포츠를 즐길 수 있게 되었다. 케톤 라이프스타일을 시작한 이래 평균 콜레스테롤이 140mg/dl에서 83mg/dl로, 당화혈색소(HbA1c)가 6.5%에서 5.0%로, 고(高) 민감도 C 반응성 단백질(hsCRP)이 3.2mg/l에서 0.7mg/l로 감소한 반면, HDL 콜레스테롤은 61mg/dl에서 91mg/dl로 증가했다. 제1형 당뇨병 환자로서 인슐린 투여량을 절반으로 줄였는데도 말이다. – 키이스 러냔, 의사

수량화하기 힘든 변화도 있었다. 전에는 매일 밤 4시간에서 5시간 수면을 취하기도 어려웠지만 실험 이후 7시간에서 9시간 숙면을 취하게 되었다. 정신력이 크게 향상되었고(머리 속이 안개 낀 듯 아득한 느낌이 사라졌다!), 여드름이 많이 줄었다. 몇 년 동안 피부에 나타났던 쥐젖이 쪼그라들더니 자취를 감췄다. 그리고 이런 것까지 알려야 하는지 모르겠지만, 케톤 상태가 된 후에 배변이 정상화되었다. 이것들은 저탄수화물, 고지방 케토제닉 다이어트가 가져다 준 많은 혜택 중 일부에 지나지 않는다.

1년에 걸친 나의 n=1 영양적 케톤 상태 실험은 굉장히 성공적이었다고 말할 수 있다. 나의 실험의 월간 세부 사항을 조금 더 자세히 알고 싶다면, 30일마다 진행 상황을 올린 블로그 〈livinlavidalowcarb.com/

blog/n1〉에 들어가 보기 바란다.

내가 직접 체험하지 않았다면 영양적 케톤 상태로 얻어지는 놀라운 건강 개선 효과를 믿기 어려웠을 것이다. 다음 장에서 저탄수화물 식단을 섭취하면서 내가 저질렀던 실수를 크게 다섯 가지로 나누어 이야기할 것이다. 이 문제들은 케톤을 측정하기 시작하면서 해결이 되었다.

고수의 한마디 다량영양소를 어떻게 조합해야 케톤 상태에 이르고, 케톤체가 작용을 하며, 부작용이 발생하는지는 알려져 있지 않다. 개인들이 실험을 하고 있으며, 그 결과가 우리에게 귀중한 정보를 제공할 것이다. 그들이 내놓는 결과는 경험적인 증거이므로 공식적으로 인정받지는 못할 테지만, 질문에 답을 제공할 수 있는 한 귀중한 가치를 지닌다.

– 리처드 파인만, 박사

이번 장의 핵심 개념

- 나는 영양적인 케톤 상태에서 어떠한 일이 벌어지는지 알기 위해 1년간 자가 실험을 했다.
- 혈중 케톤 검사는 제프 볼렉 박사와 스티븐 피니 박사가 대중화했다.
- n=1 실험을 하는 동안 나는 혈중 케톤과 혈당, 체중을 매일 두 번 측정했다.
- 내 혈중 케톤을 측정하기 시작했을 때 나는 영양적인 케톤 상태가 아니었다.
- 탄수화물을 적게 먹는다고 케톤 상태가 되는 것은 아니다.
- 2주~6주 이내에 케톤에 적응이 되면 혈중 케톤이 상승한다.
- 내 식단을 케톤 생성을 돕기 위해 구성했다.
- 내 아내가 먹은 식단은 내가 영양적인 케톤 상태에서 먹었던 식단과는 아주 달랐다.
- 나는 배고픔 통제, 단식 능력, 혈당 안정화에서 놀라운 결과를 얻었다.
- 케톤 상태에서 나는 콜레스테롤과 염증과 관련한 수치가 모두 향상되었다.
- 단식 상태에서도 운동 능력이 향상되었다.
- 운동 직후 혈당이나 혈중 케톤을 측정하지 말고, 한두 시간 기다려라.
- 체중 감량은 아마 나의 n=1 실험에서 가장 중요하지 않은 결과일 것이다.
- 식단을 바꾸는 이유는 체중 감량이 아닌 건강을 위해서다.
- DXA 스캔 결과, n=1 실험을 하는 동안 체지방이 감소하고 근육량이 늘었다.

CHAPTER 10

저탄수화물 식단에 대한 다섯 가지 오해

고수의 한마디 케토제닉 다이어트에서 가장 어려운 일은 케톤 상태에 도달해 유지할 수 있을 만큼 탄수화물과 단백질 섭취를 줄이는 것이다. 단백질을 너무 많이 먹으면, 인체의 아미노산이 포도당으로 전환된다. 탄수화물을 과다하게 섭취하면 혈당이 너무 높아져 케톤이 생성되지 않는다. 케톤체를 만들기 위해서는 지방이 필요하다. – 테리 월스, 의사

저탄수화물, 고지방 케톤 라이프스타일로 전환하는 다수의 사람들이 케톤을 검사하지 않고도 체중을 줄이고 건강을 향상시킨다. 그렇다면 저탄수화물, 고지방 식사만으로 충분할까?

결론부터 말하자면 아마 그럴 것이다. 186kg이었던 내가 2004년 앳킨스 다이어트를 시작했을 때, 먹고 있던 막대한 양의 카비지(탄수화물 쓰레기 : carb(탄수화물)+garbage(쓰레기)=carbage)를 중단해서 체중과 건강이 향상되었다. 하지만 이제 40살이 넘었기 때문에 32살 때 성공했던 방식은 효과가 없을지 모른다. 수년간 형편없는 식습관을 유지했다면 그 대가를 치를 것이며, 대사장애가 있거나 호르몬 문제(특히 폐경기)가 있는 사람은 식단과 케톤 검사에 특히 주의를 기울여야 한다.

많은 사람들이 자신이 케토제닉 다이어트를 하고 있다고 생각하지만, 사실은 케톤 상태를 방해하는 음식을 먹고 있다. 어쩌면 아침 식사와 함께 바나나를 먹거나, 탄수화물 섭취량에 신경을 쓰지 않거나, 저녁 식사 때 닭가슴살을 먹어 단백질 섭취량을 늘리고 있을지 모른다. 아마도 일부 사람들이 케톤 상태가 자신들에게 도움이 되지 않는다고 믿는 이유는 다음 때문일 것이다. 그들의 식단은 실제로 케톤 상태에 도달할 만큼 엄격하지 않기 때문에 건강 혜택을 결코 얻을 수 없다! 자신에게 맞는 탄수화물, 단백질, 지방의 양을 알아내서 그 양을 지킨다면 결과가 완전히 달라질 것이다.

고수의 한마디 일반적으로 단백질을 늘릴 필요는 없으며 저절로 많이 먹지 않게 된다. 즉, 단백질 허용량이 있고 단백질은 식욕을 억제해서 많이 먹을 수 없기 때문에 의도적으로 단백질 섭취를 늘리거나 줄일 필요가 거의, 어쩌면 절대 없을 것이다. 단백질이 상당량 증가하면 케톤 상태에 도달하기 힘들 수 있다. – 윌리엄 데이비스, 의사

앞서 2장에서는 많은 사람들이 체중 감량과 건강 증진을 위해 수십 년 동안 사용해 온 저탄수화물 앳킨스 다이어트와 영양적 케톤 상태의 차이점을 설명했다. 이제 식단과 관련해 나의 영양적 케톤 상태를 방해했던 5가지 실수를 말하겠다. 케토제닉 다이어트의 이점을 충분히 얻기 위해서 나는 이 중대한 오류를 반드시 수정해야 했다. 저탄수화물 다이어트를 하면서 체중 감량과 건강 목표를 달성하는 데 어려움이 있다면 아마도 다음과 같은 오류 때문일 수 있다.

1. 단백질을 너무 많이 먹는다

고수의 한마디 단백질에 대한 민감도는 개인마다 다르다. 우리 실험실의 실험쥐는 단백질에 매우 민감하다. 아마 사람도 단백질의 양을 다양하게 조절해야 할 것이다. – 찰스 몹스, 박사

이것은 6장에서 자세히 설명한 내용이지만 우리가 알고 있는 고단백, 저탄수화물 다이어트와는 상반되기 때문에 또다시 설명한다. 언론과 소위 건강 전문가들은 녹색 채소 위에 얹은 구운 닭가슴살이 케톤 생성을 위해 완벽하게 훌륭한 식사라는 믿음을 심어 주었다. 실제로 이 식단은 탄수화물은 적지만 대단히 큰 문제가 있다. 케톤 상태에 도달하기에는 단백질이 너무 많다. 적절한 케톤을 생성하기 위한 저탄수화물 케토제닉 다이어트는 단백질이 아닌 지방이 많아야 한다.

다시 포도당신생합성 이야기로 돌아가자. 단백질을 많이 섭취하면 간

이 단백질을 포도당으로 전환한다. 닭가슴살, 칠면조 고기, 쇠고기와 돼지고기의 살코기 위주로 식단을 짠다면 케톤 생성이 안 될 수 있다. 단백질을 너무 많이 섭취하면 (따라서 혈류에 포도당이 많아지면) 배가 고파 음식을 탐하게 되어 식사 시간이 아닌데도 마구 먹게 된다. 이런 일을 방지하려면 비계가 낀 고기를 선택하고 단백질 총 섭취량을 조절하면서 혈중 케톤 수치가 어떻게 변하는지 보라.

고수의 한마디 지난 10년간 저탄수화물 다이어트는 나에게 상대적으로 쉬웠지만, 케토제닉 다이어트는 처음 시도했을 때 쉽지 않았다. 탄수화물을 제한하는 것은 문제가 아니었지만, 처음에는 고지방을 먹는 일이 고역이었다. 또한 영양적 케톤 상태에 도달하기 위해 단백질 섭취량을 대폭 줄여야 했다. 대부분의 경우, 운동으로 인한 에너지 소모가 매우 높지 않는 한 체중 1kg당 단백질 2g을 초과하면 중간 정도의 케톤 상태를 유지하는 일이 거의 불가능하다. – 도미닉 대고스티노, 박사

최근 몇 년 동안 식품 마케팅 분야에서 단백질이 크게 주목을 받고 있지만, 몸에 필요한 양보다 단백질을 많이 섭취하면 케톤 상태에 도달하기 어려울 수 있다. 이는 아마 사람들이 저탄수화물, 고지방 식단으로 전환했을 때 저지르는 가장 커다란 실수일 것이다. 물론 단백질은 몸에 좋은 것이다. 하지만 너무 많이 섭취하면 탄수화물을 아무리 적게 섭취하더라도 문제가 발생할 수 있다.

2. 소변 케톤 검사지를 사용하여 케톤을 측정한다

고수의 한마디 환자가 케토제닉 다이어트를 처음 시작할 때, 나는 소변 케톤량을 보고 케톤 상태인지를 확인하라고 말한다. 하지만 한 달 정도 후에는 신장이 적응을 해서 케톤을 덜 배출하기 때문에, 소변에는 소량의 케톤 흔적만 보일 것이다. 그때는 혈중 케톤 검사를 해야 하며 0.5밀리몰 이상 정도가 나오면 적당하다. – 테리 월스, 의사

저탄수화물, 고지방 다이어트를 하는 굉장히 많은 사람들이 소변 케톤 검사지에 의존해 케톤을 측정한다(가장 잘 알려진 브랜드는 'Ketostix'이다). 그러나 8장에서 논의했듯이 저탄수화물, 고지방 다이어트를 시작한 지 불과 몇 주 안에 케토에 완전히 적응이 되면, 인체가 지방을 얼마나 태우는지 소변 검사지로 정확히 알 수 있다고 믿는 것은 엄청난 착각이다.

소변 케톤 검사는 매력이 있다. 이 방법은 무척이나 흥미롭고 의욕을 북돋는다. 특히 이러한 식단을 처음 시도해서 검사지가 마술처럼 연분홍색에서 진한 보라색으로 바뀌는 모습을 지켜보는 기분이란! 이 순간 자신이 선택한 방법이 정당하며 스스로 체중 감량과 건강을 위해 건설적인 행동을 하고 있다는 확신이 든다. 한편으로는 색상의 변화를 보면서 자신의 노력이 보상받는 느낌도 든다.

안타깝게도 소변 케톤 검사지는 케톤 상태에 도달하기 직전 단계에서 우리의 열의를 꺾을 수 있다. 소변 검사지의 근본적인 결함은, 인체가 당질 연소 모드에서 지방 연소 모드로 바뀌고 나면 인체가 연료로 사용하는 특정 케톤체 즉, BHB를 측정할 수 없다는 점이다. 소변에서 측정된

케톤체는 아세토아세테이트이며, 케톤이 인체의 주 연료원이 될 때 아세토아세테이트는 BHB로 전환된다. BHB는 혈액 검사로 측정하거나 호흡 검사로 측정한 아세톤 수치로 추정해야 한다. 소변 검사지는 인체가 BHB를 연료로 사용할 때 큰 폭으로 줄거나 사라지는 아세토아세테이트만 감지하므로, 케톤에 적응된 사람들은 자신이 뭔가 잘못하고 있다고 생각하게 될 수 있다.

고수의 한마디 케토에 적응하면 혈중 BHB가 많아지고 소변의 아세토아세테이트가 덜 배출된다. 시간이 지날수록 에너지 생산에 BHB가 더 중요한 기초 물질이 되면서, 인체는 아세토아세테이트를 덜 생산하고 BHB를 더 많이 생산한다. 그렇기 때문에 영양적 케톤 상태를 검사할 때 소변 케톤 검사지를 신뢰할 수 없다. – 지샨 어레인, 의사

인체가 당질 연소에서 지방 연소로 바뀐 후에 소변 케톤 검사지에 아세토아세테이트가 더 이상 검출되지 않는다면, 소변 검사지에 어떻게 나타나든 뇌에서 혈액에 이르는 신체의 모든 부위가 인체가 선호하는 케톤체에 의해 영양을 공급받고 있다고 확신해도 된다. 탄수화물과 단백질 섭취량을 자신의 한계치 수준에서 유지하면, BHB가 가장 우세한 놀라운 케톤 상태를 유지할 수 있다. 자신이 혈중 케톤을 얼마나 잘 생산하고 있는지 알고 싶다면, 8장에서 설명한 케톤 측정기를 사용하여 BHB를 측정하면 된다.

3. 포화지방과 단일불포화지방을 충분히 섭취하지 않는다

고수의 한마디 건강한 천연 지방은 면역 체계에 엄청나게 유익하다. 특히 목초를 먹고 자란 소의 버터, 풀을 먹인 소의 우유에서 배양된 기, 사료, 코코넛유와 같은 식품의 지방이 그렇다. 특정 가금류 지방과 더불어 이러한 지방은 면역 기능을 직접적으로 돕는 항바이러스와 항균물질을 포함한다. 효과적인 케톤 상태 역시 근본적으로 염증을 방지하고 활성산소를 억제하며 항산화 활동을 돕는다. – 노라 겟가우다스, 영양 전문가

7장에서 우리는 지방, 특히 포화지방과 단일불포화지방의 중요성을 강조했다. 탄수화물 섭취를 줄였을 때 늘려야 하는 다량영양소(생물체가 생존하기 위해 다량으로 필요한 원소)가 지방이다. 30년 이상 위력을 발휘해 온 저지방 선전 체계 아래에서 오랫동안 정설로 주장된 이론 중 하나는 지방이 해롭고, 동맥을 막으며, 살을 찌운다는 생각이다. 우리가 이러한 생각을 믿는 이유는 거의 평생 동안 머릿속에 불변의 진리로 거듭거듭 주입되었기 때문이다. 거짓말이 자주 반복되면 사람들은 그것을 믿기 시작한다. 바로 이러한 방식으로 지방, 특히 포화지방이 나쁘다는 미신이 탄생했다.

고수의 한마디 내가 잘 아는 다수의 의사와 심장전문의 동료들이 총 지방 섭취와 (또는) 포화지방 섭취가 심장 질환 위험과 관련이 있다는 케케묵은 이론을 여전히 믿고 있다는 사실이 놀라울 뿐이다. 이러한 주장을 정당화하기 위해 자료를 재평가한 결과, 최근의 임상 연구와 마찬가지로 총 지

방 섭취와 포화지방 섭취가 심장 질환 위험과는 관련이 없다고 밝혀졌다.

– 윌리엄 데이비스, 의사

따라서 저탄수화물 다이어트를 시작하는 많은 사람들이 동시에 지방 섭취량을 줄이는 것은 놀랄 일이 아니다. 그들은 저탄수화물이 좋으면 저지방도 좋을 것이라고 잘못 생각한다. 당신의 목표가 영양적 케톤 상태가 되어 그 혜택을 모두 경험하는 것이라면 이는 치명적인 오류다. 실은 더 많은 지방을 섭취하는 것이 배고픔과 음식 갈망, 특히 저탄수화물 다이어트로 인한 탄수화물 갈망을 피할 수 있는 가장 좋은 방법이다.

자신이 이미 양질의 천연 지방을 꽤 많은 양 섭취하고 있다고 생각하더라도, 지방 섭취량을 조금 더 늘려야 할 것이다. 1년간의 영양적 케톤 상태 실험에 들어가기 전, 내 식단에서 지방의 비율은 아마 60~65% 정도였을 것이다. 어쨌거나 고지방식이었다. 하지만 측정을 해보니 칼로리의 80~85%를 지방에서 가져오려면 지방 섭취를 더 늘려야 했다. 탄수화물과 단백질을 나의 한계치 이내로 섭취했더니 내 몸에서 체중 감량과 건강 증진에 도움이 되는 적절한 수준의 케톤이 생성되기 시작했다.

고수의 한마디 저탄수화물, 고지방 케토제닉 다이어트를 할 때, 몸 안에 케톤이 존재한다는 것은 케톤의 생산과 연소를 통해 지방산이 곧바로 에너지원으로 대사한다는 의미다. 내 생각으로는 이는 최고의 건강을 성취하기 위해 가장 중요하고 반드시 필요한 요소다. – 론 로즈데일, 의사

고지방 식단의 예를 보여 주기 위해 20장과 21장에 요리법과 식단을

수록했다. 대체로 꽤 간단하다. 버터와 코코넛유, 사워크림, 크림치즈, 지방이 많은 육류, 전지 치즈, 아보카도, 전지 그리스 요구르트 등을 많이 먹어라! 창의력을 발휘하고 지방을 두려워하지 마라. 당신은 나처럼 칼로리의 80~85%를 지방에서 섭취할 필요가 없을지 모른다. 하지만 식단에 지방을 조금 더 추가하면 놀라운 건강 효과와 체중 감량을 선사하는 영양적 케톤 상태를 달성하기가 훨씬 수월해진다는 사실에 놀랄 것이다.

에릭 웨스트먼 박사의 노트 저탄수화물, 저지방 다이어트는 저탄수화물 식단과 저지방 식단을 결합한 교묘한 마케팅 술수였다(예를 들어, 사우스 비치(South Beach) 다이어트처럼). 이 방식은 인체의 생리를 생각하면 이치에 맞지 않는다. 앳킨스 박사의 병원에서 30년 동안 이용한 다이어트처럼 전통을 지닌 저탄수화물 케토제닉 다이어트는 언제나 많은 양의 지방을 함께 먹는 저탄수화물 다이어트였다.

4. 너무 자주 먹거나 너무 많이 먹는다

고수의 한마디 영양학 분야에서 내가 알고 있는 가장 큰 거짓말은 활력과 지방 연소를 위해 하루에 6~7끼를 먹어야 한다는 주장이다. 이러한 식사 방식은 시간을 뺏는데다가 비실용적이며, 과학적인 근거도 없다. 나는 하루에 6~7끼를 먹다가 두 끼로 줄이고 나서 같은 수준의 정신과 신체 에너지, 활력을 유지할 수 있었다. 배불리 먹기 때문에 자주 먹지 않아도 되는 케토제닉 다이어트는 음식 갈망과 재료 준비, 설거지, 도시락 싸기, 2~3 시간마다 먹을 수 없는 상황에서의 스트레스 등에 대한 걱정을 덜어 주기 때문에 일종의 해방감을 선사한다. 탄수화물을 줄이고 지방을 훨씬 더 먹으면 굉장한 만족감과 함께 단백질을 덜 먹는 효과를 얻을 수 있다.

– 도미닉 대고스티노, 박사

케토제닉 다이어트에 관해서는 칼로리가 확실히 논란거리이지만, 케톤 상태에 이르기 위해서는 식사의 양과 빈도수가 매우 중요하다고 말할 수 있다. 그렇다면 칼로리는?

그렇기도 하고 그렇지 않기도 하다. 때로는 배가 부른데도 더 먹어서 필요 이상으로 많은 음식을 섭취하는 경우가 있다. 이런 일이 생기면 십중팔구 탄수화물과 단백질 섭취가 적정선을 넘어, 먹고 돌아서면 오히려 배가 고프고 탐식이 생겨 적절한 양의 음식에 만족하지 못하게 된다. 반복하지만 제각기 다른 탄수화물과 단백질 한계치를 잊지 말아야 하는 이유는, 이를 지켜야만 케톤 상태에 성공적으로 도달할 수 있기 때문이다.

내가 영양적 케톤 상태를 실험하면서 알게 되었듯이, 케톤에 적응하게 되면 정말로 놀라운 일들이 인체에 일어나기 시작한다. 배가 전혀 고프지 않아서 식사를 까먹을 수도 있고, 식사 사이에 공복 시간이 길어도 기운이 빠지지 않고 정신이 초롱초롱하다. 인체에 생성되는 케톤체가 뇌에 효율적으로 연료를 공급하는 동안, 몸은 하루 종일 저장된 체지방을 말 그대로 '먹는' 것이다. 따라서 제때에 밥을 먹어 줘야 한다고 생각하는 통념과는 달리, 아마도 그럴 필요가 없을지 모른다.

고수의 한마디 우리는 종종 밖에서 먹는 식사에 '숨은 탄수화물'이 있다는 것을 모르고 한 끼 식사량을 과소평가하는 경향이 있다. 단백질을 너무 많이 먹으면 케톤 상태에 이르지 못한다. 음식을 정확하게 측정하고 며칠 동안 다량영양소와 케톤 수치를 추적하면, 식단을 짤 때 자신의 몸에 적합한 탄수화물과 단백질의 양을 계산할 수 있는 훌륭한 정보를 얻을 수 있다. – 프란치스카 스프리츨러, 공인 영양사

우리 문화에서는 다음과 같은 순서로 식사를 해야 한다고 주입받는다. 아침 식사, 간식, 점심 식사, 간식, 저녁 식사, 간식, 야식. 탄수화물 중독에서 빠져나온다면, 이러한 식습관이 완전히 어리석고 쓸데없다고 말할 수 있을 것이다. 하나님께서 시나이산에서 모세에게 "하루에 적어도 세 번 먹을지니라."라고 제11계명을 내리진 않으셨을 테니까. 하지만 우리는 그렇게 생각하는 것 같다. 수많은 사람들이 식사 시간이 정해져 있다고 여기는 걸 보면 말이다.

지방을 연료로 태워 케톤을 생산하기 시작하면, 하루에 한 끼 혹은 두 끼로도 충분히 포만감을 느끼고 활력을 유지할 수 있다. 어떤 사람들은 이것이 섭식 장애 따위를 조장하는 허튼 소리라고 주장할지 모른다. 그러나 배도 고프지 않고 몸이 케톤을 대체 연료원으로 사용하여 완벽하게 작동하는데 음식을 왜 더 먹어야 할까? 케톤 상태가 되면 끼니 사이에 음식을 먹을 필요가 없다. 매 끼니 배불리 먹고 다시 배가 고프기 전까지는 음식을 먹지 마라.

고수의 한마디 앳킨스 클리닉에서 저탄수화물, 고지방 식단을 먹는 환

자들에게 알린 유일한 주의 사항은, 만족할 때까지 먹되 과식하지 말라는 것이었다. – 재클린 에버스타인, 공인 간호사

영양가 높은 양질의 천연 음식에서 충분한 양의 칼로리를 섭취하면서 저탄수화물, 중단백, 고지방 식사를 규칙적으로 섭취한다면, 한 번 식사를 하고 나서 포만감이 12~24시간 유지될 수 있다는 것을 알게 된다. 공복 상태를 그렇게 오래 유지할 수 있다는(혹은 유지하고 싶다는) 생각이 터무니없게 들리겠지만, 케톤 상태에서는 신경이 예민해지거나 '행그리(배고프고 화난)' 해지지 않기 때문에 자연스럽게 그렇게 된다. 우리 모두 알고 있듯이, 잠시 먹지 않으면 성격이 돌변하는 사람들이 있다. 아내 크리스틴은 저탄수화물, 고지방 식사를 시작하기 전에 내가 그런 사람이었다고 말할 것이다. 믿거나 말거나, 그랬던 내가 먹는 것을 '잊어버려' 아내가 알려 줄 때가 있다.

상상할 수 있듯이, 자발적인 간헐적 단식(다음 장에서 더 자세히 살펴볼 예정이다)은 끼니 사이에 처절하게 배고픈 느낌 없이 전반적인 음식과 칼로리 섭취를 낮추는 데 도움이 된다. 많은 사람들이 하루 중 지정된 시간에 습관적으로 식사를 한다(직장 또는 학교에 가기 전 아침 식사, 중간에 점심 식사, 가족과 함께 저녁에 집에서 저녁 식사). 하지만 정해진 시간에 맞춰 먹는 식습관을 배고플 때 먹는 방식으로 바꿀 수 있다면, 혈중 케톤 수치가 높아져서 건강에 도움이 된다.

잠시 자신의 1회 식사량을 결정하는 사람이 누구인지 생각해 보라. 큰 접시에 음식을 가져다주는 식당? 식품 포장의 규격을 정하는 식품 제조사? 자신이 먹는 양은 자신의 몸이 결정해야 한다. 게다가 당신도 '아프

리카에 굶주린 아이들을 생각해서 '음식을 남기면 안 된다'는 이야기를 들으며 자랐나? 어린 시절 엄마들이 모두 한두 번쯤은 우리에게 그러한 속임수를 썼을 것이다. 당신은 심지어 '클린 플레이트 클럽'의 회원으로서 앞에 놓인 접시를 다 비워 상을 탄 적이 있을지도 모른다. 그러나 이제 어른이 되었기 때문에 어린 시절에 주입받은 이러한 생각은 더 이상 쓸모가 없다.

에릭 웨스트먼 박사의 노트 일본에서는 대부분의 어린이가 "배가 80% 찰 때까지만 먹어라"는 말을 들으며 자란다. 체내의 통제 메커니즘이 식사량을 결정하는 방식이다. 오키나와가 100세 이상 장수하는 노인이 가장 많기로 유명한 것은 우연일까?

5. 혈당치가 안정화되지 않는다

고수의 한마디 나는 케톤 상태에 이르고자 하는 사람들에게 우선 곡물과 당분을 제거하라고 요청한다. 사실 곡물은 고혈당을 유발하는 주범이므로 설탕과 같은 단순당보다 더 나쁘다. 그래서 곡물을 줄이는 게 아니라 곡물을 아예 먹지 않는 것이 케톤 상태에 도달하는 비결이다.

– 윌리엄 데이비스, 의사

지금 우리의 주 관심사는 케톤 상태인데, 혈당 이야기를 왜 하는지 궁금할 것이다. 혈당은 당뇨병에 걸린 사람이나 걱정할 문제라고 생각하는

가? 나도 그렇다면 좋겠다. 하지만 사실은 이 책을 읽는 모든 사람이 혈당 측정기를 적극적으로 사용해 혈당치를 측정해야 한다. 이 기계는 자신의 인체 대사를 스스로 평가할 수 있는 가장 가치 있지만 활용도가 낮은 도구 중 하나다. 혈당 측정기는 세계의 모든 약국에서 구매할 수 있다.

혈당치를 아는 것이 왜 중요할까? 인체 호르몬이 음식에 어떻게 반응하는지 정확히 알면 건강을 스스로 관리하는 데 큰 도움이 되기 때문이다. 탄수화물과 단백질 섭취를 각자의 한계치에 맞추고 충분한 양의 천연 지방을 섭취하면 공복 혈당 수준이 80~70으로 낮아지는 동시에 혈중 케톤 수치가 오른다. 저탄수화물, 고지방 식사를 하면 혈당치가 낮아지고 혈중 케톤이 높아지므로 두 수치가 반비례하게 된다. 역으로 혈당치가 상승하면 (섭취하는 탄수화물과 단백질의 양이 최대 허용 수준을 초과할 가능성이 매우 높다) 혈중 케톤 수치가 내려간다.

고수의 한마디 대체로 케토제닉 다이어트 식단을 충실히 따를수록 혈당 수치가 내려간다. - **찰스 몹스, 박사**

혈당 수치는 케톤 생성을 알리는 첫 번째 신호일 수 있다. 나는 1년 동안 밤낮으로 혈당과 혈중 케톤을 검사하면서, 혈액 케톤 생산이 증가하기 전에 혈당이 정상화되는 경향이 있음을 발견했다. 예를 들어, 저탄수화물, 중단백, 고지방 식단을 시작한 지 1주일 만에 아침 공복 혈당치가 99에서 85로 떨어진다면, 영양적 케톤 상태에 속하는 혈중 케톤 수치를 당장 얻지는 못할 것이다. 그러나 며칠 기다리면 혈당이 더 떨어지고 케톤이 급격히 증가하기 시작할 것이다. 이는 완전히 정상이다.

혈당이 정상화되면 심한 배고픔과 음식 갈망이 없어지고 기분이 안정되며, 갑작스레 치솟거나 하강하는 고혈당과 저혈당의 롤러코스터에서도 탈출할 수 있다. 또한 혈당을 잘 조절하면 영양적 케톤 상태에 더 쉽게 도달할 수 있다. 그리고 역으로 영양적 케톤 상태가 되면 혈당 조절이 쉬워진다. 이 둘은 케톤 상태를 성공적으로 달성하기 위해 서로 협력한다.

고수의 한마디 영양적 케톤 상태에서는 케톤이 뇌의 에너지 필요량의 최대 80%를 공급할 수 있다. 따라서 저혈당이 발생했을 때, 뇌가 포도당 결핍으로 인해 굶주리지 않기 때문에 증상이 거의 없다. – 키이스 러년, 의사

저탄수화물, 고지방 식단이 어렵게만 느껴지고, 식사 조절에 실패하는 실수들을 저질렀더라도 낙담하지 마라. 같은 처지에 있는 사람들이 많으며, 저탄수화물, 고지방 식단이 당신에게 맞지 않는 것이 결코 아니다. 아주 오랫동안 이 식단을 유지한 우리조차도 이러한 실수를 종종 저지른다. 실수를 바로잡으면 당신도 케톤 상태에 도달할 수 있다.

다음 장에서는 간헐적 단식이 케톤 상태에 도달하는 데 어떠한 영향을 미치는지 설명할 것이다.

이번 장의 핵심 개념

- 단순히 탄수화물을 적게 먹는 것은 케톤 상태에 도달하기에 충분치 않을 수 있다.
- 단백질을 너무 많이 섭취하면 케톤이 적절하게 생성되지 않을 수 있다.
- 기름기 많은 고기를 선택하고 살코기는 최대한 피하라.
- 소변 케톤 검사지에 의존해 케톤 상태 여부를 검사하지 마라.
- 소변 케톤은 케톤에 점점 적응함에 따라 사라질 수 있다.
- 포화지방과 단일불포화지방을 충분히 먹지 않는 것은 큰 실수이다.
- 저탄수화물, 저지방 식단을 절대로 먹지 마라. 몸이 건강하려면 지방이 필요하다.
- 건강 효과를 얻으려면 지방 섭취를 상당히 늘려야 할 것이다.
- 포만감을 느낄 때까지만 먹어야 칼로리 과잉이 되지 않는다.
- 포만감 신호에 주의를 기울인다면 칼로리는 굳이 계산할 필요가 없다.
- 잦은 식사는 문화의 소산일 뿐 배고픔에 대한 인체 반응이 아니다.
- 케톤 상태가 되면 저절로 12~24시간 동안 금식할 수 있다.
- 혈당 수치를 조절하는 일은 영양적 케톤 상태에 중요하다.
- 누구나 케톤 상태를 추구할 때 실수를 저지르니 낙담하지 마라.

CHAPTER 11

케토제닉 다이어트에서 간헐적 단식의 역할

고수의 한마디 보통 케톤은 인류의 진화 과정에서 많이 발생했을 장기 단식에서만 다량 생성되며, 지금도 질병이나 체중 감량을 위해 식이요법을 하는 동안에 생성이 가능하다. 케톤은 아침에 깨어나 공복일 때에도 다소 상승한다. – 찰스 몹스, 박사

단식이라는 말 때문에 아마도 독자의 반이 떠나갔겠지만, 단식이 케톤 상태의 건강 효과를 극대화할 수 있는 또 하나의 도구가 될 수 있으니 여기서 책을 덮지 않기를 바란다. 금식을 하는 동안에는 몸이 굶주림에 반응해 케톤 생산을 증가시킨다.

그러나 길거리에서 누군가에게 단식이라는 말을 꺼내면 긴 시간 동안 먹지 못한다는 생각 때문에 아마 비웃음에서 공포감의 중간 어딘가에 해당되는 반응을 보일 것이다. 믿기지 않겠지만, 나는 그 마음을 이해한다. 2006년에 저탄수화물 저자이자 블로거, 의사인 마이클 이드(Michael Eades, 베스트셀러 『단백질의 힘(Protein Power)』의 저자)의 간헐적인 단식(IF)에 대해 처음 들었을 때 나 역시 동일한 반응을 보였으니까 말이다.

이드는 블로그에 간헐적 단식에 관한 글을 올려 큰 관심을 모았고, 이 글에는 유래 없이 많은 댓글이 달렸다. 전통적인 단식 방법은 금식과 식사를 번갈아 가며 하는 것이다(월요일에 먹고, 화요일에 금식, 수요일에 먹고, 목요일에 금식). 그러나 이드 박사가 시도한 간헐적 단식은 좀 더 실용적이었다. 그의 간헐적 단식 식단표는 다음과 같다.

Day 1 – 오후 6시까지 언제든 먹고, 그 후로 금식한다.

Day 2 – 오후 6시까지 먹지 않는다.

Day 3 – 오후 6시까지 언제든 먹고, 그 후로 금식한다.

Day 4 – 오후 6시까지 먹지 않는다.

물론, 오후 6시 이후 금식하기 전까지 하루 종일 먹는 것은 아니다. 평상시처럼 배가 고플 때 먹으면 된다. 이드 박사는 간헐적 단식을 할 때 먹고 싶은 것을 아무거나 먹어도 된다고 말했다. 하지만 그는 저탄수화물 식단을 지지했으며, 단식의 효과를 극대화하려면, 특히나 체중 감량이 목표라면 저탄수화물 식단을 고수할 것을 권한다.

이드 자신은 아침과 점심을 건너뛰는 일이 아주 쉽다고 말했다. 그리고 빡빡한 일정이나 학교 수업 같이 정해진 일과가 없는 주말에는, 자연스럽게 혹은 자발적으로 세끼를 꼬박 챙겨 먹지 않을 가능성이 높다. 하지만 나는 간헐적이라 하더라도 단식에 굉장히 회의적이었다. 극심한 굶주림을 억지로 참으며 스스로 그것을 즐긴다고 자신을 속이는 고문을 왜 자청할까? 제정신이라면 그럴 수 있을까?

하지만 지금은 생각이 바뀌었다. 단식의 개념은 최근 건강한 생활습관의 하나로 팔레오(Paleo) 식단을 따르는 사람들(원시 사냥꾼 조상들의 식습관을 귀담아 듣는 사람들) 사이에서 인기를 얻었으며, 이들 중 다수가 케톤 상태를 추구하고 있다. 간헐적 단식은 체중과 건강을 최적화하기 위한 강력한 전략이 될 수 있다. 하지만 아직도 논란이 무성하며 많은 이들이 오해를 하고 있다. 그렇다면 누가 단식을 해야 하며 또 누가 하지 말아야 할까? 효과를 극대화하려면 얼마 동안 단식을 해야 할까? 단식을 하지 않고도 적절한 양의 케톤이 생성될까? 이번 장에서 이러한 질문들에 답을 할 것이다.

첫째, 단식을 하지 않아도 유익한 케톤 수준을 유지하는 일이 가능하지만 일부 사람에게는 어려울 수 있다. 탄수화물과 단백질을 한계치 이내에서 먹고, 포만감을 느낄 만큼 적정한 양의 지방을 먹는데도 케톤이 충분히 생성되지 않는다면, 음식을 너무 많이 혹은 너무 자주 먹을 가능성이 높다. 10장에서 말했듯이, 금식은 케톤 생산량을 높이는 효과가 있다.

고수의 한마디 케톤 생성에서 가장 큰 문제점은 과도한 칼로리 섭취이다. 반면 먹는 양을 꼼꼼히 측정해서 제한하면 케토제닉 다이어트로 광범위한 질병을 치료할 수 있다. **– 토마스 세이프리드, 박사**

1년간의 영양적 케톤 상태 실험을 시작했을 때 나는 단식을 할 생각이 전혀 없었다. 하지만 곧바로 내가 자발적이고 자연스럽게 단식을 하고 있음을 깨달았다. 특히 혈중 케톤이 1.0밀리몰을 초과했을 때 그랬다. 지금도 기억나는 것이, 실험을 시작하고 몇 주 되지 않았을 때 아내가 나에게 마지막 식사가 언제냐고 물었다. 시간을 확인하고 음식 기록을 보니 약 28시간이 지나 있었다. 내가 먹는 일을 완전히 잊어버린 것이다. 당신이 나를 안다면 이것이 얼마나 경이로운 일인지 알 것이다! 나는 내 몸이 만들어 내는 케톤에 너무 만족해서 먹을 필요를 느끼지 못했다. 행그리했던 지난날은 오래 전에 사라졌고, 나는 지금 케톤 상태의 위력을 체험하고 있다.

어려서부터 귀가 따갑도록 들었듯이 하루 세끼를 때맞춰 먹어야 한다고 생각하는 사람들에게는 이러한 이야기들이 좀 이상하게 느껴질 것이다. 그러나 단식이 생각보다 훨씬 더 정상적이라는 사실을 깨닫기 바란다. 탄수화물이 적고 단백질이 적당하며 지방이 많은, 칼로리가 풍부한 음식을 먹는다면 몇 시간 만에 다시 음식을 먹어야 할 필요를 느끼지 못할 것이다. 탄수화물이나 단백질을 과다 섭취하지 않고 지방을 많이 먹는 한, 다음 식사 시간을 거뜬히 12~24시간 후로 미룰 수 있다.

이러한 일은 매우 자연스럽게 발생하며, 배가 고프거나 불편해서는 안 된다. 단식을 시도하고 결과를 지켜보라. 지방을 더 많이 먹게 되면 식사량을 줄이고 싶은 유혹을 느낄 수 있지만 그러지 마라. 식사량이 꽤 많아야 하는데, 하루에 한 끼만 먹는다면 더욱 그렇다. 아마 계란 2개와 베이컨 2개를 먹던 아침 식사가 계란 4개를 버터로 조리해서 체다 치즈와 사워크림을 얹고, 베이컨 세 장과 아보카도 하나를 추가하는 것으로 바꾸어야 할 것이다. 전에는 아마도 몇 시간 내에 먹을 걸 다시 찾았겠지만 이렇게 먹으면 하루 종일 음식 생각이 나지 않을 것이다. 간헐적 단식을 실천하면 굉장한 자유를 얻게 된다!

고수의 한마디 앳킨스 클리닉에서 우리는 환자에게 매 끼니와 간식에 단백질을 포함하라고 권했다. 고기에서 비계를 잘라 내거나 가금류에서 껍질을 제거할 필요가 없었다. 우리는 야채에 버터를, 샐러드에 올리브유와 같은 건강한 기름을 자유롭게 사용하도록 권장했다. 사워크림과 진한 크림 역시 허용했다. **– 재클린 에버스타인, 공인 간호사**

간헐적 단식을 자신의 케톤 상태가 잘 유지되고 있는지를 검증하는 수단으로 생각하라. 케톤에 완전히 적응한 후 수분을 충분히 섭취하면서 12시간에서 24시간 동안 자발적인 단식을 시작하면, 세 시간마다 먹을 것을 찾지 않아도 되는 자유를 얻을 것이다. 케톤을 연료로 사용하면 정신이 또렷해지고 먹고 싶은 유혹을 물리치려고 애를 쓰지 않아도 배가 별로 고프지 않다. 유해한 부작용 없이 간헐적 단식을 자연스럽게 하고 있다면 대사가 최적으로 이루어지고 있다는 매우 명확한 지표이다.

고수의 한마디 고지방식을 시작하면 인체에서 지방산과 케톤이 연소되는데, 이는 최적의 건강을 위해 필수적이다. **– 론 로즈데일, 의사**

그런데 간헐적 단식 중에 배가 고파오면 어떻게 할까? 대답은 아주 간단하다. 뭔가를 먹는다! 배가 고프다는 것은 몸에 음식이 필요하다는 신호다. 단, 뱃속에서 꼬르륵 소리가 난다고 꼭 배가 고프다는 신호는 아니라는 걸 명심하라.

에릭 웨스트먼 박사의 노트 하루 세끼를 꼬박꼬박 먹지 않아도 된다는 것을 강조하기 위해 나는 우리 클리닉에 "배고프면 먹고, 목마르면 마셔라!"라는 벽보를 붙였다. 나는 환자들이 이를 금언으로 여기기를 바란다! 많은 환자들이 말하기를, 하루에 한두 끼만 먹을 때 이 벽보를 상기하면 '식사를 거른다'는 생각을 하지 않게 된다고 한다.

나는 노스캐롤라이나 주 더럼의 웨스트먼 선생님의 듀크 라이프스타일 의료 클리닉의 환자실마다 "배고프면 먹고, 목마르면 마셔라!"라는 벽보가 큼지막하게 붙어 있는 것을 보았다. 이 표어가 놀랍도록 심오한 이유는, 요즘 사람들은 정말로 배가 고프거나 갈증이 날 때 몸이 말하는 소리를 거의 듣지 못하기 때문이다. 사실은 탄수화물이 배를 고프게 만든다. 이는 단식을 시도하려는 사람이 알아야 할 중요한 개념이다.

180kg이 넘는 거구였을 때 나는 언제나 배가 고팠다. 그때는 먹는 양이 중요하지 않았던 것 같다. 그저 먹고 또 먹고 또 먹었으니까. 내가 다이어트에 성공할 수 있었던 주된 이유는, 배가 고프지 않도록 했고 또한 진정한 배고픔이 어떤 것인지를 인식했기 때문이다. 물론 배고프다는 느낌은 주관적이고 사람마다 다르기 때문에 정말로 배고픈 게 어떤 느낌인지 정확하게 말할 수는 없다. 하지만 나는 무엇이 배고픈 게 아닌지는 말해 줄 수 있다.

에릭 웨스트먼 박사의 노트 대부분의 경우, 탄수화물을 줄이고 1~3일이 지나면 배고픔과 탄수화물이 당기는 증상이 크게 감소한다. 하지만 시간이 지나면서 다른 이유로 음식을 먹는다면 케톤 상태를 방해하는 요인이 될 수 있다.

때로는 실제로 영양 결핍으로 인해 배가 고프다고 느낄 수 있다. 케톤 상태를 처음 접한 블로그 독자로부터 이메일을 받았다. 그녀는 저탄수화물, 고지방 식사를 했지만 배가 계속 고팠을 뿐 아니라 머리 속이 안개 낀 듯 아득한 느낌이 지속되었고, 케톤 상태로 전환될 때 나타나는 극심한 두통으로 힘들어하고 있었다. 나는 음식과 음료에 소금을 넣어 일일 소금 섭취량을 늘리라고 제안했다. 예를 들면, 음식에 따뜻한 물을 섞은 수프용 큐브를 넣는 식이다. 단 며칠 만에 그녀는 좋은 결과를 얻었다며 다음과 같은 답을 보내왔다.

안녕하세요, 지미,
제 이메일에 답해 주셔서 너무 고마워요! 당신의 충고를 듣고 식단에 수프용 큐브를 추가했어요. 그때부터 두통이 사라졌고, 이제는 정말로 배가 고픈 때가 언제인지 알 수 있어요. 저는 처음으로 혈중 케톤과 혈당을 측정했답니다. 혈중 케톤이 1.2밀리몰, 혈당은 93이었어요. 어제 베이컨, 스파게티 스쿼시, 마리나라 소스를 넣은 간 쇠고기와 목초 버터, 코코넛유, 85% 다크 초콜릿을 먹고 완전히 만족했답니다. 진즉에 이렇게 먹었어야 했는데 말이죠!

단지 소금의 양을 늘렸을 뿐인데 이 독자는 이미 먹고 있던 음식에 완전히 만족할 수 있었다. 당신도 그녀처럼 진정한 배고픔과 포만감이 무엇인지 아는 기쁨을 경험하기 바란다. 나 역시 뛸 듯이 기뻤다. 체중 감량을 위해 다이어트를 시도하는 이들 중에는 배고픈 것이 유익할뿐더러 배가 고파야 다이어트라고 생각하는 사람들이 너무나 많다. 이것이 얼마나 정신 나간 생각인지 아는가? 배고픔을 느낀다는 것은 몸이 먹을 것을 달라고 비명을 지르는 것이다.

고수의 한마디 케토제닉 다이어트의 초기 단계에서는 때때로 나트륨이 상당량 빠져나가고, 케톤에 완전히 적응하기 전 기초 에너지 물질이 변화하므로 배고픔, 단기 두통, 일시적인 피로, 무기력 등이 나타날 수 있다. 이러한 문제는 음식에 정제하지 않은 천연 소금을 더 넣으면 쉽게 해결할 수 있다. 히말라야 바닷소금이 좋다. – 노라 겟가우다스, 영양 전문가

못 견디게 배가 고플 때에는 가공된 탄수화물이 몹시 당기는 경향이 있다. 이 유혹에 굴복해 탄수화물을 먹는 대신 지방을 먹어 보라. 허기를 빨리 해소시키는 데는 지방만 한 게 없다(단백질도 조금 같이 먹어 줘라)! 허기를 멈추게 하는 가장 좋은 방법 중 하나는 약간 두터운 전지 체다 치즈 한 장에 버터 한두 조각을 돌돌 말아 먹는 것이다.

다이어트에 익숙한 사람들은 저탄수화물, 고지방 케톤 식단으로 바꾸는 일이 어려울 수 있다. 대부분은 허기를 완전히 채울 만큼 지방이나 음식을 충분히 먹지 않는다. 무지방 식품을 먹으면 배가 더 고프고 음식이 더 당기며, 지금까지 설명한 다른 모든 부작용이 초래될 것이다. 무지방

은 실패로 가는 지름길이기 때문에, 다이어트를 비난하기 전에 7장의 조언에 따라 지방을 더 많이 섭취하라. 그러면 배고픔이 완전히 사라질 것이다. 물론 지방을 충분히 섭취하지 않으면 케톤 상태에 도달할 수도 없다. 지방 공포증에서 완전히 벗어나라.

고수의 한마디 지방이 건강에 좋지 않다는 오래된 오명은 케톤 상태에 이르고자 하는 사람들에게 가장 큰 장애물이다. – 존 키이퍼, 운동 능력 과학자

케토제닉 다이어트를 시작할 때 음식을 충분히 섭취하지 않으면 공복 시에 속쓰림 등의 통증이 올 수 있다. 따라서 배고픔을 느끼면 저탄수화물, 고지방 식단으로 맛있고 영양이 풍부한 음식을 마음껏 먹어라(포만감을 주면서 군침을 돌게 하는 음식 목록은 19장에서 소개한다). 이런 식단을 섭취한 후에는 단지 때가 되었다는 이유만으로 다음번 '식사 시간'에 또 먹어야 한다고 생각하지 마라. 배가 고프지 않으면 먹지 마라. 이는 당연한 것처럼 들리지만 너무 많은 사람들이 먹을 필요를 느껴서가 아니라 때가 되면 습관적으로 밥을 먹는다.

케톤 상태 덕분에 나처럼 매일 한두 끼의 식사를 편안하게 먹을 수 있는 사람들이 많다. 반면, 하루 종일 여러 번 먹는 것을 선호하는 사람도 있을 것이다. 먹는 시간과 양은 각자 결정할 일이지만, 진행 상황을 모니터링하고 배가 고플 때 먹어라. 잊지 말아야 할 점은 탄수화물은 금방 배가 꺼지지만 지방을 먹으면 포만감이 오래간다. 몸의 소리에 귀를 기울여 그에 따라 먹는 법을 배우라.

음식을 먹는 이유에는 배고픔 이외에도 여러 가지가 있다. 우리는 종

종 지루하거나, 불안하거나, 우울하거나, 걱정할 때 먹기도 하고, 친구들과 어울리기 위해 먹기도 한다. 명절을 즐기기 위해서도 먹고 음식과 연관되는 환경에 있을 때에도 먹는다(영화관에서 핫도그를 먹거나 팝콘을 먹는 것처럼). 다른 사람들이 모두 먹고 있는 사회적 상황에서 먹지 않는 것을 불명예로 생각하는 사람도 있다. 예를 들어, 목사님이나 랍비, 성직자는 직업적으로 누군가의 집을 방문했을 때 차려 놓은 음식을 먹어야 하는 상황에 부딪칠 수 있다. 이 경우 중요하게 기억할 점은 사람들이 모이는 이유는 음식이 아니라 친교를 위해서라는 것이다. 간단히 "고마워요. 하지만 방금 뭘 먹어서요."와 같이 말하면 주인이 상처를 입지 않을 수 있으며, 최악의 경우 한 젓가락 먹어 보는 것만으로도 그를 만족시킬 수 있을 것이다. 물론, 음식 맛을 반드시 칭찬해야 한다! 사교에서 먹는 일을 없애면 실제로 더 자유롭게 다른 사람들과 어울릴 수 있다. 몸이 지방과 케톤을 연료로 사용하는 일에 적절히 적응되면 이를 알게 될 것이다.

고수의 한마디 케토제닉 다이어트를 시도할 때 사람들이 마주치는 첫 번째 장애물은 '정상적으로' 먹으라고 압력을 주는 가족이나 친구들일 수 있다. 내가 단백질 국수 라자냐와 건강에 좋은 무가당 극저탄수화물 디저트와 같이 맛있는 신 메뉴를 열성적으로 개발하는 이유도 그 때문이다. 그래야 고객들이 단 음식을 먹지 않는다. **– 마리아 에머리치, 영양 전문가**

탄수화물이 많은 음식이나 음료는 일시적으로 기분을 좋게 하기 때문에 마음을 달래려고 먹는 경우가 아주 흔하다. 좋은 소식이 있다. 베이컨이 체중 증가와 다른 건강 문제를 유발하지 않으면서 마카로니와 치즈처럼 위안 음식이 될 수 있다. 대부분의 미국인은 의심의 여지없이 과자와 녹말을 위안 음식으로 여긴다. 다행스럽게도 저탄수화물, 고지방 라이프 스타일을 실천하면 시간이 지나면서 생각이 바뀐다.

많은 사람들은 하루 중 특정 시간대에 밥 생각이 나거나 배에서 나는 꼬르륵 소리를 듣고 배가 고프다고 생각한다. 하지만 이러한 느낌은 배고픔이 아니다. 너무나 오랜 시간 그 시간에 밥을 먹었기 때문에 뇌가 단순히 그러한 결론(배고픔)을 내리는 것이다. 이것은 파블로프 반응과 같다. 종소리와 함께 먹이를 먹도록 훈련받은 파블로프의 개가 종소리가 날 때마다 침을 흘리기 시작하듯이, 우리 역시 무의식적으로 특정 시간에 먹는 것에 익숙해져서 그 시간이 되면 몸이 위장 운동을 하고 분비물을 생산한다. 그러나 그건 진정한 배고픔이 아니다. 케톤에 적응한 후에는, 특정 시간대에 나타나는 위장 소음과 먹고 싶은 충동이 빠르게 사라진다.

에릭 웨스트먼 박사의 노트 어린 시절 나는 으레 명절만 되면 단 과자를 실컷 먹을 수 있었다. 할로윈의 캔디 바, 밸런타인데이의 캔디 하트, 크리스마스 쿠키 등등. 내가 마지막으로 받은 과자는 부활절의 젤리빈이었다. 결국 단 것을 끊는 데 10년이 걸렸다!

온라인 건강 공동체의 일부 구성원들은 호르몬 조절 장애를 우려하며 여성들의 간헐적 단식에 의문을 제기한다. 하지만 케톤 상태에서 오는 자연스러운 포만감 때문에 하는 금식이라면 피할 이유가 없다. 그렇다 해도 이 문제가 특별히 우려되는 경우에는 반드시 의사와 상의하는 게 좋다. 그리고 물론 금식하는 동안에 자신의 상태를 주시하며 필요에 따라 조절을 하라. 배고픔은 먹으라는 신호다!

1년 동안 영양적인 케톤 상태를 자가 실험하면서 나는 일주일 동안 아무것도 먹지 않고 물만 마시면 어떻게 될지 궁금해졌다. 2011년에 나는 암 연구자인 토마스 세이프리드 박사의 말을 실험해 보고자 물, 다이어트 소다, 수프용 치킨 큐브만 먹으며 일주일 단식을 했다. 2009년 11월, 〈로우캅 쇼〉 팟캐스트 인터뷰에서 세이프리드 박사는 매년 일주일간 단식을 하는 것이 암을 예방하는 훌륭한 방법이라고 강조했다. 이론적 근거를 들자면, 일주일 단식을 하는 동안 암세포에 당분과 탄수화물을 공급하지 않기 때문에 암세포를 죽일 수 있고, 일주일간 생성되는 많은 양의 케톤이 암을 방어하는 수단이 될 수 있다는 것이다. 시작하기까지는 시간이 좀 걸렸지만, 2011년 4월에 나는 처음 단식을 시도했다. 세이프리드 박사는 2012년에 출간된 자신의 저서 『암은 대사 질환이다』에서 영광스럽게도 나의 단식 시도를 칭찬하기까지 했다.

내 몸이 10개월간 지속적으로 케톤체(BHB)에 의존해 효율적으로 작동하자, 일주일간 운동과 평소에 먹던 영양제를 끊는 것은 물론 지난 번 단식 때 먹었던 다이어트 소다와 수프용 큐브 없이 물만 마셔도 같은 결과가 나올지 궁금해졌다. 영양적 케톤 상태에서는 18~24시간의 규칙적인 금식은 이미 자연스럽고 쉬웠지만 이 기간을 초과하면 어떻게 될까? 우리의 수렵-채집인 조상들은 음식을 쉽게 구할 수 없을 때 장기간 기아 상태를 겪었지만 현대 사회에서는 어떤 일이 벌어질까? 나는 스스로 알아내고 싶었다.

고수의 한마디 나는 케토제닉 다이어트를 이용해 환자가 배고픔과 결핍감을 느끼지 않도록 하면서 비만과 만성질환을 효과적으로 치료해 왔다.

– 키이스 러냔, 의사

한 주 동안 내게 어떤 변화가 일어나는지 보고 싶었기 때문에 나는 평상시에 일어나는 모든 일들을 관찰하면서 깨어 있는 동안에 매 정시마다 혈액 케톤과 혈당을 검사하기로 결정했다. 이렇게 하면 단식이 나의 모든 수치와 건강 상태에 실시간으로 어떻게 영향을 미치는지 정확하게 평가할 수 있기 때문이다. 나는 나 자신과 아내에게, 언제든 단순한 허기 이상으로 몸 상태가 나빠지거나 혈당이 2시간 넘게 50대 이하로 떨어지면 즉시 실험을 끝내겠다고 약속했다.

단식을 시작하고 처음 며칠 동안 혈당은 서서히 떨어져서 셋째 날에는 뚝 떨어졌다. 그때 혈당치가 2시간 넘게 59를 기록했고 두통이 동반되었다. 그 외에는 상태가 꽤 좋았다. 하지만 혈당이 다시 60대 초반으로 올라가도 두통은 계속되었다.

나의 혈중 케톤 수치는 비슷한 역패턴을 보였다. 처음 며칠 동안 약 1.0~1.5밀리몰의 정상 수치를 보인 다음 확 치솟았다. 49시간 금식 후에는 4.6밀리몰이었고 71시간이 지나자 5.8밀리몰에 이르렀다. 이는 혈당이 2시간 동안 59로 떨어진 것과 일치했다. 앞서 말했듯이, 높은 혈중 케톤 수치를 걱정할 필요가 없는 이유는 혈당도 같이 떨어지기 때문이다(이 점은 아무리 강조해도 부족하다. 당뇨병성 케톤산증은 혈중 케톤과 혈당이 모두 매우 높을 때 발생하지만, 영양적 케톤 상태에서는 혈중 케톤은 높고 혈당은 낮다).

두통이 그치지 않자 나는 3일째 오후 5시 30분에 단식을 공식적으로 끝내기로 결정했다. 단식을 끝낸 후 상당한 양의 음식을 먹고 나서 한 시간 이내에 두통은 완전히 사라졌다. 지금 생각해 보면, 내 몸의 전해질 균형이 깨졌던 것이고, 2011년 단식에서 사용했던 수프용 큐브는 내가 생각했던 것보다 단식을 지속하는 데 훨씬 더 효과적이었다. 이러한 깨우침은 다음번에 일주일 단식을 할 때 도움이 되었다. 7일 동안 단식을 계속했다면 혈중 케톤이 얼마나 올라갔을지 너무 궁금하다. 덧붙여 말하면, 3일간의 단식을 끝낸 날 밤에 나는 잠을 잘 자지 못하고 한두 시간 만에 깨어났다.

3일간의 단식을 끝낸 후 내가 관찰한 내용은 다음과 같다.

- 72시간의 단식 후 첫 식사량이 상당했다.
- 많은 양의 음식을 먹었음에도 불구하고 한동안 계속 배가 고파서 끊임없이 먹고 싶은 욕구를 억제해야 했다.
- 단식 후에 얼마 동안 금식 전보다 더 자주 배고픔을 느꼈다.
- 아침 공복 혈당 수치는 단식 이후에 90대로 상승했다.
- 혈중 케톤은 3일 이내에 정상으로 돌아왔다.
- 다시 체육관에 갔을 때 여전히 기운이 솟았다.
- 단식을 끝내고 예상대로 체중이 몇 파운드 늘었다.
- 잠을 잘 자기까지는 며칠이 걸렸다.
- 또렷한 정신은 계속 유지되었다.

케톤 상태에서는 단식을 여러 날 계속하지 않아도 된다. 나는 그저 결과가 궁금했을 뿐이다. 나의 결론은 칼로리가 충분한 저탄수화물, 중단백, 고지방 식단을 섭취하면 자연적으로 단식을 하게 되어 단식의 혜택을 모두 누릴 수 있다는 것이다. 이렇듯 케톤은 단식한다는 생각조차 없이 단식의 호사를 누리게 한다.

아마도 지금까지 읽으면서 케톤에 관해 다루어지지 않은 몇 가지 질문이 생각났을 것이다. 다음 장에서 케톤에 관해 가장 자주 묻는 질문들에 대한 답을 들려줄 것이다.

이번 장의 핵심 개념

- 단식을 하면 케톤 생성이 증가한다.
- 몇 시간 동안 음식 없이 지낸다는 것은 미친 생각 같지만 그렇지 않다. 간헐적 단식(IF)은 체중 감량과 건강 개선에 널리 사용되는 전략이다.
- 케톤 수치가 높으면 단식이 자연스럽고 자발적으로 이루어진다.
- 하루 세 끼를 꼭 먹어야 할 필요는 없다.
- 식사의 양은 매일 1~2회만 먹어도 될 정도로 충분해야 한다.
- 단식으로 케토 적합성 수준을 알 수 있다.
- 배가 고프면 먹어라.
- 배고프면 먹고, 목마르면 마셔라.
- 배고픔은 주관적인 느낌이므로 각자 스스로 알아내야 한다.
- 케토제닉 다이어트에 소금이 충분치 않으면 배고프다는 느낌을 받을 수 있다.
- 배고픔을 찬양하는 건 미친 짓이다.
- 가공된 탄수화물이 당길 때 지방과 단백질을 섭취하라.
- 먹는 양과 시간은 스스로 결정해야 한다.
- 거짓 배고픔에 주의하라.
- 탄수화물이 많지 않은 음식도 위안이 된다. 베이컨은 새로운 위안 음식이 될 수 있다.
- 배에서 꼬르륵 소리가 난다고 정말로 배가 고픈 건 아니다.
- 금식 중의 느낌을 철저히 관찰하고 이에 따라 식사 시간을 조정하라.
- 장기간 단식을 하면 혈중 케톤은 올라가고 혈당은 내려간다.
- 단식의 혜택을 얻기 위해 며칠 동안 내리 단식할 필요는 없다.

CHAPTER 12

자주 묻는 질문들

고수의 한마디 저탄수화물, 고지방 케토제닉 다이어트의 잠재적인 위험성에 대해서는, 노골적이고 부당한 공포증이 아니라면 잘못된 정보와 허위 정보가 많다. 많이 알려진 이러한 공포증에는 터무니없는 것들도 있다.

– 노라 겟가우다스, 영양 전문가

이 책을 거의 절반 정도 읽었으니, 확신하건대 케톤 상태와 케토제닉 다이어트에 대한 질문들이 마음속에서 소용돌이 칠 것이다. 가장 많이 받는 질문들을 살펴본 후, 케톤 상태에서 얻을 수 있는 엄청난 건강 혜택을 계속 이야기할 것이다.

케톤 상태는 인간에게 자연스러운가?

고수의 한마디 인체는 놀랍게도 탄수화물을 먹지 않으면, 단백질을 과잉 섭취하지 않는 한 자연스럽게 케톤을 만들어 낸다. – 데이비드 펄머터, 의사

틀림없이 케톤 상태는 그저 연료로 지방을 태우는 상태다. 탄수화물을 적게, 단백질을 적당히, 지방을 많이 먹는 케토제닉 다이어트를 하면 케톤 생산이 며칠 안에 시작될 수 있지만 몇 주 이상 오래 걸리는 사람도 있다. 수렵–채집인 조상들은 동물들을 대량 사냥하지 않는 시기에는 케톤으로 생존하고 체력을 유지했다. 따라서 거의 확실히 케톤 상태는 매우 자연스러운 상태였다. 현대인들은 원시 조상들과 유전자 구성이 기본적으로 같다. 그래서 케톤 상태에서 아무런 문제가 없다.

섬유질은 케톤 상태에서 어떠한 역할을 하는가?

고수의 한마디 녹색 채소에는 섬유질과 영양소가 풍부하기 때문에 나는 주로 짙은 녹색 채소에서 채소의 탄수화물을 얻으라고 권한다.

– 스테파니 퍼슨, 퍼스널 트레이너

섬유질 하면 사람들이 가장 먼저 떠올리는 것이 통곡물이다. 어쨌든 우리는 영양 지식이 많다고 생각되는 영양사와 건강 전문가들에게 통곡물이 건강에 좋다고 들어 왔다. 하지만 도정이 되었든 아니든 곡물은 건

강한 케톤 식단에 포함되지 않으며, 케톤 생산을 곧바로 저해한다. 케톤 상태에서 섬유질을 섭취하는 것이 불가능할까? 전혀 그렇지 않다.

브로콜리와 시금치같이 녹말이 없는 녹색 채소에는 섬유질이 풍부하기 때문에 케톤 생산을 방해하지 않는다. 가장 좋은 방법은 이러한 채소를 먹고 몸의 반응을 보는 것이다. 명심할 사항은, 자신의 탄수화물 한계치를 알기 위해서는 섬유질을 포함해 모든 탄수화물을 계산하기를 권한다. 자신이 어떠한 음식에 대해 어떻게 반응하고, 섬유질을 많이 먹었을 때 좋은지 아닌지 정직하게 알기 위해서는 이 방법 외에는 없다.

케토제닉 다이어트를 하면 변비가 생겨요.
어떻게 해야 할까요?

고수의 한마디 나트륨과 마그네슘, 수분을 적절하게 섭취하면 경미한 어지러움, 두통, 근육 경련, 변비를 포함해 케톤 상태의 단기적 부작용을 피하는 데 도움이 된다. – 키이스 러냔, 의사

이 질문은 바로 앞 질문과 관련이 있다. 대부분이 동의하듯이 변비를 예방하기 위해서는 섬유질이 필요하니까 말이다. 케토제닉 다이어트로 변비가 생겼다면 녹색 채소를 더 많이 섭취하라. 포화지방과 불포화지방, 물을 더 섭취하고 나트륨, 칼륨, 마그네슘의 수치를 적절히 맞추고, 에리트리톨이나 소르비톨, 자일리톨과 같은 당 알코올과 함께 무가당 초콜릿, 캔디, 껌 같은 것들을 먹어도 도움이 된다(장운동을 유도할 수 있다).

수분을 충분히 섭취하고 지방을 많이 먹으면 이 문제가 충분히 해결될 수 있다.

정기적으로 케톤 상태와 비케톤 상태가 교차되면 건강에 이로울까요?

고수의 한마디 잘 계획된 케토제닉 다이어트는 저탄수화물, 고지방 식단으로 경험하는 많은 부정적인 영향을 극복할 수 있다. 일부 사람들에게 권할 만한 방법은, 아마 원시 조상들의 식단이 자연적으로 그랬듯이, 다양한 다량영양소를 돌아가며 섭취하는 것이다(사냥이 쉬운 여름에는 지방을 많이 먹고, 열매가 나는 가을에는 탄수화물 섭취를 늘렸던 원시인처럼 다양한 영양소를 돌아가며 섭취하는 방법에 대한 언급임-감수자). **- 브라이언 박스데일, 신경과학자**

화학자이자 운동 능력 연구자이며 『탄수화물 야간 해결책』의 저자인 존 키이퍼는 7~14시간에 한 번(대사에 문제가 있는 사람들은 빈도수를 줄여야 한다) 탄수화물을 섭취하는 방법을 제안했다. 키이퍼는 사람들이 이 방식('탄수화물 순환'이라고도 불림)을 반복적으로 이용해 케톤 상태를 들락날락하면서 체지방을 줄이고, 날씬해지며, 근육이 증가하고, 좋아하는 음식을 즐긴다는 사실을 발견했다. 최근 몇 년간 이러한 방법이 점점 인기를 얻고 있지만, 케톤 상태의 치료적인 효과를 원하는 사람들에게는 적합한 전략이 아닐 수 있다.

다시 말하지만, 자신에게 얼마나 효과가 있는지 스스로 테스트해 보

라. 주중에 케토제닉 다이어트를 하고 주말에는 단백질과 탄수화물 양을 늘리는 것이 일부 사람들에게 더 바람직할 수도 있지만 이것이 역효과를 낳을 수도 있다. 다시 케톤 상태에 들어가는 데 며칠에서 몇 주가 걸릴 수도 있기 때문이다. 최적의 건강 상태를 유지하기 위해 자신에게 어떠한 방법이 맞는지 알아내 실행하라. 주기적으로 케톤 상태를 들락날락해서 결과가 만족스럽다면 이 방법을 이용하라. 하지만 그렇지 않다면 케톤 상태를 계속 유지해도 불리할 것이 전혀 없다.

케토제닉 다이어트를 하면 근육에 경련이 생기는 이유는 뭘까요?

종종 사람들은 저탄수화물, 중단백, 고지방 식단을 시작할 때 전해질 관리와 물을 충분히 섭취하는 것을 잊어버려, 전해질 불균형으로 인한 근육 경련이 발생할 수 있다(나의 경우 저탄수화물, 고지방 식단을 시작했을 때 종아리에 근육 경직이 심했다). 특히 주 연료가 포도당에서 케톤으로 바뀌는 초반 전환기에는 소금을 보충해야 한다(하지만 이것이 게토레이 결핍은 아니다. 게토레이에는 설탕이 너무 많다). 대신에 이런 고통스럽고 신경 쓰이는 경련을 피할 수 있는 매우 쉬운 전략이 세 가지 있다.

첫째로, 나트륨과 칼륨, 마그네슘을 더 섭취해야 한다. 영양제를 이용할 수도 있지만 케톤 상태를 유도하는 데 도움을 주는 나트륨과 마그네슘이 풍부한 음식들이 있다. 칼륨을 늘리는 방법을 물어보면 사람들은 바나나를 제안할 것이다. 하지만 바나나에는 탄수화물이 너무 많아서(27g) 케톤 상태를 유도할 수 없다. 아보카도가 더 낫다. 아보카도(975g) 하나에는 큰 바나나(487g)보다 두 배나 많은 칼륨이 들어 있다. 마그네슘은 생시금치, 브라질넛, 아몬드, 생선, 다크 초콜릿을 통해 섭취할 수 있다.

둘째, 하루에 몇 번 쇠고기나 치킨 수프용 큐브로 육수를 만들어 따뜻하게 마시면 인체에 염분을 보충할 수 있다. 만일 고혈압이 없고 소금에 민감하지 않다면, 또는 심장 기능 상실을 경험한 적이 없다면, 이 방법이 경련을 줄이는 데 도움이 된다. 또한 케톤식 초기에 나타날 수 있는 케토 플루 증상을 방지할 수 있을 만큼 에너지를 증강시킬 수 있다. 소금이 혈압을 올린다는 우려는 소금에 민감하지 않은 사람에게는 문제가 되지 않는다.

셋째, 물을 더 마셔라. 물은 근육의 이완과 수축을 돕기 때문에 경련을 막는 데 매우 중요한 요소이다. 정기적으로 운동을 한다면 수분을 충분히 유지하는 일이 특히 중요하다. 항상 물병을 가지고 다니면서 하루 종일 마셔라. 경련이 갑자기 사라져도 놀라지 마라. 케톤 상태가 오래 유지될수록 경련이 줄어들 것이다. 그러기는 쉽지 않지만 물을 너무 많이 먹을 수도 있다. 이것은 나트륨과 다른 무기질의 수치를 떨어뜨리기 때문에 시간당 80ml 이하로 제한하라. 하지만 대부분 물을 너무 마시기보다는 충분히 마시지 않을 가능성이 훨씬 더 크다.

영양제가 케톤 상태로 들어가는 데 도움이 될까요?

5, 6, 7장에서 설명했듯이 자신의 특성에 맞게 탄수화물, 단백질, 지방, 다량영양소 섭취를 잘 조절만 해도 케톤이 분명히 생산될 수 있다. 그렇긴 해도 케톤 생성을 증가시키는 영양제가 있기는 하다.

고수의 한마디 BHB의 생산을 촉진하기 위해서 우리는 MCT유와 코코넛유 중 하나를 추가한다. **– 데이비드 펄머터, 의사**

코코넛유에서 소량 만들어지는 MCT유는 비타민과 건강식품점에서 영양제로 팔고 있다. MCT유는 두세 시간 동안에 케톤 수치를 빨리 올릴 수 있다. 하지만 이 오일을 사용할 때는 주의해야 한다. 많이 복용하면 위 불편감, 위통, 설사를 유발할 수 있기 때문이다. 조금씩 먹기 시작해서 천천히 양을 늘리는 것이 좋다. 특히 MCT유가 케톤 상태에 이르기 위한 대체 영양제가 아니라는 점을 잊지 마라. 하지만 케톤을 생성하기 힘든 사람에게는 심리적, 생리적으로 도움을 줄 수 있다.

고수의 한마디 문제는 케토제닉 다이어트가 인체가 적절히 작용하는 데 필요한 비타민, 미네랄, 필수지방, 항산화 물질의 다량영양소를 제공하는가이다. **– 테리 월스, 의사**

대체로 케토제닉 다이어트는 놀라울 만큼 영양이 풍부해서 최적의 건강 상태를 유지하기 위해 필요한 영양소의 대부분을 제공한다. 철이 없는 종합비타민을 복용하면 부족할 수 있는 영양분을 보충하는 데 도움이 될 수 있다(철 수치가 극히 낮거나 폐경 전일 때를 제외하고. 이런 경우에는 철 영양분이 도움이 될 수 있기 때문에). 다른 영양제로는 알파리포산이나 코엔자임 Q10, L-카르니틴, 비타민D, 비타민C, 중탄산칼륨, 마그네슘이 있다. 그리고 여전히 탄수화물이 몹시 당긴다면 L-글루타민 100g을 하루 세 번 공복에 복용하라.

MCT유로 생성된 케톤이 저탄수화물, 중단백, 고지방 식단으로 생성된 케톤과 같은 효과를 제공할까요?

현재로서는 해답을 내놓은 연구 결과가 없다. 혈중 케톤 측정기에 결과가 빨리 나타나기 때문에 많은 사람이 MCT유를 사용하기 좋아한다. 하지만 지방을 많이 먹고, 탄수화물을 자신의 한계치에 맞춰 줄이고, 단백질을 최대량 이하로 적절히 먹어 자연스럽게 케톤 상태를 유도하는 게 좋지 않을까?(반드시 코코넛유나 MCT유가 아니어도 괜찮다.) 이런 식으로 하면 건강 효과를 얻는 데 필요한 케톤이 모두 충족되지 않을 이유가 없다. MCT유를 섭취하고 느낌이 좋다면 계속 섭취하라. 하지만 식단과 자발적인 간헐적 단식 전략을 통해서 자연스럽게 케톤을 유도하는 편이 확실히 더 낫다.

고수의 한마디 코코넛유와 같은 지방에서 뽑은 MCT유를 포함시키는 것을 잊지 마라. 나는 이를 케톤 상태를 유지하기 위한 속임수(cheater's way)라고 부른다. 이렇게 하면 꼭 케톤 상태를 벗어나지 않고도 자유롭게 탄수화물을 섭취할 수 있다. – 빌 윌슨, 의사

케토제닉 다이어트는 장내 세균에 어떠한 영향을 미칠까요?

이는 온라인 헬스 커뮤니티에서 논란이 많은 주제 가운데 하나다. 나는 윌리엄 라가코스 박사라는 영양 연구자에게 이 문제를 어떻게 생각하는지 물어봤다. 그는 장내 세균의 구성은 기본적으로 식단이 좌우하고, 특히 식이섬유의 종류와 질에 영향을 받는다고 강조한다. 하지만 장내 세균

총에 미치는 케톤 상태의 영향에 대한 최근 연구는 별로 없다. 한데 〈네이처〉 과학 저널의 2014년 1월 23일 호에 실린 연구 결과에 의하면, 케톤 식단이 박테로이데스균을 증가시키고 퍼미큐테스균을 감소시킨다. 여기에는 임상적 의미가 있을 수도 있다. 예를 들면, 반대로 퍼미큐테스가 증가하고 박테로이데스가 감소하는 경우는 비만과 상관관계가 있으며, 동물 실험과 인체 실험에서 음식에서 에너지를 흡수하는 능력이 증가한다고 밝혀졌다. 케톤식이 초래하는 장내 세균 변화는 인간 대상 연구에서 낮은 염증 수치와 상관관계가 있었다.

심장전문의이자 뉴욕타임스 베스트셀러 『밀가루 똥배』의 저자인 윌리엄 데이비스는 최적의 장 건강을 위해서 소화 가능한 섬유질을 식단에 추가하는 것이 매우 중요하다고 강조한다. 그는 "섬유질은 락토바실러스, 비피도박테리아와 같은 건강한 장내 세균군 무리를 증식시키는데 장내 세균군이 섬유질을 부티레이트 같은 지방산으로 전환하도록 한다. 이러한 부티레이트는 장 세포에 영향을 줘서 대장암의 위험을 낮추고, 심지어 혈당을 낮추는 대사적인 결과를 촉발하며, 중성지방을 낮추고, HDL을 높이며, 고혈압을 낮추고, 내장 지방도 줄인다."고 말했다. 락토바실러스를 늘려 장내 세균총을 풍요롭게 하면 담즙산이 재흡수되어 대변으로 배출되는 것을 막을 수 있다.

데이비스는 프리바이오틱(유익균) 기능을 제공하는 소화되지 않는 섬유소를 먹으면서 케톤 상태가 제공하는 혜택을 최대한 얻는 방법을 다음과 같이 설명한다. 혈당으로 전환되지 않는 소화되지 않는 섬유소의 섭취를 늘리면서, 탄수화물이 풍부한 콩과식물과 괴경류로 섭취하는 순 탄수화물(총 탄수화물에서 섬유소 그램을 뺀 숫자)을 여섯 시간 동안 15g 이내로 제한하는 것이다. 바꾸어 말하면, 생고구마 반 개나 익지 않은 바나나 한 개, 또는 장내 세균군의 식량이 되는 프락토올리고당을 제공하는 퀘스트 바(단백질 바) 같은 제품 1개와 같다.

애석하게도, 과학자들이 결론을 내리기에는 아직 이르기 때문에 밝혀지지 않은 사실이 매우 많다. 케톤 식단의 특정 음식이 내장 세균총에게 식량을 제공하는 것이 가능하다. 또 한 연구에서는 체질과 유전적인 특질이 식단보다 영향력이 더 큰 것 같다고 밝혔다. 내장 세균의 조절은 복잡하며 먹거나 먹지 않는 음식이 모두 관련된다. 케토제닉 다이어트를 할 때 내장 건강이 크게 향상되지 않으리라는 법은 없다. 예비 데이터를 보면 이러한 식단으로 내장 세균이 실제로 개선된다는 점을 알 수 있다.

카페인이 케톤 상태를 방해하나요?

나는 수년 동안 케톤 상태를 원하는 사람들에게 이 질문을 많이 받았다. 앳킨스 박사는 자신이 쓴 『앳킨스 박사의 새로운 다이어트 혁명』에서, 일부 사람에게 "과도한 카페인은 저혈당 반응을 일으킨다."고 말했다. 바꿔 말하면, 혈당이 떨어진다는 얘기다. 저혈당 상태에서는 음식을 갈망하게 되어(대개 탄수화물) 탄수화물과 단백질을 과도하게 섭취해 케톤 상태에서 벗어나게 된다. 그는 카페인 섭취로 저혈당을 경험하는 사람들은 카페인을 포기하거나 양을 줄이라고 조언했다.

앳킨스 클리닉에서 거의 30년 동안 앳킨스 박사와 일했던 주 공인 간호사 재클린 에버스타인은, 카페인과 케톤의 관련성을 연구한 과학 연구는 없지만 혈당에 미치는 카페인의 부정적인 영향이 케톤 수치에 영향을 줄 수 있다고 말한다.

에버스타인은 이렇게 설명한다. "다른 사람들보다 더 민감한 사람들이 있어요. 카페인 양이 문제입니다. 그 밖의 다른 요인으로, 탄수화물이 많은 식단을 먹고 나서 혈당이 안정적일 때 카페인을 마시면 카페인이 부정적인 영향을 미치지 않거나 아주 적게 미칠 수 있어요. 다른 이유로 스트레스 상태일 때 카페인을 마시면 탄수화물 갈망을 일으키는 사람도 있죠."

이러한 이유로 그녀는 사람들에게 자신의 한계치를 알아, 혈당이 불안정할 때는 카페인을 피하라고 조언한다. 다른 사람들은 모두 하루에 최소 세 번으로 제한하는 것이 좋을 것이다. 나는 개인적으로 카페인을 섭취해도 아무런 문제가 없고 아내 크리스틴도 마찬가지다. 그녀는 거의 매일 아주 진한 휘핑크림을 넣어 라테를 마신다. 카페인을 조금씩 줄이면서 자신의 몸에 어떤 영향을 미치는지 지켜봐야 할 것이다. 자가 실험을 해서 어떠한 일이 벌어지는지 보라.

케토제닉 다이어트를 하면서 유제품을 먹어도 되나요?

이 질문은 '당신의 마일리지는 다를 수 있습니다'와도 같은 문제이다. 모든 사람이 각기 다르지만, 개인적으로 나의 케톤 식단에는 유제품이 많이 포함된다. 진한 크림, 사워크림, 크림치즈, 딱딱한 치즈 등을 먹는다. 유제품은 나의 개인적인 저탄수화물, 고지방 케톤식의 커다란 부분이며, 적절한 케톤을 생산하는 데 전혀 문제를 일으키지 않았다. 하지만 유제품에 매우 민감해서 소화 문제와 대사 문제로 식단에서 유제품을 제거해야 하는 사람들도 있다. 전지방 유제품이 당신에게 문제가 될 것 같으면 30일 동안 유제품을 중단하고 몸 상태를 살펴라(하지만 저지방 우유나 요구르트는 먹지 마라. 지방이 없으면 포만감을 덜 느끼고 케톤 생성이 줄어들 뿐 아니라, 안 먹은 지방 대신 당분을 많이 먹게 된다).

에릭 웨스트먼 박사의 노트 팔레오(구석기) 식단의 많은 지지자들은 유제품을 피해야 한다고 생각한다. 의사이자 『팔레오 식단』의 저자인 로렌 코데인은 가지뿔이 솟은 겁나는 무스의 슬라이드를 보여 주며 물었다. "여러분은 저 무스에서 젖을 짜겠어요?" 하지만 유제품은 유당 때문에 피해야 하지만, 대부분의 사람은 크림, 치즈와 같은 전지 유제품을 섭취하면서도 케톤 상태를 잘 유지할 수 있다.

케톤 상태에 도달한 후에 체중이 줄고 건강이 개선되는 데 얼마나 걸릴까요?

고수의 한마디 케토제닉 다이어트를 하는 사람 중 다수가 과거에 다른 다이어트를 많이 시도해 보았던 사람들이다. 그들은 원하는 결과를 빨리 보지 못하면 자신의 방식이 올바른지 의심하기 시작한다. 종종 이는 강박관념으로 작용해 자료를 많이 읽으며 자신의 잘못과 허점을 찾는 데 많은 시간을 소비하게 된다. 그들은 케톤 상태를 포기해도 될 만한 경험담을 찾는다. 이러한 불안과 의심은 많은 신체 증상으로 나타난다. 그들은 결국 중도에 포기하고 탄수화물을 먹으며 심리적으로 자신을 위해 잘했다는 뿌듯함을 느낀다. 하지만 그들은 케토제닉 다이어트가 제공할 수 있는 완전한 혜택을 결코 진정으로 경험하지 못한 것이다. – 지샨 어레인, 의사

이는 어려운 질문이다. 개인적인 요인에 좌우되기 때문이다. 케톤에 적응되는 데 얼마나 걸렸으며, 케토제닉 다이어트를 시작하기 전에 건강 상태가 어땠고, 개인적인 전략에 얼마나 충실했는지에 따라 결과가 달라진다(자신의 탄수화물과 단백질 한계치를 지키는 것이 핵심이다). 하지만 대부분의 사람들이 며칠 이내에 체중이 빠지고 허리 치수가 줄기 시작한다. 영양적 케톤 상태에 도달하면 에너지가 충만해지고 식욕을 완전히 다스릴 수 있으며 정신이 또렷해진다.

혈당 또는 혈압이 오르거나, 콜레스테롤 수치가 악화되거나, 중성지방이 올라가고, HDL이 내려가는 특정한 건강 이상 상태는 몇 주 이내에 정상화 된다. 하지만 그러한 결과를 빨리 보지 못하더라도 인내심을 갖고 기다려라. 꾸준함이 결실로 이어질 것이다. 그리고 케톤을 검사해서 수치가 좋다면 곧 좋은 결과를 볼 것이다. 케톤이 당신에게 제공할 수 있는 혜택을 경험하기 직전에 자신을 의심하지 마라.

케톤 상태가 장기적으로 안전할까요?
아니라면 케톤 상태를 피해야 할 사람은 누구일까요?

고수의 한마디 케톤 상태를 지속적이고 장기적으로 유지했을 때 일부 사람에게는 부작용이 생길 수 있다. 하지만 보통 이런 부작용들은 잘 관리가

되며, 케톤에 점차 적응이 되는 첫 몇 달 동안에 가장 흔하게 나타난다. 케토제닉 다이어트를 하면서 나타나는 문제의 대부분은 초반에 경험하는데, 대개 적절한 수분과 미네랄 영양제로 해결될 수 있다. – 도미닉 대고스티노, 박사

주로 케톤 상태와 케톤산증을 혼동하는 사람들 때문에 케톤 식단이 장기적으로 안전한지에 대한 질문이 제기되었다. 하지만 2004년 의학저널 〈실험과 임상 심장병학〉 가을호에 연구자 후세인 다쉬티(Hussein Dashti) 박사가 발표한 연구에 의하면, 케톤 식단은 중성지방의 수치와 총 콜레스테롤, LDL 콜레스테롤, 포도당을 크게 낮추고, HDL 수치를 크게 높인다. 또한 상대적으로 장기간 케톤 식단을 실시하는 것이 안전하다.

그렇다면 케톤 상태를 피해야 할 사람은 누굴까? 대다수가 케토제닉 다이어트로 건강이 크게 향상되지만, 모든 사람에게 맞지는 않을 수 있다. 이 문제를 곧 자세히 다루겠지만, 제1형 당뇨병 환자들은 케톤산증이 발생할 위험이 있기 때문에 케톤 상태에 신중하게 접근해야 한다. 또한 (1장에서 말했듯이) 담낭에 문제가 있다면 케토제닉 다이어트를 시작하는 것을 고심할 필요가 있다.

그 외의 모든 사람들의 경우 6~12개월 동안 자신의 탄수화물과 단백질 한계치를 잘 지키면서 천연 식이지방을 다량 포함해서 잘 구성된 케토제닉 다이어트를 섭취한다면, 혈중이나 호흡 케톤 검사에서 많은 양의 케톤이 측정될 수 있다. 그렇지만 케톤이 많이 생성되는데도 몸무게나 건강 지표에서 개선이 보이지 않는다면 아마 다른 방식을 시도해야 할 것이다. 하지만 나는 케토제닉 다이어트로 케톤을 많이 생산하면서 지금까지 이야기한 놀라운 혜택을 경험하지 못한 사람을 본 적이 없다.

케토제닉 다이어트를 했을 때 장기적인 건강이 우려된다면, 긍정적인 자세로 기꺼이 당신을 진료하며 진행 과정을 지켜볼 수 있는 의사를 찾아라.

다음은 전반적인 건강 상태를 정기적으로 점검할 수 있는 검사의 목록이다.

– 공복 인슐린
– 공복 혈당
– 호모시스테인(homocysteine)
– hsCRP : 고 민감도 C 반응성 단백질
– NMR 지질 프로파일 검사
– 일반적인 콜레스테롤 검사
– 요산
– 갑상선 호르몬 검사

에릭 웨스트먼 박사의 노트 유전적인 질환 때문에 인체가 지방을 연료로 사용할 수 없는 경우는 드물다. 이런 질환을 일반적으로 선천성 대사 오류라고 부른다. 이 질환은 영아기 초기에 발견되므로, 과거에 이 질환을 진단받지 않은 청소년이나 성인은 걱정할 필요가 없다.

제1형 당뇨병 환자들은 케토제닉 다이어트를 해야 하나요?

고수의 한마디 케톤 상태는 일부 제1형 당뇨병 환자들에게는 분명히 적합하지 않을 것이다. 그 외에는 어떠한 부작용도 본 적이 없다.

– 데이비드 펄머터, 의사

특히 제1형 당뇨병 환자들이 케톤산증을 주의해야 하기 때문에 타당한 질문이다. 하지만 혈당 수치가 제대로 관리되는 한, 케톤 수치가 위험한 수준까지 상승하지 않는다(케토제닉 다이어트도 혈당 관리에 도움을 준다). 이는 제1형 당뇨병 환자를 포함해 모든 사람에게 동일하다.

명심하라. 제1형 당뇨병 환자들은 포도당을 세포로 들이미는 호르몬인 인슐린을 만들 수 없다. 하지만 〈당뇨병학과 대사 증후군〉 의학 저널에 실린 2012년 5월 연구에 의하면, 탄수화물 제한 식단을 먹었던 제1형 당뇨병 환자들이 4년 동안에 인슐린 요구량이 상당량 감소했다. 달리 말하면, 저탄수화물 식단을 먹고 그들의 증세가 개선되었다. 이 문제에 질문이 있거나 우려가 된다면 저탄수화물, 고지방 케토제닉 다이어트가 인체 생리에 미치는 영향을 알고 있는 의사와 상담하기 바란다.

공인 영양사인 프란치스카 스프리츨러는 제1형 당뇨병을 포함한 당뇨병 환자들은 "케톤 상태에서 혈당 수치가 극적으로 개선되는 경험을 자주 한다."고 말한다. 그녀는 제1형 당뇨병 환자들이 저탄수화물, 중단백, 고지방 식단을 통해서 케톤체를 생성하면 혈당이 70 이하로 내려가더라도 건강이 유지될 수 있다고 밝히는 연구 결과가 있다고 강조한다. 포도당을 주 연료원으로 사용하는 사람에게는 예외 없이 이 수치가 저혈당을 일으키지만 말이다. 제1형 당뇨병 환자 역시 완전한 케톤 적응 상태가 도움이 되는 이유가 이 때문이다.

케톤 상태가 되기 위해서는 칼로리를 계산해야 하나요?

고수의 한마디 영양적 케톤 상태의 주된 혜택은 체중 증가와 대사 조절 장애로 이어지는 과잉 칼로리 섭취를 방지해 식욕 조절에 도움이 된다는 점이다. – 도미닉 대고스티노, 박사

이 문제는 케토제닉 다이어트에서 가장 자유로운 부분이다. 칼로리를 계산할 필요가 없다. 탄수화물과 단백질 섭취를 자신의 특성에 맞추고 지방을 충분히 섭취하면 종종 놀라운 일이 일어난다. 음식 갈망이나 배고픔, 칼로리를 일일이 계산하는 스트레스 없이 완벽히 만족감을 느낄 수 있다. 나는 이런 것을 다이어트라고 부른다. 이제 칼로리를 계산하는 속박에서 벗어날 때다(칼로리에 대한 오해를 풀고 싶다면, 조내선 베일러의 『칼로리 신화(Calorie Myth)』를 읽어 보라).

이는 저탄수화물, 중단백, 고지방 식단을 마음껏 먹어도 체중과 건강에 영향을 주지 않을 수 있다는 의미일까? 전혀 그렇지 않다. 하지만 탄수화물과 단백질을 많이 먹지 않고, 맛있고 포만감을 주는 천연 지방을 먹는다면 배가 꽉 찰 때까지 먹지 않아도 되고, 칼로리는 자연스럽게 조절될 것이다.

케톤 상태에 있으면 음식에 대한 생각이 변화한다. 음식을 육체적인 쾌락보다는 몸에 연료를 제공하는 수단으로 보기 시작한다. 그렇다고 케토제닉 다이어트를 즐기지 말라는 얘기는 아니다. 즐겨야 한다! 하지만 마구 먹고 싶은 욕구는 사라진다.

케톤 상태에 접어들 때 나타날 수 있는 부작용에는 어떤 것이 있나요?

고수의 한마디 저탄수화물, 케톤식을 먹었을 때 발생하는 부작용은 별것이 아니다. 식단으로 인한 정말로 심각한 부작용을 보고 싶으면 일반적인 미국 식단을 먹어라. 이 식단은 우리 건강을 망가뜨려 의사들을 배불리는 질병 제조기와 같다. 선택은 당신의 몫이다. 케톤에 적응하면서 짧은 기간 불편한 증상을 감수할 것인가, 아니면 평생 동안 형편없는 건강과 기능 저하를 선택할 것인가? 나에게는 최선의 선택이 무엇인지 매우 분명하다. – 빌 윌슨, 의사

당질 연소에서 지방 연소로 전환하는 동안에 일부 사람은 일명 '케토 플루'라는 일시적인 불편감을 경험한다. 이는 구취, 잦은 배뇨, 피로감, 경미한 어지러움, 저혈당, 변비, 탄수화물 갈망, 근육통과 같은 것들을 포함해 많은 방식으로 나타날 수 있다. 강조하건대, 이러한 부작용을 경험할 수도 안 할 수도 있으며, 경험한다 하더라도 몇 주 이상 가지 않는다. 몇 주가 지나도록 이러한 증상이 나타난다면 케톤에 완전히 적응하지 못했다는 신호일 수 있다. 당질 연소 모드도, 지방 연소 모드도 아닌 '중간 지역'에 머무르는 상태인 것이다. 케톤 상태에 진입한 후 그 상태를 벗어나지 않도록 유지하라.

에릭 웨스트먼 박사의 노트 당질 연소에는 포도당이 사용되지만, 지방을 연소하려면 케톤과 지방산을 연료로 사용해야 한다. 사실상 인체는 항

상 지방을 연소하면서 동시에 당도 연소하는 상태이다. 하지만 당을 연소하는 중이라면 지방은 많이 연소하기 힘들다. 당이 연소될 때 지방 연소가 다소 억제되기 때문이다. 인체는 당을 저장할 때 며칠 동안 사용할 수 있는 양만 저장한다. 따라서 당 저장고가 다 채워지면 남은 당은 연소되거나 지방으로 전환된다. 다시 말해, 지방은 저장고에 비축한 채 남은 당을 먼저 태우는 것이 인체의 순서다.

케토제닉 다이어트를 시작한 날
밤에 화장실을 몇 번씩 들락거리는 이유는 뭐죠?

아주 좋은 질문이다. 케토제닉 다이어트 코치인 마리아 에머리치는 저탄수화물, 중단백, 고지방, 케토제닉 다이어트는 인슐린 민감성을 높여서 인슐린 수치가 다소 급하게 내려간다고 말한다. 신장이 이에 반응해 몸의 수분 찌꺼기를 갖다 버리기 시작하는데, 그 찌꺼기가 소변으로 버려지는 것이다.

따라서 케톤에 적응하는 기간에 밤에 몇 번 깨어난다고 불안해하지 마라. 다만 전환 기간 동안에는 반드시 충분한 소금과 물, 칼륨을 섭취해 부족한 성분들을 보충해서 두통이나 기운 저하, 어지러움, 근육 경련과 같은 부작용을 물리쳐라.

케톤 상태가 되면 왜 입에서 냄새가 나죠?
이 문제를 어떻게 해결하나요?

고지방 식단을 며칠 먹은 후에는 입에서 이상한 철 맛을 느끼거나 혀가 텁텁할 수 있다. 가족들이 구취를 느낄 수도 있다. 이 문제 때문에 케톤 상태를 꺼리는 사람도 있다. 하지만 케톤 상태가 주는 건강 혜택을 누릴 기회를 스스로 포기하는 것은 어리석은 일이다. 그렇다면 왜 구취가 나는 걸까?

8장에서 설명했듯이 체내에는 세 종류의 케톤이 있다. 그중 호흡에서 검출되는 아세톤이 구취를 일으킬 수 있다. 덧붙여 단백질을 너무 많이 먹으면 암모니아가 생산되어 역시 구취를 일으킬 수 있다(단백질을 적당히 섭취해야 하는 또 하나의 이유다). 좋은 소식은 구취는 일시적이므로 몸이 케톤을 주 연료로 사용하는 방식에 적응하면 사라진다.

이 문제를 해결하기 위해서는 물을 많이 마시거나 민트 잎 또는 계피 껍질을 씹거나 무가당 민트나 껌을 씹어라. 중요한 점은 구취는 영원히 계속되지 않으며, 곧 케톤 상태의 혜택을 누릴 수 있다는 징후라는 것이다.

생리 중에 케톤이 갑자기 자취를 감췄어요. 어떻게 된 걸까요?

앳킨스 박사와 일했던 공인 간호사 재클린 에버스타인은 생리 전에 발생하는 호르몬 변화로 인해 케톤이 감소하거나 완전히 사라질 수 있다고 말한다. 이 기간에 인체는 단백질에서 만들어진 포도당을 주 연료로 사용한다. 하지만 그녀는 이는 일시적인 현상이므로 걱정할 이유가 없다고 말한다. 생리가 끝나면 케톤이 다시 나타난다.

식단을 지키지 못해서 케톤 상태에서 벗어나면 무슨 일이 벌어지나요?

고수의 한마디 식단을 지키지 않았을 때 고객들은 케톤 라이프스타일을 유지해야겠다는 강력한 동기를 얻는다. 그들은 24~48시간 동안 '탄수화물 독감'을 앓는데, 이때 몸이 무척이나 괴롭기 때문에 건강한 케톤 식단을 계속 유지해야 하며 이 식단이 자신의 몸에 적합하다는 사실을 절감한다. – 마리아 에메리치, 영양 전문가

우리는 때때로 식단을 지키지 못하고 단 음식이고 뭐고 내키는 대로 먹는다. 이때 자신에 대한 최악의 비판자가 될 수 있지만, 관대하게 자신을 용서하는 법을 배우는 것이 좋다. 만일 계획대로 먹지 않아 케톤 상태에서 벗어난다 해도 세상이 끝난 건 아니다. 일어나 먼지를 털고 처음부터 다시 시작하라. 인내심을 가져라. 그러면 곧 원하는 지점에 도달할 것이다. 내 몸의 케톤이 영양적 케톤 상태를 벗어날 때마다 나는 다시 시작했고 거의 항상 2~3일 내에 케톤 상태로 되돌아갔다.

대부분의 시간 동안 케톤 식단을 충실히 지키지 않는다면 이 식단의 혜택을 충분히 얻을 수 없다. 자신의 탄수화물과 단백질 한계치를 넘어서는 식사를 한 끼만 먹어도 며칠 동안 케톤 상태가 사라질 수 있다. 다행히도 케토제닉 다이어트는 만족감을 주기 때문에(배고픔을 유발하고 좋아하는 음식을 갈망하게 만들어 우울과 낙담을 불러오는 저지방 다이어트와 달리) 사실 항상 그 상태를 원하게 된다.

케토제닉 다이어트를 하면서 운동을 해도 되나요?

고수의 한마디 케톤에 적응된 운동선수나 오랜 시간 육체 활동을 하는 사람들은 수영이나 달리기 기록, 지구력 등이 향상된다. – 윌리엄 데이비스, 의사

확실히 그렇다! 케톤에 완전히 적응했을 때 경험할 수 있는 한 가지는 몸을 마구 움직이고 싶어 한다는 점이다. 〈도전! Fat 제로〉 프로그램과 영부인 미셸 오바마의 〈움직입시다〉 캠페인은 체중을 줄이고 건강을 개선하는 수단으로 운동을 매우 강조하지만, 실은 영양에 변화를 주면 제일 먼저 육체 활동이 자연스레 늘어난다.

좋은 소식이 또 있다. 영양 생화학자인 빌 라가코스 박사는 좋아하는 운동을 하면 실제로 "에너지 균형이 조절되어 케톤 생성이 촉진될 수 있다."고 말한다. 체내에 남아도는 에너지를 줄이면, 곧바로 "인슐린이 억제되고 교감신경이 활성화되어 지방 연소가 촉진된다. 그래서 결국에는 케톤 생성이 증가한다."는 것이다. 정말로 좋은 일이다!

육체 활동이 늘어나면 스트레스 감소, 식욕 감소(운동 중에 케톤 생성이 증가하므로), 근육 성장, 골밀도 증가 등을 포함해 건강 혜택이 훨씬 많아진다. 케톤 상태에서는 주체를 못할 정도로 에너지가 샘솟는다. 야구를 하거나 뛰거나 집안일을 하거나 아이들과 놀아라. 생산적인 일이라면 무엇이든 하라. 건강이 감사를 표할 것이다!

인공 감미료를 먹으면 케톤 수치에 악영향을 미칠까요?

흥미로운 질문이며 쉽게 대답할 수 있다. 답은 '아니오'다. 인공 감미료는 케톤 생성에 부정적인 영향을 미치지 않는다. 그래도 스플렌다(수크랄로스), 뉴트라스위트(아스파탐), 트루비아(스테비아/에리스리톨 혼합), 스위트 & 로우(사카린), 당 알코올(에리스리톨, 소르비톨, 말티톨 등) 같은 감미료는 주의해야 한다. 이것 가운데 많은 성분들이 기본적으로 당분인 말토덱스트린이라는 증량제를 이용한 분말 포장에 들어 있다. 물론 포장 하나에 1g 정도밖에 들어 있지 않지만, 커피에 이것을 몇 개 넣으면 양이 늘어난다. 액체 형태가 최선의 선택인 이유가 이 때문이다. 우리는 가장 자연적인 설탕 대체품으로 액체 스테비아를 권한다.

인공 감미료는 확실히 단 식음료의 대체품으로 좋지만, 많은 사람들의 배고픔과 단 음식 갈망을 부추길 수 있다는 점을 명심하라. 케톤 상태에 오래 있을수록 단 것이 덜 먹고 싶어질 것이다. 어느 날 안 먹고는 못살 것 같았던 단 음식이 더 이상은 당기지 않는다는 사실을 불현듯 깨닫게 될 것이다.

케토제닉 다이어트를 할 때 술을 마셔도 되나요?

고수의 한마디 술을 마시면 케톤 상태가 사라질 수 있다. 레드 와인 한 잔 혹은 보드카 한 모금과 같이 저탄수화물 음료 한 잔을 견딜 수 있는 사람들도 있지만, 한 잔 이상이나 수제 맥주와 같이 탄수화물이 많은 음료를 즐기면 케톤 상태가 사라진다. – 윌리엄 데이비스, 의사 사람에 따라 다르다. 케톤에 완전히 적응될 때까지 알코올을 입에도 대지 않는 것이 상책이다. 케톤에 적응이 되면 알코올 음료를 조금씩 마시면서 결과를 지켜봐라.

어떤 종류의 알코올은 케톤 생산에 방해가 될 수 있다. 데킬라나 보드카, 위스키 같은 강한 술이 가장 좋다. 탄수화물이 매우 적기 때문이다. 분명히 말하지만, 이러한 술이라도 과하게 마시지는 말아야 한다. 인체가 여전히 알코올을 대사해야 하니까 말이다.

팔레오 커뮤니티의 선두주자 중 한 명인 롭 울프(Robb Wolf)가 만든 '노칼 마르가리타(NorCal Margarita)'라는 혼합 음료가 인기를 끌고 있다. 이 음료의 성분은 간단히 데킬라 두 모금, 라임 주스 약간, 클럽 소다가 전부다. 켈리 밀튼이 쓴 『팔레오 해피 아워(Paleo Happy Hour)』라는 책에서도 성인용 음료에 관한 아이디어를 얻을 수 있다.

탄수화물에 민감하다면 와인은 좋은 선택이 아닐 수 있다. 탄수화물을 잘 견디는 체질이라면 레드 와인이나 화이트 와인 한 잔이 적절할 수 있다. 자신에게 맞는 알코올 음료를 알아내야 한다. 물론 저탄수화물 맥주를 포함한 맥주는 케토제닉 다이어트를 할 때 마시면 안 된다.

담낭을 제거했는데, 고지방 케톤 식단을 어떻게 먹어야 할까요?

담낭은 먹은 지방을 분해하는 간이 분비하는 소화효소를 저장한다. 하지만 담낭을 제거해도 대부분의 사람은 지방을 먹는 데 문제가 없다. 아내 크리스틴도 2008년에 담낭을 제거했는데, 1년가량은 지방을 많이 먹는 일이 힘들었다. 하지만 시간이 지나면서 서서히 칼로리의 60%까지 지방 섭취를 늘렸다. 담낭을 제거한 일부 사람들은 담즙의 역할을 대신할 소화효소나 담즙 영양제를 먹으면 도움이 될 수도 있다.

부수적으로 저탄수화물, 고지방, 케토제닉 다이어트의 전문가인 노라 겟가우다스는, 근원적이거나 이미 존재하는 담낭의 기능 문제는 케톤 적응에 걸림돌이 될 수 있다고 말한다. 담낭이 지방을 소화하는 역할을 하기 때문이다. 영양적 케톤 상태의 잠재력을 최대치로 경험하려면 이 문제를 반드시 해결해야 한다. 담낭을 제거하기보다는 의사와 상담을 하면 담낭의 기능을 회복하는 방법을 알 수 있을 것이다.

담낭을 제거했다고 근본적인 문제가 사라지는 것은 아니다. 겟가우다스는 "담낭 제거는 치료가 아니다. 단지 증상을 가리는 것뿐이다."라고 말한다. 근본적인 갑상샘 문제와 다양한 소화 장애가 담낭 문제의 원인인 경우가 흔하다. 게다가 저탄수화물 채식이나 완전 채식을 한다면 특히 담낭 문제가 잘 발생할 수 있다. 겟가우다스가 말하듯이, "사용하지 않으면 담낭을 잃을 수도 있다." 고지방, 저탄수화물 식단을 시도하기 전에 담낭 문제를 모두 해결하라.

저는 채식주의자입니다.
고기를 먹지 않고 케토제닉 다이어트를 어떻게 할까요?

고기를 먹는다면 케토제닉 다이어트가 확실히 더 쉽다. 하지만 채식주의자라도 케톤의 혜택을 경험하는 일이 불가능하지는 않다. 유제품과 달걀을 먹는 채식주의자라면 계란이 지방과 적절한 단백질의 훌륭한 공급원이 된다. 특히 맛있는 코코넛유로 요리를 한다면 더욱 그렇다. 아보카도,

레몬주스, 올리브유로 만든 녹색 채소 샐러드는 점심, 저녁 메뉴로 훌륭하다. 마카다미아넛, 아몬드, 호두를 포함해서 고지방, 저탄수화물 견과류가 많이 있다. 채식주의자라면 사실 케톤 상태에 도달하기가 더 어려울 수 있다(엄격한 채식주의자라면 더욱 그렇다). 하지만 건강한 식물성 지방을 먹고 탄수화물이나 단백질을 너무 많이 먹지 않는다면 불가능하지 않다.

에릭 웨스트먼 박사의 노트 인간은 채식 동물일까, 육식 동물일까, 아니면 잡식 동물일까? 인간이 채식을 해야 하는지 아니면 육식을 해야 하는지, 혹은 마이클 폴란이 제안하듯이 "음식을 먹되, 너무 많이 먹지 않고 주로 식물을 먹어야" 하는지는 논란이 많다. 나는 이 질문은 잘못되었다고 생각한다. 더 좋은 질문은 "어떤 방식으로 먹었을 때 건강에 어떤 영향이 올까? 내가 채식주의자나 육식주의자라면 지금 내 건강은 어떻고, 미래에는 내 건강이 어떻게 될까?"이다(하지만 당신의 목표가 케톤 상태라면, 아마도 육식주의자가 되는 것을 고려해야 할 것이다. 채식 식단으로는 케톤 상태가 되기 어려우니까 말이다).

체중 감량은 원하지 않고 케톤 상태의 건강 효과만을 원한다면 어떨까요?

인체는 우리가 주는 부담에도 불구하고 매우 효율적으로 작동하는 놀라운 기계이다. 케토제닉 다이어트는 체지방이 많은 사람들의 체중 감량에 매우 효과적이다. 하지만 건강 효과만을 원하는 날씬한 사람들은 어떨까? 체중을 줄이지 않고 케토제닉 다이어트를 어떻게 할까?

영양 전문가인 노라 겟가우다스는 저탄수화물, 중단백, 고지방 케토제닉 다이어트를 시작하면 "체중이 정상화될 수 있다."고 말한다. 이 다이어트는 체중 감량보다는 건강 개선에 크게 유익한 식단이기 때문에, 체중 감량을 원하지 않더라도 걱정할 필요가 없다. 하지만 겟가우다스에 의하면, 저체중이거나 케톤 상태에서 원하지 않는 체중 감량을 경험한다면 흡수 장애나 내분비 기능 장애가 원인일 수 있다. 그런 경우라면 건강한 체중을 늘리기 전에 근본 문제를 해결해야 한다. 케톤 상태를 잘 아는 의사를 찾는 일부터 시작하라.

케토제닉 다이어트를 하는 중인데 체중을 빼야 하는 경우라면 빠질 것이다. 하지만 날씬한 상태에서 저탄수화물, 중단백, 고지방 케톤 식단을 먹기 시작한다면, 체중이 빠질까 봐 걱정하지 않아도 된다. 빠질 것이 없다. 하지만 체중이 빠질까 봐 걱정된다면, 혈당이 올라가거나 케톤 수치가 떨어지지 않는 한 고구마나 백미를 추가할 것을 고려해 보라.

케톤 식단은 스티븐 킹의 고전적인 공포소설인 『시너(Thinner)』의 저주 같은 것이 아니다. 이 식단을 먹는다고 비쩍 말라 쇠약해지지 않는다.

에릭 웨스트먼 박사의 노트 케토제닉 다이어트는 체중 감량 식단이 아니라, 지방을 연소하는 식단이다. 당신이 과도한 지방을 저장하고 있다면, 인체는 그것을 다 써 버릴 것이다. 지방이 과도하지 않다면 인체는 당신이 먹는 지방을 연료로 사용할 것이다. 그리고 배고픔을 느끼게 해서 지방을 더 많이 먹을 때가 언제인지 알려 줄 것이다.

케토제닉 다이어트를 할 때마다 울고 싶어져요. 왜 저한테는 효과가 없을까요?

고수의 한마디 내 고객의 대부분은 이 다이어트를 방해하는 모종의 건강 문제를 지닌 채 나를 찾는다. 그들은 전형적으로 기운이 없고, 대사 문제가 있고, 체지방, 수면 장애, 음식 문제, 운동 좌절, 호르몬 장애 같은 문제가 있다. 그래서 그들은 좋지 않은 검사 결과가 두려워 병원에 가는 것을 몹시 꺼린다. 결과적으로 이 가엾은 사람들은 케톤 상태에 도달하기가 어렵다. 이러한 근본적인 문제를 해결하지 않으면 효과를 보지 못할 것이다! – 스테파니 퍼슨, 퍼스널 트레이너

당신이 케톤에 완전히 적응하지 못한 것 같다. 앞에서도 말했듯이, 케토 플루 증상은 몇 주 이상 지속되지 않는다. 케톤 수치를 검사해서 치료 효과를 얻을 수 있을 만큼 케톤을 생산하는지 확인하라. 그러고 나서 인체가 당질 연소 모드에서 날씬하고 훌륭한 지방 연소 모드로 바뀌는 전환기를 참고 견뎌라.

식단에 소금이 충분하지 않을 가능성도 있다. 저지방 연구자인 스티븐 피니와 제프 볼렉 박사는 케토제닉 다이어트를 실시할 때 대부분의 사람이 매일 5~7g의 소금이 필요하다고 추산한다.

저는 혈중 케톤 수치가 높은데 살이 빠지지 않는 이유는 뭘까요?

고수의 한마디 혈중 케톤 수치는 체중 감량의 정도나 속도를 정확하게 반영하지 않는다. 케톤 상태가 얼마나 깊은지보다는 매우 낮은 수준의 케톤 상태와 칼로리 부족이 체중 감량에 1차적으로 영향을 주는 것 같다.

– 빌 라가코스, 박사

이 흔한 질문은 케톤 상태의 가장 중요한 핵심을 찌른다. 케토제닉 다이어트의 가장 큰 부수적 효과는 실제로 체중 감량이다. 하지만 적절한 혈중 케톤 생산이 자동적으로 급속한 체중 감량을 의미하지는 않는다. 이 얘기를 듣는 순간 체중 감량을 목적으로 케톤 상태를 사용하는 사람들이 낙담할 수 있다는 걸 안다. 하지만 몸무게가 천천히 줄거나 움직이지 않더라도 케톤 상태를 유지해야 할 다른 이유들이 많다. 배고픔과 음식 갈망이 줄고, 혈당이 안정되며, 혈압이 낮아지고, 숙면을 하며, 에너지가 왕성해지고, 정신이 명료해지는 것 등등이다.

아마도 당신은 지금 식단에 지방을 더 추가하고 탄수화물과 단백질 양을 조절해야 할지 모른다. 하지만 이를 넘어 체중 감량은(정확하게 말하면 지방 감소) 굉장히 복잡한 문제다. 케토제닉 다이어트는 살과의 전쟁에서 성공할 가능성을 제공한다. 일부 사람에게는 체중 감량이 힘겨울 수 있지만, 끝까지 갈 의지가 있다면 싸울 가치가 있다.

호주 빅토리아 주의 사우스 야라에서 의사로 일하고 있는 지샨 어레인은 스스로 케토제닉 다이어트를 하면서 환자들에게도 권한다. 그는 흔히들 혈중 케톤이 높으면 체중 감량이 저절로 일어난다고 잘못 생각한다고 강조한다.

그는 케톤이 생성되는 방법은 다음 셋 중에 하나라고 설명한다. 먹은 지방만 태우거나, 저장된 지방만 태우거나, 이 둘을 다 태우거나. 살이 빠지는 이유는 체내에 저장된 지방이 타기 때문이다. 이를 계속 확인하는 가장 좋은 방법은 케톤 수치를 가능한 자주 검사하는 것이다. 특히 일상에서 음식 섭취, 운동, 스트레스 수치같이 무언가 바뀐 것이 있다면, 검사를 해서 케토제닉 다이어트를 제대로 하고 있는지 확인하라. 하지만 기억하라. 케톤 수치가 높다고 해서 자동적으로 살이 더 많이 빠진다는 의미는 아니다.

어레인이 이야기하듯이, 수치에 집중하면 초조감이 생기기 때문에 체중 감량에 방해가 될 수 있다. 대신 살을 빼기 위한 활동에 초점을 맞춰라. 자신의 노력을 긍정적으로 생각하고, 활력을 높게 유지하며, 스트레스를 최소한 줄여라. 케톤 수치가 어떻든 수치가 계속 걱정된다면 이러한 것들이 큰 도움을 줄 것이다.

머지않아 성공할 것이라는 자신감을 가져라. 그리고 체중이 줄지 않더라도 옷맵시가 더 좋아진다는 점을 잊지 마라. 이는 언제나 반가운 일이지 않는가.

왜 다른 사람들은 탄수화물과 단백질을 더 먹죠?
공평하지 않은 것 같아요.

고수의 한마디 영양학에서 대부분의 것들이 그렇듯이 케톤 상태는 놀라운 다양성을 보인다. 인슐린 저항성이나 당뇨병으로 과체중인가? 케톤 다이어터의 연령과 성별은? 뇌전증이나 만성적인 신경 장애를 앓고 있나?

그가 단순히 효율적으로 연료를 소비하고 싶은 지구력 운동선수일 수도 있다. 이런 정보를 알고 있다면, 영양적인 케톤 상태에 도움을 주는 적절한 다량영양소의 수치를 알아내기가 더 쉽다. – 지샨 어레인, 의사

우리는 친구, 가족, 동료들과 자신을 비교하기를 좋아한다. 그렇지 않은가? 인간은 누구나 그렇다고 생각하지만, 자신이 다른 이들과 같은 것을 먹을 수 있고, 다른 이들이 사용하는 방법이 자신에게도 같은 효과가 있을 거라고 기대한다면 실망과 낙담밖에 남는 게 없다. 우리는 다음의 메시지를 분명하게 전달하고 싶다. 우리는 모두 다르고, 유전적인 성향과 환경, 다른 요인들에 기초한 인체의 대사적인 요구 또한 다르다.

우리는 동일한 프로그램이 내장된 로봇이 아니다. 눈송이가 저마다 다르듯이 우리는 서로 다르다. 우리가 신체를 가동하는 방식에는 놀랍도록 광범위한 변수가 있다. 어떤 사람들은 탄수화물과 단백질을 덜 먹어야 한다. 우리 몸은 각자의 방식대로 발달되고 변화되어 왔기 때문에 현재 자신의 상태를 받아들여야 한다.

좋은 소식을 말하자면, 대사적인 손상이 어떻든 우리는 여전히 케톤체에 의존해 건강을 최적화하고 인체를 매우 효율적으로 작동시키기에 기막히게 좋은 상태라는 것이다. 하루에 탄수화물 30g, 단백질 100g 이상은 먹을 수 없지만, 그 사실 때문에 건강하기 위한 노력을 중단해서는 안 된다. 누가 아는가? 시간이 지나면서 수십 년간 일반적인 미국식 식단이 내 몸에 가한 손상이 치유되면서 탄수화물과 단백질을 더 먹을 수 있을지. 당신도 마찬가지다.

에릭 웨스트먼 박사의 노트 때로 체중계의 숫자가 오해를 일으킬 수 있다. 우리의 체중은 체지방, 근육량, 수분을 합친 것이다. 우리 클리닉에는 지방 무게에서 수분 무게를 구별하는 특별한 체중계가 있다. 종종 우리는 총 체중은 바뀌지 않았는데(좋은 일이다) 수분의 무게가 증가하고(좋은 일이 아니다) 지방이 감소한 것을 본다. 수분의 무게가 높다면 나 같은 비만 전문 의사는 과도한 수분 무게를 없애기 위해 이뇨제를 권할 수도 있다.

연소할 체지방이 많은데도 케토제닉 다이어트로 지방을 더 많이 먹어야 하나요?

고수의 한마디 인슐린 저항성이 있으면 지방 세포의 지방이 에너지로 방출되지 못하면서 포도당과 인슐린 수치가 높아진다. 인슐린 저항성이 있는 사람은 이미 체지방이 과도하게 많다. 그리고 인슐린 수치가 높기 때문에 이 지방은 에너지 생성을 할 수가 없다. 이러한 상황 때문에 인체와 뇌가 포도당에 의존해 에너지를 생산한다. 그리고 이는 분명히 건강한 대사 상태가 아니다. 당신의 몸과 뇌가 트윙키(작은 크림 케이크)에 의존한다고 생각해 보라. 대사적으로 좋은 상태가 아니다! – 빌 윌슨, 의사

지방을 태우기 위해 지방을 먹어야 한다는 말이 특히 과체중이거나 비만인 사람에게는 이상하게 들릴 수 있다.

결국은 지방을 섭취하는 목적은 지방을 태우기 위해서다. 탄수화물과 단백질의 빈자리를 지방이 메워 준다. 이러한 지방은 에너지를 채워 주

고 케톤을 생성하기 시작한다. 케톤 상태에 들어가면 먹은 지방뿐 아니라 저장된 체지방도 연료로 사용한다.

일부 사람은 지방 섭취를 줄여 체지방을 더 태울 수 있다고 잘못 생각한다. 그러면 케톤 라이프스타일로 얻고자 하는 혜택을 얻지 못할 위험이 있다. 지방 섭취를 줄이면 배가 더 고프고 짜증이 나며 음식을 더 탐할 수 있다(대체로 탄수화물 갈망). 그러면 스스로를 이기지 못했다는 사실만으로도 큰 좌절감을 느낄 것이다. 지방을 더 많이 섭취해서 지방을 줄일 수 있다는 사실을 받아들이기만 하면 이러한 경험을 하지 않아도 된다.

지방을 먹을 때 몸이 지방을 태운다는 점을 잊지 마라!

폐경기에 접어든 여성입니다.
약을 먹지 않아도 케톤 상태가 되면 호르몬 균형을 회복할 수 있을까요?

날뛰는 호르몬 때문에 고생하는 여성들이여, 기운을 내라. 케토제닉 다이어트는 호르몬 균형을 되돌리는 놀랍도록 효과적인 방법이다. 하룻밤 사이에 회복되지는 않기 때문에, 개인의 상태에 따라 완전히 치유가 되려면 시간이 좀 걸릴 수 있다. 의사와 상담해 도움을 받을 필요가 있을 것이다. 하지만 저탄수화물, 중단백, 고지방 식단은 확실히 호르몬 대체 요법과 같이 약을 쓰지 않고 폐경에 대처할 수 있는 강력한 수단이다.

재클린 에버스타인은 체중과 폐경기로 인한 호르몬 변화를 안정시키려고 애를 썼다. 스스로도 놀라운 사건이라고 말했듯이, 그녀는 탄수화물 섭취를 하루 20g 정도까지 매우 낮춰야 함을 깨달았고, 그럼에도 불구하고 '간신히 케톤 상태에 들어간' 수준일 뿐이라는 사실을 확인했다.

이처럼 폐경기 이후에는 케톤 상태를 유지하기가 더 어렵다. 뿐만 아니라 허기와 음식 갈망, 그 밖의 호르몬 변화로 인한 증상들이 발생할 수 있다.

에버스타인은 이러한 문제들 때문에 정상적인 몸 상태로 되돌아가기를 간절히 원하는 여성들이 낙담할 수 있다고 말한다. 하지만 자신의 탄수화물과 단백질 한계치를 유지하면서 건강한 포화지방과 단일불포화지방을 배불리 먹는 것이 건강을 위해 할 수 있는 최선일 것이다. 그녀는 폐경기 이전의 상태로 돌아가기 위해 케토제닉 다이어트와 함께 대체 호르몬 요법을 실시하는 등 몇 년간 열심히 노력했다. 저탄수화물, 고지방 식단을 유지하면서 그녀는 살을 더 찌우지 않고 체중 관리를 할 수 있었다. 요즘에 그녀가 섭취하는 탄수화물의 양은 자신의 한계치인 하루 20~30g이다. 에버스타인은 "다른 방법은 생각하지 않아요. 이것으로 행복하게 살 수 있으니까요."라고 말한다.

케토제닉 다이어트에 관해 여러분이 품을 수 있는 질문들을 이번 장에 모두 수록하지는 못했지만, 자주 물어보는 질문들에 답하려고 최선을 다했다. 미처 다루지 못한 케톤 질문이 있다면 livinlowcarbman@charter.net으로 이메일을 보내라. 답을 찾도록 노력할 것이다.

다음 장에서는 케토제닉 다이어트로 인생 역전에 성공한 스토리들을 이야기할 것이다. 이 식단을 시작할 자극제가 필요하다면 조금만 기다려라!

이번 장의 핵심 개념

- 케톤 상태는 단순히 연료로 지방이 타는 상태이다.
- 녹말이 없는 녹색 채소를 먹으면 필요한 섬유질을 다 얻을 수 있다.
- 적절한 전략을 사용한다면 케토제닉 다이어트에서 변비는 문제가 아니다.
- 케톤 상태를 들락날락하는 순환 과정을 겪는 사람도 있고 그렇지 않은 사람도 있다.
- 전해질 균형을 맞추면 케톤 상태 초기에 나타나는 근육 경련을 막을 수 있다.
- 영양제가 케톤 상태에서 영양을 극대화하는 데 도움이 될 수 있다.
- MCT유는 일시적으로 혈중 케톤을 늘리지만 식단을 통해 늘리는 것이 더 좋다.
- 케톤 식단은 내장 세균총에 부정적인 영향을 미치지 않는다.
- 카페인은 궁극적으로 혈당 수치를 올려 케톤을 감소시킬 수 있다.
- 유제품이 문제가 되는 사람이 있는가 하면 자유롭게 섭취해도 되는 사람도 있다.
- 케토제닉 다이어트를 시작하고 며칠 안에 변화가 시작될 것이다.
- 영양적 케톤 상태가 장기적으로 안전하지 않다는 증거는 없다.
- 대부분의 제1형 당뇨병은 케톤 상태에서 문제가 없다. 하지만 일부는 케톤 산증을 조심해야 한다.
- 먹고 포만감을 느낀다면 칼로리는 우려하지 않아도 된다.
- 케톤 상태의 부작용은 일시적이며 몇 주 안에 사라진다.
- 케톤 상태일 때는 신장에서 수분이 배출되어 화장실을 자주 들락거리게

된다.

- 저탄수화물, 고지방 식사의 초기에는 케톤 상태로 인한 구취가 발생할 수 있다. 하지만 곧 사라진다.
- 생리 중에는 일시적으로 케톤 수치가 낮아질 수 있다.
- 케톤 상태에서 벗어나면 케톤 상태로 다시 돌아갈 수 있게 하라.
- 케톤 상태에서는 운동이 가능할 뿐 아니라 운동 능력이 향상된다.
- 인공감미료에 든 말토덱스트린을 주의하고, 액체 스테비아를 선택하라.
- 케토제닉 다이어트 중에 양을 제한해서 마실 수 있는 알코올이 있다.
- 담낭을 제거했어도 고지방 식사를 할 수 있다.
- 채식주의자라면 충분한 지방을 먹지 않는 한 케토제닉 다이어트가 힘들다.
- 마른 사람들은 케토제닉 다이어트로 살이 빠질까 걱정하지 않아도 된다.
- 케토제닉 다이어트 초기에 나타나는 케토 플루의 증상을 극복하는 일이 성공의 열쇠이다.
- 케토제닉 다이어트의 목적은 체중 감량이 아니다. 다른 건강 혜택이 훨씬 더 중요하다.
- 개인적으로 다양한 변수가 작용하기 때문에 케토제닉 다이어트의 방식은 제각기 다르다.
- 지방을 먹는 것은 저장된 체지방을 태우는 불꽃에 기름을 붓는 격이다.
- 케토제닉 다이어트를 하면서 호르몬 대체 요법을 이용하면 폐경 중이나 후에 호르몬 균형을 회복하는 데 도움이 된다.

CHAPTER 13

케토제닉 다이어트 성공 스토리 8

고수의 한마디 나는 케톤 식단을 시작하는 환자들에게 목표를 적고 일지를 작성하라고 권한다. 그러면 더 자극이 되고 책임감도 유지된다. 무엇이든 변화에 성공하는 비결은 꾸준함과 인내심이다. – 빌 윌슨, 의사

아마도 지금까지 당신은 마음은 열려 있지만 의심은 거두지 않은 채 이 책을 읽었을 것이고, 실제로 케톤 상태가 사람들에게 어떠한 영향을 주었는지 궁금할 것이다. 16장에서 우리는 케톤 상태에 관한 과학 연구 결과를 살펴볼 것이다. 하지만 영원히 인생을 바꿔 놓은 체험담에 견줄 만한 것이 있을까?

내 체중과 건강 상태가 변화했다는 이야기는 이미 했다. 저탄수화물, 중단백, 고지방 식단을 실천하면서 인생 역전을 이룬 여덟 명을 소개하고 싶다. 이들의 이야기를 들으면 당신도 시도할 마음이 생길 것이다.

린 대니얼 아이비 : 노스캐롤라이나 주, 더럼, 53세

린은 10살이라는 어린 나이에 체중 지킴이 모임(Weight Watchers meeting)에 처음 참석하면서 다이어트를 하기 시작했다. 그 이후 수십 년 동안 그녀는 끊임없이 다이어트를 했지만 할 때마다 배고픔은 더욱 심해졌고 체중은 줄지 않았다. 너무나도 날씬해지고 싶었기에 그녀는 배고픔을 고통으로 느끼지도 않았다.

거의 40년 동안 칼로리 계산, 저지방 다이어트, 다이어트 약, 다이어트 셰이크, 단백질 바, 건강보다는 파산을 불러왔던 열광적인 서포트 모임 같은 '술수'(그녀 스스로 표현하듯이)들을 수도 없이 시도한 끝에 그녀는 이대로는 안 되겠다고 생각했다. 그때 그녀는 키 162.5cm에 154kg이라는 현실이 무척 두려웠다.

"실망감이 이루 말할 수 없었어요. 직장과 가정에서 극도의 스트레스로 지쳐 있었죠. 인생의 시련을 맞아 균형을 잡아 보려고 갖은 애를 쓰고 있었어요."

그런 시련 가운데 하나는 아픈 어머니를 돌보는 일이었다. 그녀의 어머니는 제2형 당뇨병을 앓다가 74세에 병을 이기지 못하고 세상을 떠났다. 그녀가 어머니와 같은 운명에 처하지 않기 위해 무언가를 해야겠다고 맹세한 것이 그때였다. 그것이 죽음을 피할 방법이었기 때문이었다.

하지만 의사가 조언한 전통적인 식단과 생활 방식(말하자면 저지방 식단과 운동을 많이 하는 방식)을 실천하자 전보다 배가 더 고프고, 몸이 더 아프고, 살이 더 쪘다.

린은 "항상 피곤했죠. 내가 완전히 실패자라고 느꼈어요."라고 말했다.

2009년 11월에 린은 에릭 웨스트먼을 찾아갔다. 그가 저탄수화물, 고지방 케토제닉 다이어트를 이용해 환자들의 비만과 제2형 당뇨병을 성공적으로 관리한다고 들었기 때문이다.

웨스트먼 덕분에 그녀는 냉혹한 현실에 눈을 떴다. 살을 빼고 건강해지기 위해 시도했던 저지방 다이어트가 사실은 체중 관리를 힘들게 했고, 아이러니하게도 어머니와 같은 길로 들어서게 했다는 것을 알았다. 그것만으로도 그녀는 케토제닉 다이어트를 해 볼 결심이 생겼다. 그녀는 지방 90%, 단백질 8%, 탄수화물 2% 비율로 하루 1,600칼로리를 먹으며 총 90kg을 뺐다. 더 중요한 것은 빠진 체중을 4년 이상 유지했다는 점이다.

그녀는 "저는 최적의 케톤 상태를 꾸준히 유지하면서 살았어요! 건강하게요!"라고 말했다. "웨스트먼 선생님 덕분에 케토제닉 다이어트를 잘 구성해서 먹는 법을 알았어요. 좋은 지방이 많고, 단백질이 적당하고, 탄수화물이 아주 적은 맛있고 신선한 음식을 즐기면서요."

수년간 온갖 다이어트를 하면서 끊임없이 배고픔과 싸웠기 때문에 배고픔은 린에게 문제가 아니다. 이제 그녀는 하루에 한 끼를 먹으며 간헐적 단식을 한다. 그녀의 공복 혈당은 70대로 내려갔고 정기 혈중 케톤은 1.8~4.0밀리몰이다. 에너지가 용솟음치고, 정상 혈압과 괄목할 만한 콜레스테롤 비율을 포함해 모든 건강 지표가 월등히 향상되었다.

린은 "건강이 이렇게 좋아진 것은 케토제닉 다이어트와 영양적 케톤 상태의 원리를 이해하지 못하는 사람들에게는 믿기 힘든 일일 거예요. 정말 그래요."라고 말했다.

린은 코코넛유, 올리브유, 버터, 진한 크림, 크림치즈, 딱딱한 치즈, 천연 달걀을 많이 먹고, 때로 마카다미아넛을 약간 먹었다. 단백질은 적은 양만 먹는다. 그녀는 단백질을 고지방 식사의 양념같이 취급한다고 말한다. 채소의 경우 때때로 상추, 케일, 시금치, 양파, 토마토, 완두콩, 쑥갓, 호박, 브로콜리, 피망 같은 녹말이 없는 채소를 조금 섭취한다.

그녀는 "일생에서 지금이 최고로 건강해요. 앞으로는 더 건강할 거예요."라고 말했다.

그녀의 결과를 보면 저탄수화물, 중단백, 고지방 케토제닉 다이어트는 린에게 맞는 식단이었다.

고수의 한마디 우리 할머니는 항상 말씀하셨다. "일이 잘 안 풀리면 제발 지금 하고 있는 것을 바꾸고 상황이 나아지는지 봐라. 계속 같은 행동을 하면서 다른 결과를 기대하지 마라." 내 생각에 케토제닉 다이어트는 흔한 만성 건강 문제를 마주한 많은 사람들에게 좋은 변화가 될 것이다.

– 빌 윌슨, 의사

프레다 문코치 : 일리노이 주, 시카고, 40세

부신이 소진되어 18개월 동안 밤낮 없이 잠을 자야 했던 프레다는 "케토제닉 다이어트가 저를 살렸어요."라고 말한다. 그녀는 2012년 후반, 여전히 기력 저하와 피로감을 겪고 있을 때 케토제닉 다이어트를 만났다. 그녀는 곧바로 생크림과 우유의 형태로 지방을 더 추가했다. 프레다는 기력이 회복될 뿐만 아니라 전보다 정신이 또렷해지고 기억력이 좋아진다는 것을 깨닫고, 자신을 나쁜 건강 상태의 늪에서 끌어올릴 특별한 무언가를 발견했다고 생각했다.

2013년 6월, 프레다는 정식으로 저탄수화물, 중단백, 고지방 다이어트를 시작했다. 한 달도 안 되어 혈중 케톤 수치가 5.0밀리몰로 상승했고, 그 후 한 번 해 보았던 실험은 그녀의 라이프스타일이 되었다. 영양적 케톤 상태로 활력이 생기자 그녀는 복학을 해 영양과 운동학 학사 학위를 딸 수 있었다.

"케토제닉 다이어트를 시작하기 전에는 다시 학교를 다닌다는 게 그저 꿈이었어요. 지금은 그것이 현실이 되었죠. 이제 다른 방식으로는 절대 먹지 않을 거예요."

그녀는 케톤 상태를 벗어날 때가 있다고 인정하지만, 그럴 때는 즉각 "변화를 느낄 수 있다."고 말한다.

프레다는 "마치 낮과 밤이 바뀌는 것과 같아요. 저는 〈리미트리스〉의 브래들리 쿠퍼에서 〈사랑의 기적〉의 로버트 드 니로(레너드)로 바뀌어요. 약효가 사라지기 시작하자 레너드는 살 가망이 없다는 걸 깨닫죠. 그런 생각을 하면 전 죽도록 무서워요."

프레다는 케톤 상태에 있으면 건강을 유지하는 일이 많은 사람들에게 어렵다는 사실을 잘 알게 된다고 말한다.

"그들은 거의 레너드와 같은 처지에서 기력이 회복되기만을 바라고 있죠. 영양적 케톤 상태는 내 삶에 자극과 활력을 주고 어렵지 않게 최고로 멋진 내가 되게 만들어요."

어느 때보다 활기와 의욕에 차 있는 프레다는 케톤 코칭 수업을 통해 다른 사람들이 인생을 되찾는 데 도움을 주고 있다.

페기 할러웨이 : 네브라스카 주, 오마하, 61세

페기는 자신이 "케토제닉 다이어트의 살아 있는 증거"이며, 자신의 가족 거의 모두가 이 식단으로 건강 문제를 회복했다고 말한다. 페기는 몇 년간 저탄수화물, 저지방 식단을 먹었지만 1999년에 당뇨병 직전까지 갔다. 그리고 그녀의 언니는 건강에 좋다는 건 모두 실천했음에도 체중 증가와 함께 제2형 당뇨병을 얻었다.

그녀는 "할아버지와 아버지가 노년기에 심각한 인슐린 저항성의 부작용으로 세상을 뜨셨어요. 저는 그들과 같은 운명을 맞지 않기 위해 성인이 된 후로 건강에 좋다는 식단을 먹었답니다."라고 말했다.

소화 문제와 에너지 기복, 브레인 포그(머리가 혼란스럽고 멍한 증상)와 함께 굶지 않고는 살을 뺄 수 없었던 언니를 보면서 페기는 자신이 평생 알고 있던 식단 이외의 다른 건강 식단이 있는지 조사하기 시작했다. 그녀는 우연히 로버트 앳킨스 박사의 방식을 발견했고, '모든 건강 문제의 핵심은 인슐린 저항성과 탄수화물 내성(견디는 정도)'에 있다는 그의 말에 깊이 공감했다. 흥미롭게도 그녀의 남동생 역시 같은 시기에 저탄수화물, 고지방 다이어트를 발견해서 만성피로 증후군을 극복하는 데 도움을 받았다.

페기는 천연 재료를 사용한 케톤 식단으로 바꿔 소화 장애, 브레인 포그, 혈당 조절 장애를 해결했고, 10년이 훨씬 넘도록 건강한 체중을 유지하고 있다. 페기의 동반자이자 은퇴한 가정의인 72세의 켄 피터스는 페기의 노력을 응원하면서도 자신은 2011년까지 여전히 일반적인 미국식 식사를 했다. 2011년에 그는 칼로리를 줄이고 운동을 열심히 해도 뱃살이 절대 빠지지 않는다는 걸 깨달았다. 그는 저탄수화물 식단으로 3개월 동안 약 14kg을 뺐지만, 네브라스카 자전거 일주를 앞두고 다시 탄수화물을 많이 섭취하고 말았다. 자전거를 타던 중에 갑작스런 피로감과 함께 기운이 떨어지는 증상을 경험한 그는 그제서야 다른 방식을 찾아야 한다는 것을 깨달았다.

그때는 마침 페기가 스티븐 피니 박사와 제프 볼렉 박사가 쓴 『저탄수화물 운동 능력의 기술과 과학』을 읽고 케토제닉 다이어트로 운동 능력이 향상된다고 이야기하던 시기였다. 그는 케톤식을 하기 시작했고 지금은 완전한 전향자가 되었다.

페기는 "케톤 라이프스타일의 부수적인 효과 중 최고는 운동 능력이 향상된다는 점이죠. 우리는 이를 거의 기적이라고 생각해요."라고 말했다.

계란 노른자와 돼지고기 뱃살의 비계를 더 먹고 커피에 버터와 코코넛유를 넣어 마시면서(온라인 건강 기업가이자 팔레오 팟캐스트 운영자인 데이브 애스프레이(Dave Asprey)가 대중화시킨 '방탄 커피'라고 알려진 개념) 페기와 켄 모두 활력이 솟아 탄수화물 간식을 먹지 않고 장거리 자전거 주행을 여러 번 즐길 수 있었다. 실제로 그들은 운동 후에도 기운이 넘치고 장거리 주행 후에 항상 찾아왔던 근육통이 없다는 사실에 놀랐다. 그리고 젊은 나이가 아님에도 이러한 결과를 얻었다는 점에 더욱 감격했다.

"우리는 각각 61세, 72세인데 둘 다 수년 동안 병원에 간 적이 없어요.

만성질환 약도 먹지 않죠. 우리는 절로 신이 나서 사람들을 만날 때마다 우리 이야기를 하지요. 전통적인 저지방, 저탄수화물 식단으로 고통받는 사람들이 우리처럼 되기를 바라니까요. 그리고 우리는 과학적인 근거를 갖고 있어요."

고수의 한마디 당이 많고, 정제되고, 많이 가공된 음식 대신에 천연 지방, 다양한 단백질, 혈당을 높이지 않는 채소와 과일을 먹으면 왜 나쁜지 또는 대사에 왜 나쁜 영향을 미치는지 이해할 수 없다. 그렇다는 증거를 본 적이 없다. 이치에 맞지 않는다. 이건 인간이 오래 먹어 왔던 식단이다.

— 재클린 에버스타인, 공인 간호사

데인 드밸코트 : 루이지애나 주, 라파예트, 40세

데인의 성공 스토리는 무려 50kg을 감량한 이야기이다. 하지만 아마도 더 중요한 것은 평생 앓던 희귀병이 믿지 못할 정도로 호전되었다는 사실일 것이다. 2013년 1월, 39세였던 그의 몸무게는 133kg이었다. 그는 딸을 오래 보려면 뭔가를 해야 한다고 생각했다. 게다가 그는 대사 질환이자 희귀질병인 맥아들병을 앓고 있었다. 제5형 글리코겐 저장 질병이라고도 알려진 이 병은 근육이 저장된 글리코겐을 에너지로 활용하지 못하는 병으로, 심한 피로감, 근육 경련, 근육 통증을 동반한다. 이 병은 몹시 고통스러운데다, 데인은 이 병으로 척추 뼈가 퇴행해 목 수술을 해야 하는 상황이었다.

2013년 2월에 데인은 113kg까지 감량하기로 목표를 세웠다. 한 달간 일반적인 건강 식단(저지방, 고탄수화물 칼로리 제한 식단)을 섭취했지만 체중이 꿈쩍도 하지 않자, 의학계에 있던 친구가 저탄수화물, 고지방 케톤 식단을 제안했다. 결과는 즉시 나타났다. 쌀과 빵을 스테이크와 베이컨으로 바꾸자 살이 쭉쭉 빠지기 시작했다. 뿐만 아니라 활력이 증강하기 시작했고, 운동하기가 매우 고통스러운 병이었음에도 불구하고 운동도 시작했다. 10개월 후에 그는 총 50kg을 뺐다. 하지만 더 중요한 점은 맥아들병으로 인한 근육통과 쇠약이 어느 정도 해결되었다는 것이다.

그는 "케톤 상태에 도달해서 맥아들병을 극복하는 데 도움을 받았어요. 제 근육이 제가 먹는 지방을 연료로 사용하기 때문이죠."라고 설명했다.

요즘 데인은 저탄수화물, 고지방 팔레오(구석기) 식단, 즉 수렵–채집인 조상들이 먹었던 음식처럼 천연 음식으로 가득한 식단을 먹고 있다. 그를 만나는 사람들은 모두 단순히 케톤의 원리를 식단에 실행해서 인생을 바꾼 그의 스토리에 깊은 감동을 느낀다.

"케톤 상태는 제 인생에 어마어마한 영향을 미쳤어요. 만나는 사람마다 케톤 상태에 대해 물어보며 제 말을 열심히 경청하죠. 친구와 가족 모두 제가 모범 사례라며 제 결과에 엄청나게 감동했어요."

데인의 케토제닉 다이어트 성공 스토리의 압권은 2014년 1월에 참가했던 하프마라톤이었다. 얼마 전까지만 해도 그는 12미터 이상 뛸 수 없고, 목 수술 후유증으로 통증이 심했으며, 근육이완제와 진통제를 아무리 많이 복용해도 줄어들지 않는 근육 통증으로 수년간 고생하던 만성질환 환자였다. 그런 데인에게 하프마라톤 완주는 그야말로 기적이었다.

데인은 "다른 맥아들병 환자들은 뛰는 걸 상상조차 못하는데, 하프마라톤을 완주했다는 건 너무나 감동적인 일이에요."라고 말했다.

애덤 파머 : 인디애나 주, 인디애나폴리스, 19세

애덤은 16세 때 양호 선생님으로부터 저탄수화물, 고지방 케토제닉 다이어트에 대해 처음 들었다. 포화지방이 건강에 해롭지 않다는 선생님의 말에 그는 최적의 건강을 실현하는 방법으로 케토제닉 다이어트에 관심을 갖게 되었다.

그는 "양호 선생님에게 여러 가지 정보를 듣고 충격에 빠졌어요. 믿기지가 않더라고요. 그래서 선생님의 말이 진실인지 알아보려고 스스로 조사를 하게 된 거죠."라고 말했다.

애덤은 저탄수화물, 고지방 케토제닉 다이어트를 조사한 후 충분히 납득이 되자 2012년 2월에 다이어트에 돌입했다. 그의 가족들은 그가 시도하는 케토제닉 다이어트에 시큰둥했다.

그는 "가족들은 제가 미쳤다고 생각했죠. 부모님은 저를 의사에게 데리고 가서 제가 버터와 동물성 지방만 먹는다고 하소연했어요. 의사들은 너무 편식하지 말고 골고루 먹으라고 설득했고요."

가족과 의사의 만류를 뿌리치고 케토제닉 다이어트를 지속한 결과, 애덤에게 믿을 수 없는 변화가 나타나기 시작했다. 체중이 빠지고, ADHD(주의력결핍과잉행동장애) 약인 애더럴(Adderall)을 끊었으며, 하루 종일 기력이 떨어지지 않았고, 우울증도 재발하지 않았으며, 전반적인 안녕감이 크게 상승했다. 이렇듯 애덤의 건강 상태가 뚜렷이 개선되었지만 그의 가족들은 여전히 저탄수화물, 고지방 케토제닉 다이어트를 비웃었다.

애덤은 "형은 제가 곡물과 당분을 먹지 않는다고 까탈스런 계집애 같다고 해요. 이제는 잔소리가 심하지 않지만, 제가 음식에 버터를 넣거나 가족들이 떼어 낸 비계를 먹을 때마다 가족들은 여전히 동맥경화와 심장 마비 운운하지요."

케토제닉 다이어트의 경이로운 결과에 자극을 받은 애덤은 저탄수화물, 고지방 식단이 가장 필요한 심장병과 당뇨병, 비만 환자들에게 이 식단을 전파하는 공인 영양사나 의사가 되고 싶다고 말했다.

고수의 한마디 임상 연구와 실험실 연구 결과에서, 탄수화물 제한으로 뚜렷이 나타나는 긍정적인 효과가 케톤 효과와 함께 지속이 되는지, 또는 케톤 효과와 탄수화물 제한이 어떠한 연관성이 있는지 아직 명확히 밝혀지지 않았다. 저탄수화물 식단의 효과와, 특히 대사 질환을 악화시키는 고탄수화물 식단의 효과를 비교해 보면 케토제닉 다이어트 실험이 거의 위험하지 않다는 것을 알 수 있다. – 리처드 파인만, 박사

로렌스 페트루젤리 : 호주, 멜버른, 21세

이번 장에서 소개하는 대부분의 사람들처럼 로렌스 역시 칼로리를 제한하고, 지방 섭취를 줄이고, 매주 몇 시간씩 심혈관 운동을 했지만 여전히 과체중이었다. 그는 아무리 열심히 노력해도 이러한 방식이 "전혀 효과가 없었다."고 말했다. 그러고 나서 구석기 식단(팔레오 다이어트)을 알게 되어 실천했더니, 몸 상태가 좋아지며 얼마 동안 효과가 있었다고 한다.

하지만 더 이상 체중이 줄지 않자 그는 체육관에서 역기 운동을 하며 단백질을 더 섭취했다. 그러나 6장에서 설명했듯이, 단백질이 포도당으로 전환되는 포도당신생합성 효과 때문에 배고픔을 느낀 로렌스는 마구

먹어 대기 시작했고 몇 kg이 다시 찌고 말았다. 건강에 좋다는 식단을 섭취했는데 왜 이러한 일이 벌어졌는지 그 원인을 찾던 중에 그는 케토제닉 다이어트를 알게 됐고 곧바로 실천에 옮겼다. 결과는 빠르고 놀라웠다.

로렌스는 "2주 안에 3kg이 빠졌고, 살이 계속 빠지면서 근육이 생겼어요."라고 말했다.

케토제닉 다이어트 이후 그는 근력 운동에서 생애 최고의 결과를 얻었고 몸 상태 또한 최상이었다고 말했다. 그의 말에 의하면, 케톤 상태의 가장 큰 장점은 살이 빠져도 배가 고프지 않아 주기적으로 간헐적 단식을 하기 쉽다는 점이다.

로렌스는 "크리스마스 휴가 동안에 단식을 하지 않고 여러 가지 음식을 과식했지만, 살이 찌지 않고 체중이 유지되었어요. 평소보다 하루에 적어도 1,000 칼로리를 더 먹었는데도 말이죠!"라고 말했다.

로렌스는 주로 내장육 같이 고품질의 저탄수화물, 고지방 음식을 먹는다. 그러한 음식은 몸에 영양을 공급하고, 배고프지 않게 하며, 몸이 본래의 방식대로 기능하는 데 도움을 주기 때문이다.

앨리스 러셀 : 캐나다 브리티시 컬럼비아 주, 컴버랜드, 52세

앨리스는 2012년 초부터 몸이 좋지 않았다. 속이 더부룩하고, 온 몸이 아프며, 기분 변화가 심하고, 항상 초조감에 시달렸다. 어지럽거나 미식거리는 증상이 있는가 하면 실신 직전까지 간 적도 있었다. 49세 때 그녀는 계속 살이 쪘고 수면 무호흡증과 악몽에 시달려서 날마다 피곤한 상태에서 잠을 깼다. 그야말로 생지옥이었다. 말할 필요도 없이, 그녀는 겁에

질렸고 문제가 무엇인지 간절히 알고 싶었다.

건강을 위해 제일 먼저 한 것은 2012년 2월에 단행한 금연이었다. 하지만 어느 날 실신을 해서 의사를 찾았을 때, 공복 혈당이 126mg/dl로 돌아와 있었다. 앨리스는 건강에 도움이 되지 않는 게 분명한 곡물 위주의 고당분, 저지방 식단을 중단해야 한다는 걸 알았다.

2012년 5월 그녀는 동네 도서관에 가서 영양과 건강서를 찾았다. 사서는 마이클 이드와 매리 댄 이드가 쓴 『단백질의 힘』을 권했다. 앨리스는 오래 전에 저탄수화물, 고지방 앳킨스 다이어트에 대해 들어본 적이 있었지만, 이번에는 책의 메시지가 가슴을 파고들었다.

앨리스는 "저는 오랫동안 병원 요리사로 일하면서 푸드 피라미드가 효과가 없다는 걸 알았어요. 저는 몸이 아팠고 다른 많은 사람들도 마찬가지였어요. 우리 사회는 점점 비만하고 건강이 나빠지고 있어요."라고 강조했다.

그녀는 남편과 상의한 끝에 두 사람 모두 신선한 고기와 채소로 구성된 저탄수화물 식단을 먹기로 결정했다. 진정한 생활 습관 교정이 시작된 것이다. 운동을 시작하고, 유래 없이 지방을 많이 먹으면서 식단의 효과가 곧바로 나타났다.

"지방을 겁내지 않았어요. 버터와 코코넛유, 치즈, 고기를 즐기고 커피에 크림을 넣어 마셨죠."

저탄수화물 케토제닉 다이어트를 막 발견한 대부분의 사람들처럼 앨리스는 계속 공부를 해 나갔다. 유튜브를 보고, 영양을 주제로 한 건강 팟캐스트를 듣고, 건강한 저탄수화물, 고지방의 혜택을 온라인으로 알리는 의사들과 저자들의 지식을 모두 흡수했다.

2012년 12월, 앨리스는 사라지지 않는 어지럼증, 기력 저하, 고르지 못한 혈당치로 인한 불안정한 기분을 해결하는 데 도움을 받고자 영양적 케톤 상태에 도달하는 문제를 심각하게 고민하게 되었다. 그녀는 탄수화물 섭취량을 하루 20g으로 줄이는 동시에 점점 익숙해진 맛있고 건강한 지방을 계속 섭취했다. 그러자 무시할 수 없는 건강 효과가 나타났다.

앨리스는 "기분이 좋아지더군요. 전과는 달리 기력이 떨어지지 않고, 힘이 나고, 아주 자연스럽게 16시간가량 공복이 가능해졌어요."라고 말했다.

2013년 여름에 그녀가 일부 과일과 뿌리채소를 식단에 다시 포함시키자 케톤 상태에서 나타났던 긍정적인 효과가 사라지면서 어지럼증, 불안, 감정 기복과 같은 익숙한 문제들이 맹렬한 기세로 다시 나타났다.

앨리스는 저혈당 증상을 이렇게 회상했다. "배가 고프기도 전에 어지러움을 느꼈어요. 혈당이 떨어지는 걸 느끼면 사과라도 하나 먹어야 식사를 할 수 있었죠."

앨리스는 자신이 탄수화물에 극도로 민감해서 케톤 상태에 들어가기 위해서는 섭취량을 훨씬 더 낮춰야 한다는 걸 깨달았다. 2013년 11월, 탄수화물 섭취량을 하루 20g으로 줄이자, 케톤 상태에 다시 들어가면서 모든 문제들이 모두 해결되었다.

"지금은 기분이 많이 안정되었고, 어지럽거나 불안하지 않아요. 더부룩하거나 가스도 차지 않고, 밤에 꿈도 거의 꾸지 않고 잘 잡니다. 수면 무호흡증도 완전히 사라졌어요."

게다가 체중 감량도 지속되었기 때문에 케톤 라이프스타일이 그녀에게 잘 맞는다는 자신감이 생겼다.

앨리스는 "모든 사람이 케톤에 적응된 상태에서 살고자 할지는 모르겠어요. 하지만 저에게는 확실히 잘 맞는 연료 공급 방식입니다."라고 결론지었다.

그녀는 모든 사람이 자신처럼 탄수화물에 극히 민감하지는 않겠지만, 자기 자신이 당분과 녹말을 얼마나 섭취하는지 아는 것은 중요하다고 말한다. 그리고 그녀는 "여러분, 당은 몸에 나빠요. 이건 비밀이 아니죠."라고 경고했다.

고수의 한마디 단연코, 케토제닉 다이어트에 대한 최대의 비판은 케톤 상태가 건강에 해롭고 위험하며 사망까지도 초래할 수 있다는 비난이다. 하지만 죽은 사람이 있었나? 케톤 상태가 그토록 위험하다면 사망자가 속출해야 하지 않는가? 오히려 케톤 상태에 이른 많은 사람들이 계속 목숨을 구하는 이유는 뭘까? – 존 키이퍼, 운동 능력 과학자

짐 스몰 : 콜로라도 주, 덴버, 60세

짐은 '활동적'이었다. 고등학교와 대학교 시절에는 수영부였고, 언제나 자전거를 탔으며, 아이들에게 가라테를 가르치는 등 많은 활동을 했다. 그는 성인이 되어서도 활동적으로 생활했다. 듀크 대학교에서 의학 학위와 박사 학위를 받은 짐에게 잘 먹고 잘 산다는 건 지방과 칼로리를 줄인다는 의미였다. 그럼에도 불구하고, 그의 체중은 몇 년에 걸쳐 서서히 불어났다.

레지던트를 마치고 고향인 콜로라도 주 덴버로 돌아왔을 때 짐은 자전

거 경주를 다시 진지하게 생각하게 되었고, 수백 마일을 달리는 경주에 여러 번 참가했다. 운동을 하면 늘어난 체중을 뺄 수 있을 거라고 생각했지만, 예상은 빗나갔다. 체중은 줄기는커녕 계속 늘기만 했다. 그의 아버지가 심장마비를 겪고 그의 손녀가 태어났을 때, 짐은 변화할 때가 왔다는 걸 알았다.

짐은 여러 해 전에 자신과 아내가 효과를 봤던 다이어트의 정보를 온라인에서 찾기 시작했다. 바로 앳킨스 다이어트였다. 그는 저탄수화물, 고지방 다이어트를 조사하기 시작했고, 아보카도, 베이컨, 치즈, 오리, 달걀, 생선과 같은 음식이 모두 메뉴에 있다는 걸 알고 흡족해했다. 좋아하는 맛있는 음식을 먹을 수 있다는 점은 그가 이 식단을 다시 한 번 시도하는 데 커다란 자극제가 되었다.

짐은 "매일 우리는 대부분의 사람이 휴가 가서 먹는 것처럼 먹었어요."라고 이야기했다.

그는 9kg을 감량했고 허리는 37인치에서 32인치로 줄었다. 모든 콜레스테롤 수치가 급격히 개선되었고, 수년 동안 낫지 않았던 속쓰림이 간단히 사라졌다. 게다가 케토제닉 다이어트를 시작한 지 한 주 만에 코를 골지 않게 되었고, 선교 여행 동안에 종교적인 준비 단계의 일부였던 금식을 쉽게 할 수 있었다. 짐은 이 정도의 건강 효과를 얻는 데 사람들이 생각하는 만큼 큰 노력이 들지 않았다고 설명했다.

그는 "저는 음식의 양을 재지 않아요. 하지만 매일 저 자신을 감독하죠."라고 말했다.

사람들은 몸무게와 건강 상태가 확연히 달라진 짐의 모습에 놀란다. 그리고 그는 의사로서 케토제닉 다이어트는 누구라도 실천할 수 있는 건강 회복법이라고 자신한다.

그는 “케토제닉 다이어트는 정말 좋은 거예요. 병리학자이자 의사인 저에게 과학적으로 충분히 설득력이 있어요.”라고 결론지었다.

저탄수화물, 중단백, 고지방 케토제닉 다이어트를 직접 해 보고 싶은가? 이 여덟 명의 사람은 케톤의 힘으로 변화한 많은 사람 가운데 몇 명에 지나지 않는다.

아마 당신은 케톤 상태에 들어가고자 했지만 적절한 케톤 수치를 생산하는 데 문제가 있었을지 모른다. 다음 장에서 우리는 이러한 일이 일어나는 10가지 이유와 그 대응책을 알아볼 것이다. 희망을 잃지 마라. 그리고 이 성공담을 읽고 기운을 내라! 좋은 일이 생길 것이다!

고수의 한마디 케톤 상태를 원하는 사람들은 변화를 갈망한다. 그들이 케톤 상태에 적응한다면 삶의 질이 엄청나게 상승할 것이다.

– 스테파니 퍼슨, 퍼스널 트레이너

이번 장의 핵심 개념

- 케토제닉 다이어트로 인해 실제로 사람들의 삶이 변하고 있다.
- 다이어트 광고 술수에 넘어가지 말고 저탄수화물, 고지방 식단을 받아들이면 효과를 본다.
- 혈중 케톤이 증가하면 놀라울 정도로 활력이 솟고 기분이 안정된다.
- 사실상 어떠한 연령에서도 케톤 상태로 혜택을 볼 수 있다.
- 많은 희귀질환들이 케톤 상태로 개선될 수 있다.
- 놀림을 받더라도 저탄수화물, 고지방 다이어트를 지속하라.
- 저탄수화물이나 팔레오 식단이 충분하지 않을 때도 있으므로 케톤 상태를 시도하라.
- 케톤 상태와 케톤 상태가 아닐 때의 차이를 아는 것이 열쇠다.
- 의료인들도 케토제닉 다이어트의 혜택을 알아가는 중이다.

CHAPTER 14

적절한 케톤을 만들지 못하는 10가지 이유

고수의 한마디 케톤을 빨리 생산하고 싶어 하는 사람들이 있다. 만일 당신이 그렇다면 케톤이 잘 생성되지 않더라도 놀라지 마라. '지금 바로 원해'라는 태도를 가지면 스트레스가 커지므로, 오히려 케톤을 확실히 죽일 수 있다. – 스테파니 퍼슨, 퍼스널 트레이너

내 블로그에 영양적 케톤 상태 자가 실험에 대해 쓰기 시작한 이래 나는 저탄수화물, 중단백, 고지방이라고 생각되는 식단을 먹는데도 적절한 케톤이 생성되지 않아 우려와 좌절에 빠진 사람들로부터 이메일을 꽤 많이 받았다. 아래는 내가 받은 메일의 한 꼭지이다.

당신이 추천한 혈중 케톤측정기를 사용 중입니다. 저는 대체로 탄수화물을 50g 이하로 먹고, 혹여 100g을 넘길라치면 화들짝 놀라곤 합니다. 6~8개월 동안 이렇게 먹고 있어요. 저녁 7시경에 케톤을 측정할 때마다 케톤 상태에 못 미치는 0.2~0.4밀리몰을 기록해요. 케톤 상태에서 얻어지는 훌륭한 혜택들을 모두 경험하고 싶은 마음이 간절한데, 제가 뭔가 잘못하고 있는 것 같아요. 이유를 좀 알려 주실래요?

당연히 알려 줄 수 있다. 그리고 그것이 바로 이번 장의 주제이다.

이 블로그 독자처럼 아마도 당신 역시 케톤 상태에 들어가려 했으나 성공하지 못했을지 모른다. 얼마나 짜증스러울까? 케톤 수치를 올리려고 아무리 애를 써도 꿈쩍도 하지 않는 것 같으니 말이다. 도대체 뭐가 문제이고, 뭐를 고쳐야 할까?

아래에 적절한 케톤이 생성되지 않는 10가지 이유와 함께 저탄수화물, 고지방 식단의 훌륭한 건강 효과를 얻을 수 있는 실용적인 해결책을 제시한다.

1. 무의식적으로 저탄수화물 식단이 케톤 생성식이라고 가정한다

고수의 한마디 저탄수화물, 고지방 케토제닉 다이어트에 관한 우려 중 대부분은 저탄수화물 식단이 해롭다고 주장하는 잘못된 연구 결과에 근거한다. 이러한 연구들은 매우 짧은 기간에 이루어졌거나 살코기와 함께 하루 150g 이상의 탄수화물을 섭취하는 '저탄수화물' 집단을 대상으로 이

루어진 것들이다. 이 식단은 저탄수화물 식단일지는 모르지만 케톤 생성식은 전혀 아니다. – 마리아 에머리치

위의 독자는 가끔 더 먹을 때도 있었지만 대부분 50g 이하의 탄수화물을 먹었다고 말했다. 이는 저탄수화물 식단이지만, 아마도 그는 탄수화물에 매우 예민한 사람이라서 탄수화물 섭취량을 더 낮춰야 할 것이다. 그리고 그가 탄수화물에 이미 예민하기 때문에 단백질을 과도하게 섭취하면 포도당신생합성 때문에 당연히 문제가 될 것이다.

그래서 자신의 탄수화물과 단백질 한계치를 알고 포화지방과 단일불포화지방을 충분히 먹는 것이 매우 중요하다. 이것이야말로 케톤을 생성하고 그 혜택을 누릴 수 있는 열쇠이다.

흥미롭게도 위에 소개한 내 블로그 독자는 자신의 케톤 수치를 검사하지 않았다면 자신이 케톤 상태가 아니라는 것을 전혀 몰랐을 것이다. 그래서 이 문제를 다음 항목으로 넣었다.

2. 케톤 수치를 측정하지 않는다

고수의 한마디 누군가 케톤식을 했는데 "효과가 없었다"고 말한다면, 대개 그들은 케톤을 측정하지도 않았고 실제로 케톤 상태가 아니다. 제대로 평가하기 위해서는 최소한 4~6주 동안 케톤 식단을 실시하는 것이 중요하다. – 도미닉 대고스티노, 박사

이는 아마도 저탄수화물, 고지방 식단을 시작하는 사람들이 가장 많이 저지르는 실수일 것이다. 케톤 상태의 혜택을 경험하지 못해 어리둥절한 블로그 독자에게 이메일을 받을 때마다 내가 처음으로 하는 질문은 몸에 케톤이 있는지 측정했는가이다. 많은 사람들이 "저탄수화물 식사를 하면 케톤 상태가 된다고 생각했어요."라고 답한다. 그것이 사실이라면, 아무도 저탄수화물, 고지방 생활 방식으로 전환하는 데 힘겨운 과정을 겪지 않을 것이다. 8장에서 설명했듯이 자신이 케톤을 생산하는지 확실히 알 수 있는 유일한 방법은 검사 또 검사이다. 그렇지 않다면 이는 수수께끼 놀이일 뿐이다.

3. 혈중이나 호흡 케톤이 아니라 여전히 소변 케톤을 측정한다

이 문제는 앞에서도 몇 번 언급했지만, 너무나 중요하기 때문에 재차 설명할 가치가 있다. 소변 케톤 측정은 영양적 케톤 상태를 시도한 초기에는 도움이 될 수 있다. 하지만 저탄수화물, 고지방 식단을 1~2주 충실히 따르다보면 소변 케톤은 거의 사라지기 때문에, 무슨 일이 벌어지고 무엇을 잘못했는지 의아해하게 된다.

실제로, 당신은 매우 잘한 것이다. 케톤에 완전히 적응한 것이니까 말이다. 축하한다! 그렇다면 소변 검사지에는 왜 케톤의 흔적이 나타나지 않을까?

소변 검사지를 잠시 동안 물들이는 아세토아세테이트 케톤체는 결국 혈중에 존재하며 인체가 케톤으로 작동할 때 뇌와 신체가 선호하는 연료원인 BHB 케톤체로 전환된다. 이 때문에 인체가 실제 케톤으로 매우 효율적으로 가동하고 있을 때 케톤이 사라진 것처럼 보인다. 당신은 저탄수화물의 절정에 이른 것이다!

소변 측정에서 혈중이나 호흡 측정으로 바꾸면(혈중 BHB 수치와 상관관계가 매우 높은 아세톤 케톤체를 함유한) 케톤 상태에 이르지 못한 이유를 공연히 걱정할 필요가 없다.

4. 케톤에 완전히 적응될 만큼 충분한 시간을 주지 않았다

고수의 한마디 연구 결과를 살펴보면, 케톤 적응 상태, 즉 케톤이 인체의 주 연료로 사용되면서 글루코겐 고갈이 몸에 더 이상 영향을 미치지 않는 상태가 되려면 대부분의 경우 대략 3~4주가 걸린다. **– 빌 라가코스, 박사**

'참는 자에게 복이 있나니'라는 말이 있지만, 이 말을 한 사람은 틀림없이 케톤 상태를 시도해 보지 않았을 것이다! 결국, 해야 할 일을 하면 노력의 결실을 보지 않을까?

그렇다, 분명히 결실을 볼 것이다. 하지만 모든 사람이 다르며, 포도당(당분과 탄수화물) 연료에서 케톤과 지방산 연료로 전환할 시간을 충분히 주지 않았을 수 있다는 점을 명심하라. 케톤 적응 상태가 되는 데는 짧게는 며칠에서(이미 저탄수화물 식단을 먹고 있다면 오래 걸리지 않는다) 길게는 4~6주까지 걸릴 수 있다(특히 탄수화물 함량이 매우 높은 일반적인 미국식 식단을 중단한다면). '시간이 약이다'라는 말은 케톤 상태에 이르고자 할 때 꼭 들어맞는다.

케톤 상태에 이르고자 할 때, 시간을 조금만 더 투자하면 성공할 수 있을지 모른다. 하지만 시간의 흐름에 관해 알아야 할 것이 하나 더 있다. 몸이 더 효율적으로 케톤을 연료로 사용하게 되면서 케톤 측정 수치는 점점 더 낮아진다. 케톤 수치가 0.5밀리몰 아래로 내려가지 않는다면 걱정하지 마라. 몸이 마치 기름이 잘 쳐진 상태에서 케톤을 연료 삼아 지방 연소 모드가 작동되는 것이다!

에릭 웨스트먼 박사의 노트 우리 클리닉에서 많이 하는 일이 내가 '재초기화 예상'이라고 부르는 작업이다. 매우 많은 다이어트 프로그램과 상품의 과대 선전처럼 누구나 일주일 안에 40~50kg을 뺄 수는 없다. 체중이 느는 데 얼마가 걸렸는지 기억해 보라. 평균적으로 일주일에 0.5~1kg 감량은 매우 건강한 속도이다.

5. 탄수화물과 단백질 한계치를 초과하고 있다

고수의 한마디 탄수화물은 하루에 약 50g, 단백질은 무지방 신체 질량 1kg당 1~1.5g으로 제한하고 지방을 맘껏 섭취하라. 대부분의 경우 이렇게 먹으면 혈청 BHB 수치가 리터당 0.5~3.0밀리몰이 나올 것이다. 대사 기능이 심하게 손상된 사람들은 탄수화물과 단백질을 훨씬 더 제한해야 할 것이다. – 지샨 어레인, 의사

이는 매우 중요하기 때문에 5장과 6장에서 이미 충분히 설명했다. 하

지만 근본 원리는 아무리 강조해도 지나치지 않다. 자신에게 맞는 탄수화물과 단백질 양을 알지 않는 한 적절한 케톤 생성을 기대할 수 없다. 모든 사람에게 들어맞는 케톤 공식이 있다면 알려 주겠지만, 애석하게도 그런 건 없다. 따라서 케토제닉 다이어트로 결과를 보지 못하고 있다면, 탄수화물과 단백질 섭취량을 조절해서 적절한 수치를 찾도록 노력하라.

자신도 모르게 탄수화물과 단백질을 너무 많이 먹고 있는 것은 아닌지 점검하고 입으로 들어가는 모든 것에 신경을 써라. 단백질 바나 단백질 쉐이크 같은 저탄수화물 제품을 먹으면서 '순 탄수화물량'이 자신의 한계치 이하로 유지된다고 생각한다면, 아마도 이중고(계산할 필요가 없다고 생각하는 여분의 탄수화물과 증가한 단백질 섭취량)를 겪고 있을 것이다. 케톤을 생성하고 싶다면 저탄수화물 식단에 고단백질을 먹으면 안 된다는 점을 잊지 마라.

에릭 웨스트먼 박사의 노트 '순 탄수화물'과 '총 탄수화물'을 혼동하는 경우가 종종 있다. 총 탄수화물 그램 수에서 섬유질 그램 수를 뺀 '순 탄수화물'은 대사장애가 심하지 않거나 체중을 줄일 필요가 없는 사람들에게 효과적이다. 하지만 일부 섬유질은 포도당으로 흡수되고 우리의 목표는 케톤 상태이므로, 총 탄수화물 그램 수에서 섬유소 그램 수조차 빼지 않는 방식이 좀 더 신중한 접근이다.

6. 지방을 충분히 먹지 않는다

고수의 한마디 매일 적절한 케톤 수치를 확보하는 하나의 방법은 지방을 상대적으로 많이 (칼로리의 75% 이상으로) 먹는 것이다. 케톤이 만들어지려면 지방이 필요하며, 먹는 지방이든 체지방이든 상관없다.

– 빌 라가코스, 박사

9장의 영양적 케톤 상태 자가 실험 이야기에서 언급했듯이, 내가 저탄수화물 식단을 섭취하면서 저지른 가장 큰 실수는 지방을 충분히 섭취하지 않은 것이었다. 총 칼로리의 60%를 지방에서 섭취했지만, 지방 섭취를 80%로 늘린 후에야 진정한 케톤 상태를 경험할 수 있었다. 7장에서 이야기했듯이 케톤 상태에 들어가 그것을 유지하기 위해서는 지방을 배불리 먹는 것이 굉장히 중요하다.

지방을 더 먹으면 허기가 충족되고 혈당이 올라가지 않는다. 게다가 케톤 생성을 낮추는 탄수화물과 단백질을 더 먹지 않게 된다. 그리고 천연 지방을 먹으면 그 효과가 극대화될 것이다.

고수의 한마디 케토제닉 다이어트에 대한 가장 큰 비판은 고지방이 심장병과 심장마비를 초래한다는 것이다. **– 윌리엄 데이비스, 의사**

지방이 동맥을 막아 심장병을 유발한다는 잘못된 인식과, 탄수화물과 단백질이 그램당 4칼로리인 반면 지방은 그램당 9칼로리라는 사실 때문에 우리는 오랫동안 지방을 멀리해야 한다고 배웠다. 하지만 영양은 건강 전문가들이 만들어 낸 단순한 수학 방정식보다 훨씬 더 복잡하다. 수십 년 동안 우리 사회를 지배한 지방 공포증은 머지않아 종식될 것이다.

그러니 누구보다 앞장서 천연 지방을 더 먹어 보자. 케톤 수치가 치솟더라도 놀라지 마라.

7. 약은 간에 부담을 준다

고수의 한마디 약으로 당뇨병과 비만 같은 만성질환을 '관리'할 수는 있지만 예방하거나 낫게 하지는 못한다. 하지만 케토제닉 다이어트는 이러한 흔한 만성질환을 예방하거나 회복시키는 강력한 방법이다. 환자를 치료하는 의사로서 나는 환자에게 효과가 있는 안전한 방법을 찾는다. 식단에 초점을 맞추기 시작하면 나머지는 그저 겉치레에 불과할 것이다.

– 빌 윌슨, 의사

처방약과 비처방약 모두 몸에 부담을 줄 수 있다. 물론 때때로 약이 필요할 때도 있지만, 간이 해독할 독소가 더 많아질 수 있다. 흔한 비처방약을 포함한 대부분의 약은 오래 복용하면 몸에 손상을 줄 수 있기 때문에 이 점은 매우 중요하다. 약은 단기적으로 증상을 완화할 수 있지만, 평생 복용하게 되면 그 대가를 치를 것이다.

이 문제가 케톤 상태와 어떤 관련이 있을까? 간은 인슐린 수치를 조절하는 데 관여하며, 간이 약을 처리하느라 긴장을 하면 인슐린이 상승할 수 있다(그렇다고 반드시 약을 끊어야 하는 것은 아니다. 걱정이 되면 복용하는 약의 부작용과 위험에 대해 의사와 상담하라). 인슐린 수치가 높으면 케톤 생산 능력이 떨어질 수 있다.

처방약을 끊거나 비처방약을 삼갈 수 있다면, 케톤 생성이 증가할 것이다. 케톤을 측정했을 때 수치가 시원치 않다면 반드시 이 문제를 생각해 봐야 한다.

에릭 웨스트먼 박사의 노트 20세기 초에 진행된 식단과 대사 연구들에서는 탄수화물을 '케톤을 방해하는 요인'이라고 칭했다. 탄수화물을 먹으면 인슐린 수치가 올라가고, 인슐린이 증가하면 케톤 생성이 줄어든다.

8. 칼로리 섭취가 너무 적거나 너무 많다

고수의 한마디 자신의 요구에 맞춰 적절한 칼로리를 포함한 잘 구성된 케톤 식단을 따르면 장기적으로 문제가 일어날 가능성이 낮다.

– 프란치스카 스프리츨러, 공인 영양사

이 책에서 칼로리 이야기를 많이 하지 않은 데는 그럴 만한 이유가 있다. 저탄수화물, 중단백 식단에 천연 지방을 배불리 먹으면 강박적으로 칼로리 계산을 하지 않아도 문제가 저절로 해결된다. 하지만 케톤 상태를 추구하는 과정에서 일부 사람들은 너무 적게 먹어 배고프거나 반대로 너무 많이 먹어 문제가 생길 수 있다.

12장에서 가짜 배고픔과 진짜 배고픔을 구별하는 방법을 설명했다. 우리 사회에서는 음식이 넘쳐나기 때문에 음식을 많이 먹는 것은 물론이고, 배고프지 않아도 먹는 데 익숙해져 먹는 일을 언제 중단해야 할지 알기 어렵다. 한편, 다이어트 영역에서는 굶는 게 미덕이 되어 몸에 필요한 칼로리보다 더 적게 먹을 것을 강요당한다. 극단적인 이 두 방식은 적절한 케톤을 생성하는 능력에 중대한 역할을 한다.

배고픔에 주의를 기울이고, 두 시간 내에 다시 먹고 싶은 생각이 들지 않도록 음식을 충분히 먹으며, 과식하지 않도록 조심해서 케톤 생성을 촉진하라. 칼로리에 집착하라는 얘기가 아니다. 그러면 오히려 역효과가 날 것이다. 자신의 탄수화물과 단백질 한계치를 알아야 하듯이, 실험을 통해 자신이 만족할 수 있는 칼로리의 양을 찾아 적절한 케톤을 생성하도록 하라. 그럴 수 있다!

먹는 일에 주의를 기울이는 것은 결코 나쁜 일이 아니며, 과소하지도 과도하지도 않은 칼로리를 섭취하면 케톤이 혈관을 타고 매우 빠른 속도로 흐르게 될 것이다.

9. 하루 종일 시시때때로 먹는다

지금은 생존을 위해 먹는 시대가 아니다. 우리는 사람들과 어울리고 인생을 즐기기 위해서도 먹는다. 모임에서 다른 이들과 함께 먹지 않는 사람은 따가운 눈총을 피하기 힘들다. 직장이나 교회, 심지어 가정에서도 '먹는 시간'이라는 이유만으로 식사를 강요하는 집단적 압력이 엄청나다. 그런데 너무 자주 먹으면 케톤을 생성하는 능력이 떨어지지 않을까? 두말하면 잔소리다!

11장에서, 케톤 상태에서 간헐적 단식이 어떠한 역할을 하는지 설명했다. 이 둘은 협력 관계이다. 저탄수화물, 중단백, 고지방식을 하며 충분한 칼로리를 섭취해 영양적 요구를 완전히 만족시켜라. 그러면 먹지 않고 아무런 문제없이 12~24시간을 거뜬히 견딜 수 있다. 장시간 자발적인 단식을 하면서 핵심 영양소(탄수화물, 단백질, 지방)가 적절히 구성된 식단을 먹는다면 케톤 상태에 도달하는 데 큰 도움이 될 것이다. 이전 식사로 아직 배가 고프지 않다면 또 먹을 필요가 없다.

누군가가 당신에게 왜 먹지 않냐고 물을 때, "케톤이… 있으니까요"라고 대답할 수 있다. 이 말을 들은 그들의 표정은 정말 혼자 보기 아까울 것이다.

10. 만성 스트레스와 수면 부족은 코르티솔 수치를 올리고 혈당을 크게 높인다.

고수의 한마디 생체 리듬의 불균형이나 만성 스트레스로 이어지는 만성 수면 부족은 코르티솔 수치를 급격히 올려 케톤 상태를 근본적으로 불가능하게 할 수 있다. – 노라 겟가우다스, 영양 전문가

우리는 왜 항상 스트레스에 시달릴까? 우리 대부분은 만성 스트레스가 사실상 건강의 모든 영역에 강력하고 부정적인 영향을 미친다는 사실을 충분히 깨닫지 못한다. 더구나 스트레스로 인해 우리 몸이 간절히 원하는 숙면을 취하지 못한다면 건강에 큰 타격을 받는다. 스트레스와 수면 부족이라는 이중고로 인해 케톤 생성 능력은 가차 없이 파괴된다.

케톤 생성 능력을 완전히 없애고 싶다면 걱정과 스트레스를 달고 살면

서 매일 밤 한두 시간만 자면 된다. 이런 상황에서는 식단을 아무리 엄격하게 지켜도 시간이 지나면서 그 효과가 약화된다. 우리 모두를 위해, 만성 스트레스가 케톤 상태를 방해하는 이유를 상세히 알아보자.

스트레스는 인체가 자기 보호 모드로 들어갈 때 허기와 혈당 수치를 올리는 호르몬인 코르티솔 수치를 높인다. 이것이 저탄수화물, 중단백, 고지방 식단을 엄격하게 지켜도 체중이 빠지지 않는 이유 중 하나이다. 동네를 산책하고, 요가 수업을 듣고, 아이들과 즐거운 활동을 하라. 일상에서 스트레스를 줄일 수 있는 활동이면 무엇이든 좋다. 스트레스를 줄이기 위해 적극적으로 노력한다면, 인체가 밤에 더 잘 쉴 수 있을 것이다. 그리고 열 받지 마라!

스트레스(stressed)를 거꾸로 하면 디저트(desserts)가 된다. 스트레스는 대부분의 디저트에 든 설탕처럼 케톤 상태를 방해할 수 있다. 당신의 케톤에게 성공할 기회를 주기 위해 일찌감치 고민거리를 날려 버려라.

이 내용은 케토제닉 다이어트를 하면서 적절하게 케톤이 생성되지 않는 많은 이유 가운데 10개를 추린 것이다. 또한 친구, 가족, 의사의 지원 부족, 또는 예를 들어, 식단을 실천할 수 있다는 자신감의 부족이나 뇌 건강을 위해 탄수화물이 필요하다는 믿음과 같은 정신적인 장벽, 식단을 잘 짜지 못하는 것과 같은 무형의 요인들이 영향을 미칠 수 있다. 하지만 완벽하지 못할까봐 걱정하지 마라. 우리의 목표는 케톤 상태에 도달하기 위해 계속 노력하는 것이다. 이 과정에서 자신에게 친절하게 대하라. 끈기가 성공의 비결이다.

케톤 소금, 케톤 에스테르, 다양한 MCT유 같은 물질들이 혈중 케톤 수치를 늘리는 데 사용될 수 있다는 점은 알아둘 가치가 있다. 하지만 이러한 방법으로 케톤을 늘리는 것이 식단만으로 케톤을 생성하는 것과 동일한 치료 효과가 있는지에 대해서는 전문가들 사이에서 여전히 논란이 있다. 이 문제에 대해서는 아직 연구 결과가 없다. 연구 결과가 나오기 전까지는 저탄수화물, 중단백, 고지방 식단을 꾸준히 실천하는 게 최선이며, 원한다면 이러한 제품을 사용해 케톤 생성을 도와라.

지금까지 알아본 것처럼 케톤이 만들어지는 과정에서는 너무나 많은 요인들이 작용한다. 하지만 모든 사람이 극저탄수화물, 고지방 케토제닉 다이어트를 좋아하는 건 아니다. 다음 장에서는 이러한 식사법에 대한 10대 비판과 함께 사람들이 쓸데없이 난리법석을 떠는 이유를 알아볼 것이다.

고수의 한마디 내 생각에는, 적절한 케톤 생성을 막는 가장 큰 장애물은 우리 주위에 분명히 존재하는 유혹들이다. 한번 탄수화물을 과하게 먹으면 케톤 상태가 방해를 받고, 회복하는 데 며칠이 걸릴 수 있다. 오랜 습관은 고치기가 어렵다. – 매리 뉴포트, 의사

이번 장의 핵심 개념

- 케톤이 생성되지 않는 데는 이유가 있다.
- 저탄수화물 식단이 케톤 식단이라고 생각하는 것은 매우 흔한 오류다.
- 케톤 측정을 자주 하지 않는다면 자신이 케톤 상태인지 확실히 알 수 없다.
- 소변 케톤 검사만으로는 확실히 알 수도 없거니와 실망스러울 수 있다.
- 참고 기다려라. 케톤에 완전히 적응하려면 4~6주가 걸린다.
- 탄수화물 내성과 단백질 한계치를 알기 위해서 양을 조금씩 바꿔가며 실험을 해 보라.
- 지방을 충분히 먹지 않으면 케톤 생성이 시원치 않을 것이다.
- 약은 간에 부담을 줘 케톤 생성을 늦춘다.
- 칼로리 섭취가 너무 적거나 너무 많으면 케톤 상태에 이르기 어려울 수 있다.
- 하루 종일 자주 먹으면 케톤을 만들기 어렵다.
- 만성 스트레스와 수면 부족은 저탄수화물, 고지방 식단의 혜택을 무효화한다.
- 케톤 상태를 방해하는 무형의 요소들이 많다.
- 케톤이 생성되지 않아 실망스럽다면, 케톤 생성을 돕는 제품을 이용하라.

CHAPTER 15

케토제닉 다이어트에 대한 10가지 비판에 답하다

고수의 한마디 케톤 식이에 대한 주요 비판들은 대부분 이론적이다. 많이 알려진 이러한 문제들은 우리 클리닉의 환자들에게는 전혀 나타나지 않았다. – 데이비드 펄머터, 의사

수그러들지 않는 케톤 상태에 대한 반대 의견과 진위 논란을 들어보았을 것이다. 이 장에서는 극저탄수화물 케톤 식이에 대한 10대 비판을 살펴볼 것이다.

1. 케톤 상태는 특별한 것이 아니고, 그저 칼로리가 낮아지는 것이다

고수의 한마디 많은 임상 연구에서 밝혀진 바에 의하면, 저탄수화물 식단을 이용해서 감소한 칼로리의 양과 지방을 적게 먹어 감소한 칼로리의 양은 비슷하다. 한 연구에서 두 개의 다른 저탄수화물, 고단백질 식단, 그리고 저탄수화물, 고지방 식단을 칼로리가 적은 저지방 식단과 비교한 결과, 저탄수화물 식단을 섭취한 사람들이 저지방 식단을 섭취한 사람들보다 칼로리가 더 줄어 체중과 체지방이 더 많이 감소했다. 또 다른 연구에서는 저탄수화물 식단을 먹은 참가자들의 칼로리 제한이 저지방 식단으로 칼로리를 줄인 참가자들의 칼로리 제한을 앞서지 못했다. 그럼에도 불구하고 저탄수화물 집단은 체지방을 두 배 이상 줄였다. – 빌 라가코스, 박사

나는 이 비판이 유독 재미있다. 이렇게 주장하는 사람들은 케토제닉 다이어트가 성공하는 유일한 이유는 식욕이 억제되어 칼로리를 적게 섭취하기 때문이라고 말한다. 이 말의 아이러니를 알아챘는가? 케톤식 반대자들은 이 문제를 잘 집어냈다고 생각하겠지만, 사실은 이 점 때문에 케톤 상태의 논리적 근거가 더욱 탄탄해진다. 제약회사들은 식욕을 효과적으로 줄이는 약을 개발하기 위해 수억 달러를 투자해 왔다. 하지만 우리에게는 위험한 부작용 없이 자연스럽게 식욕을 줄이는 방법이 있다.

질은 염두에 두지 않고 칼로리만 계산하는 것과 포만감과 만족감을 주는 음식을 주의 깊게 선택하는 것은 큰 차이가 있다. 사실은, 케토제닉 다이어트를 하며 양껏 먹으면 배가 고프지 않기 때문에 칼로리는 자연스럽게 잘 관리된다. 임의로 정한 목표 칼로리를 지키는지 확인하기 위해 계산기를 꺼낼 필요가 전혀 없다. 칼로리를 계산하지 않는 야생 동물들이 어떻게 그리도 날씬하고 건강한지 궁금했던 적이 있는가? 우리 인간

은 반드시 이 질문을 자문해 봐야 한다.

섭취하는 칼로리의 종류가 엄청난 영향을 끼친다는 점은 템플 대학교 의과대학의 연구자 겐터 보덴 박사가 〈내과 연보(Annals of Internal Medicine)〉의 2005년 3월 15일 호에 발표한 연구에서 입증되었다. 보덴 박사는 "탄수화물이 과도한 과식을 부추긴다."고 결론 내렸다. 탄수화물은 인슐린 수치를 높여 점점 더 칼로리를 섭취하도록 만든다. 하지만 케토제닉 다이어트를 하는 사람들은 지방과 단백질을 주식으로 하기 때문에 배가 고프지 않다. 이러한 일은 우연히 일어나지 않는다.

대부분의 사람들이 케토제닉 다이어트를 시작하면 먹는 일이 그저 식욕에 대한 정상적인 반응이 된다. 어떠한 이들은 이를 처음 느껴 보기도 한다. 내 생각에는 이 점이 케토제닉 다이어트의 특별함이며 영원히 칼로리를 계산해야 하는 구속에서 해방되고 싶은 모든 사람들에게 매력적인 이유이기도 하다.

에릭 웨스트먼 박사의 노트 탄수화물은 허기를 유발한다. 탄수화물을 먹지 않으면 허기를 느끼지 않는다. 물론 탄수화물 섭취를 중단하지 않으면 이를 절대로 알 수 없을 것이다. 대부분의 미국인은 일생 동안 매일 탄수화물을 먹는다.

2. 케톤 상태에서 체중이 감소하는 이유는 수분이 빠지고 기관과 근육이 망가지기 때문이다

케톤 상태에서 일어나는 체중 감량이 '단지 수분의 무게'라고 조롱하듯이 이야기하는 것을 들으면 항상 재미있다. 하지만 사실은, 어떠한 체중 감량 방식을 이용하든 처음에는 대체로 수분의 무게가 준다. 이는 어느 정도는 근육에 저장된 글리코겐이 빠져나오기 때문이다. 체내에 저장된 당분인 글리코겐은 물로 차 있다. 그리고 저탄수화물 식단을 섭취하면 인체가 당질 연소 모드에서 지방 연소 모드로 바뀌기 때문에, 글리코겐이 바닥났을 때 다시 완전히 채워지지 않는다. 그리고 글리코겐 무게가 줄면 수분의 무게도 준다.

이는 부분적으로 낮아진 인슐린 수치 때문이기도 하다. 인슐린은 신장에게 수분과 염분을 잡아 두라고 신호를 보내기 때문에, 탄수화물을 먹어 인슐린을 더 많이 생산하면, 수분과 염분을 더 많이 보유하게 된다. 탄수화물 섭취를 줄이면 인슐린 수치가 낮아져, 보유하는 소금과 물의 양이 줄어든다. 이는 확실히 나쁜 일이 아니며, 과체중이거나 비만한 일부 사람들이 처음으로 저탄수화물, 고지방 케토제닉 다이어트를 시작할 때 살이 많이 빠지는 이유를 설명한다.

하지만 케톤 상태의 흥미로운 점은 수분 무게가 빠지면 진정한 지방 감소가 본격적으로 시작된다는 것이다. 물론 이 시점에서는 감량되는 체중의 양이 아주 적다. 하지만 인체는 저장된 체지방을 연료로 사용하면서 케톤을 기꺼이 연소한다. 따라서 기관과 근육을 녹인다는 비판은 말이 안 된다. 발표된 연구 결과를 보더라도 그렇다.

핀란드의 쿠오피오(Kuopio) 의과대학의 영양 연구자인 안씨 매니넨(Anssi Manninen)은 〈영양과 대사(Nutrition & Metabolism)〉 저널 2006년 1월 호에 극저탄수화물(하루 탄수화물 섭취량 10g) 식단이 근육량에 미치는 효과를 실험한 연구를 발표했다. 그는 간에 의해 생산된 케톤이 근육 단백질 파괴를 억제하는 역할을 한다고 결론지었다. 게다가 지방산과 케톤이 근육 손상을 초래할 수 있는 아미노산의 산화를 억제한다고 밝혔다. 달리 말해서, 극저탄수화물 케톤 식단을 섭취하면 근육이 줄기는커녕 근육량이 보호된다.

에릭 웨스트먼 박사의 노트 사물을 다르게 보기 위해 '모든 것을 뒤집는' 브레인스토밍 기법이 있는데, 이 과정에서 문제에 대한 새로운 해결책이 떠오르는 경우가 많다. 근육 세포에는 포도당 수용체(입구)가 있는데 이것이 열리기 위해서는 인슐린이 필요하다. 우리는 일반적으로 이 수용체가 포도당을 들여보낸다고 생각하지만, 포도당이 들어오지 못하도록 막는다고 생각하면 어떨까? 이렇게 발상을 전환하면, 근육 세포는 평소에는 지방을 연소하다가 에너지를 분출해야 하는 달리기나 다른 활동을 할 때에만 당을 연소하는 지방 연소 세포라고 생각할 수 있다.

3. 극저탄수화물 케토제닉 다이어트는 갑상샘 기능 저하증과 부신 피로를 유발한다

고수의 한마디 갑상샘 기능 저하증이 케톤 상태 때문일까, 아니면 만성적인 저칼로리 섭취나 스트레스 같은 이유 때문일까? 혹은 이 모든 것이 합쳐져 생긴 결과일까? 다른 변수들을 감안하지 않고 케톤 상태가 원인이라고 단정지어 말할 수는 없다. – 지샨 어레인, 의사

갑상샘 기능 저하증은 갑상샘 호르몬인 T4가 또 다른 갑상샘 호르몬인 T3로 쉽게 전환되지 않을 때 발생한다. 최근 몇 년 동안, 온라인 팔레오 커뮤니티의 일부 유명 회원들이 케토제닉 다이어트의 포도당 결핍으로 인해 T4가 T3로 전환되는 능력이 감소해 탈모, 수족 냉증, 전신 권태와 갑상샘 기능 저하와 연관된 다른 증상들이 유발된다는 의견을 내놓았다. 이는 너무나 악랄하게 들려서, 그렇다면 사람들이 극저탄수화물 케토제닉 다이어트를 왜 하는지 궁금해질 것이다.

고수의 한마디 갑상샘 기능에 대한 우려는 일반 대중이나 의사들 모두 오해하는 부분이다. 갑상샘 수치가 낮다고 반드시 기능이 좋지 않은 것은 아니다. 낮은 수치에서 기능이 더 좋은 경우가 많다. 인체의 기능이 좋으면 갑상샘 수치가 내려간다. 이는 매우 바람직한 상태이다. 백세가 넘은 노인들은 다른 노인들보다 갑상샘 수치가 낮다. 갑상샘 기능 저하증을 유발한다며 극저탄수화물 식단을 비판하는 것은 혼동을 유발할 뿐 아니라 명백한 오류이다. **– 론 로즈데일, 의사**

이러한 비판의 문제는 완전하지 않다는 데 있다. 케토제닉 다이어트를 하는 사람들이 칼로리를 충분히 섭취하지 않을 때 갑상샘 기능 저하증을 경험할 수 있지만, 칼로리가 적절하면 발생하지 않는다. 관건은 케토제닉 다이어트 자체가 아니라 칼로리의 양이다. 적절한 칼로리가 포함된 잘 구성된 저탄수화물, 중단백, 고지방 식단을 섭취하는 사람들을 추적한 연구에서 갑상샘 저하는 발생하지 않았다. 극저탄수화물 식단에서 칼로리가 제한되지 않는 한, 갑상샘과 대사 기능은 정상으로 유지된다. 영양 컨설턴트이자 교육가인 노라 겟가우다스는 실제로 낮은 갑상샘 수치는 '병적인 상태'가 아니라고 말한다. 칼로리가 충분하기만 하다면, 낮은 갑상샘 수치는 실제로 대사 기능의 효율성이 개선되었다는 조짐이며 말 그대로 장수를 나타내는 바람직한 징후이다.

고수의 한마디 케토제닉 다이어트를 시작할 때 갑상샘 문제가 있다면, 갑상샘 기능 저하 증상을 경험할 수 있다. 사람들은 이것이 새로운 다이어트 때문이라고 혼동하는 경우가 많다. 나는 저탄수화물, 고지방 식단을 먹은 사람들에게 없던 갑상샘 문제가 갑자기 발생하는 것을 본 적이 없다. 잘 구성된 케토제닉 다이어트를 하면 시간이 지나면서 T4 호르몬이 활성형 T3로 전환되는 속도가 느려질 수 있는 것은 사실이다. 하지만 이것이 문제가 있다는 의미는 아니다. – 노라 겟가우다스, 영양 전문가

크리스 데커라는 자연요법 의사는 '팔레오가 갑상샘 저하를 유발할까?'라는 온라인 기사를 썼다. 그녀는 이 기사에서 저탄수화물, 중단백, 고지방 다이어트로 케톤을 생성하면 갑상샘에 정확하게 어떤 일이 일어나는지 기술했다.

우리가 주 연료원인 지방을 재료로 케톤을 연소할 때, 갑상샘은 덜 선호되는 연료인 포도당에 인체 대사를 의지할 만큼 많이 일할 필요가 없다. 기관들이 마지못해 지방보다 당을 대사해야 할 때, 결코 이상적이 아닌 이 시나리오를 감당하려면 T3가 더 필요하다. 갑상샘은 시간 외 근무를 해야 하며, 가엾은 T3가 그 일을 담당해야 한다. 하지만 지방을 연료로 태우면 T3

가 할 일이 없어져 속도가 빨라진다. 따라서 T3 수치 감소는 사실상 매우 좋은 것이다!

고수의 한마디 우리가 정상이라고 생각하는 갑상샘 수치는 지속적인 고탄수화물 식단 때문에 높아진 수치일 것이다. 이러한 경우에 저탄수화물, 고지방 케톤 식사에서 관찰되는 낮은 갑상샘 기능은 사실은 정상적인 수치에 가까울 것이다. **– 제이 워트먼, 의사**

심장 전문의인 윌리엄 데이비스는 극저탄수화물 다이어트와 갑상샘 기능 저하에 관한 주장들이 "정말로 사실이 아니라고" 말한다. 그는 케토제닉 다이어트를 하는 누군가가 살이 빠지면 갑상샘을 자극하는 호르몬 수치가 올라가고 유리된 T3(더 고급 검사에서 확인되는 또 다른 갑상샘 호르몬)는 감소한다고 말한다. 일부는 이를 갑상샘 기능 저하증이라고 잘못 알고 있다. 데이비스는 이것이 다소 부정확한 설명이라고 말한다. 그는 "이 특정한 상황은 갑상샘의 저하를 나타낸다기보다는 대사율을 줄임으로써 체중 감소를 제한하는 생리적인 적응, 즉 인체를 굶주림으로부터 보호하려는 생존 메카니즘이다."라고 설명한다. "이 호르몬 적응은 일시적인 현상이며 체중이 안정화된 후 몇 주 동안 저절로 회복된다. 하지만 이는 갑상샘 기능 저하증이 아니다."

고수의 한마디 케토제닉 다이어트 중에 단기적으로 갑상샘 호르몬 수치가 떨어지는 현상이 관찰되지만, 이는 더 민감한 자율신경계 반응에 의해 균형이 잡힌다. **– 존 키이퍼, 운동 능력 과학자**

케토제닉 다이어트 중의 부신 피로에 관해 이야기하자면, 저탄수화물 다이어트가 몸에 스트레스를 주므로 부신샘이 과로하게 되어 피로감과 몸살, 운동 후 회복 불능 등을 유발한다는 의견이 있어 왔다. 하지만 이러한 증상들이 케토제닉 다이어트와는 아무런 상관이 없다면 어쩔 텐가? 이는 케톤 식단으로 전환하기 훨씬 전부터 있었던 근본적인 문제일 가능성이 크다. 전환이 적절히 이루어지지 않으면 잠복한 문제가 드러날 수 있다.

고수의 한마디 오랜 기간 케톤 상태에 머문 후에 부신 피로나 갑상샘 기능 저하의 증상을 경험한다는 체험 보고들이 있다. 하지만 내 지식으로는 이러한 보고들을 입증하는 연구는 없다. – 프란치스카 스프리츨러, 공인 영양사

케톤 상태에서는 당과 백밀가루, 곡물, 콩과 같이 문제를 일으키는 음식을 먹지 않기 때문에 인체에 가해지는 스트레스가 감소한다. 부자연스럽고 스트레스를 유발하는 당질 연소 모드 상태에서 더 편안한 지방 연소 모드로 전환되면 아마 부신의 부담이 훨씬 줄어들 것이다. 케토제닉 다이어트를 탓하기보다는 수면을 충분히 취하고, 가벼운 운동을 하며, 스트레스를 줄이는 활동을 하면 거의 틀림없이 부신 피로를 개선하는 데 더 도움이 될 것이다!

에릭 웨스트먼 박사의 노트 대부분의 사람들이 먹는 식단과 대사적으로 상당히 다른 식사(저탄수화물 케톤식처럼)를 하면 정상 범위를 벗어난 혈액 검사 수치가 나타날 수 있다. 이 수치가 반드시 건강하지 않다는 의미

는 아니다. '정상 범위'는 가장 흔하게 나타나는 수치로 규정되기 때문이다. 예를 들어, 인체가 갑상샘 호르몬에 더 예민하게 반응하면 이 호르몬이 적게 필요하므로 갑상샘 호르몬 수치가 정상 범위를 벗어나도 완벽히 건강하다. 유사하게, 케톤에 적응된 대부분의 사람은 비정상적으로 혈당이 낮다. 케톤을 매우 많이 태우기 때문에 더 이상 높은 포도당 수치가 필요하지 않기 때문이다!

4. 케토제닉 다이어트를 하면 LDL과 총 콜레스테롤이 건강하지 않은 수준으로 증가한다

고수의 한마디 산화되기 쉬운 LDL 입자가 과도한 현상은 관상동맥 질병과 심장마비 환자들에게 가장 흔하게 발견되는 이상 증상이다. 건강한 천연 곡물을 많이 섭취하는 사람들은 이처럼 위험한 LDL 입자를 놀랄 만큼 많이 갖고 있다. 곡물과 당을 먹지 않고 건강한 케톤 상태를 누리는 사람들은 이 작고 밀도 있는 LDL 입자가 급격하게 줄어들거나 완전히 사라지기도 한다. – 윌리엄 데이비스, 의사

저탄수화물 고지방 식단을 섭취하면 HDL 콜레스테롤이 올라가고, 중성지방이 내려가며, LDL 콜레스테롤 입자가 위험하고 작고 밀도 있는 종류에서 훨씬 더 양성인 크고 보송보송한 종류로 바뀐다(『확실히 알자, 콜레스테롤』에서 이 내용을 상세히 설명했다).

하지만 케토제닉 다이어트를 하면 콜레스테롤 계기판에 나타나는 LDL

콜레스테롤과 총 콜레스테롤 수치가 상승할 수 있다. 문제는 이 수치가 건강이 좋지 않다는 표시가 될 수 있는가이다. 계산된 수치인 LDL 콜레스테롤과 총 콜레스테롤은 콜레스테롤 평가에서 가장 흥미롭지 않은 수치이며, 다른 수치만큼 전반적인 건강에 중요하지 않다. LDL 입자를 세부적으로 분류(크기를 분류함)하는 일이 중요한데, NMR 지질 프로파일(LipoProfile) 검사라는 고급 콜레스테롤 평가 방식이 따로 있다.

그러면 콜레스테롤 검사에서 어떤 수치에 주의를 기울여야 할까? HDL 콜레스테롤이 50 이상인지 확인하라. 70 이상이 이상적이다(포화지방이 도움이 된다). 중성지방 수치는 100 이하가 좋다(탄수화물을 끊는 것이 최선이다). 70 이하가 이상적이다. LDL 입자를 크고 보송보송한 종류로 바꾸어라(저탄수화물, 고지방 케톤 식단을 섭취해서). 추가적으로 hsCRP(고반응성 C-반응 단백질) 혈액 검사를 해 심장병의 진정한 범인인 염증이 있는지 검사하라. 그리고 심장 CT 촬영을 해 질병의 징후를 찾아라.

그리고 저탄수화물, 고지방 다이어트를 하면서 콜레스테롤이 걱정된다면, 이 주제를 아주 상세하게 다룬 『확실히 알자, 콜레스테롤』을 읽어라.

5. 극저탄수화물 다이어트는 점액 결핍을 일으켜 안구와 구강 건조를 초래한다

고수의 한마디 이른바 케토제닉 다이어트의 문제라는 점액 결핍은 굉장히 잘못 해석되고 있다. 첫째로, 나는 수십 년간 환자들에게 이 식단을 처방하면서 점액 결핍을 본 적이 없다. 둘째, 점액이 포도당이 필요한 당단백이라서 포도당을 먹지 않으면 점액이 생산되지 않아 안구와 구강이 마른다는 주장이다. 하지만 실제로 굶주렸을 때도 혈청 포도당은 사망 직전까지 정상적인 수치를 유지하기 때문에 이는 전혀 이치에 맞지 않는다. 달리 말해, 꼭 필요하다면 사용할 포도당이 많이 있다는 얘기다. — 론 로즈데일, 의사

극저탄수화물 식단에 대한 이러한 비판을 들으면 나는 그저 울고 싶다. 정말로? 우리 몸은 침과 땀, 눈물을 포함한 점액을 만들 포도당이 필요하기 때문에, 탄수화물을 충분히 섭취하지 않으면 일찍 그리고 자주 점막 염증약을 사용하게 된다는 주장이다. 이 생각이 얼마나 터무니없는지 아는가? 10년 넘게 저탄수화물, 고지방 식단을 섭취해 온 사람으로서 나는 안구와 구강 건조 문제를 겪은 적이 없다. 그리고 이러한 방식의 식단을 이용하는 사람들을 수만 명 만났지만 이러한 문제를 겪는다는 사람을 한 명도 본 적이 없다.

영양 컨설턴트이자 교육자인 노라 겟가우다스는 건강한 사람이 케토제닉 다이어트를 이용한다면 점액 결핍을 걱정할 필요가 없다고 말한다. 그녀는 "솔직히 말해서 개인적으로 이러한 식사법 때문에 '점액 결핍' 문제를 한 번도 겪은 적이 없다."고 말했다. 겟가우다스는 정상적이고 건강한 케톤 상태와는 전혀 상관없는, 터무니없는 불안과 공포를 조장하는 사람들이 많이 있다고 말했다.

점액 생산은 보통 극저탄수화물 식단에서 정상적으로 이루어진다. 우리 몸이 포도당신생합성을 통해 포도당을 충분히 만들 수 있기 때문이다. 아미노산과 관련한 근본적인 대사 문제가 있지 않는 한 이러한 주장

은 정말로 논점을 흐려 놓기 위한 속임수에 불과하다. 겟가우다스가 강조했듯이, 〈영양학 저널〉 2006년 6월 호에 실린 연구에 따르면, 점액질 생산 결핍은 탄수화물 결핍보다는 아미노산 불균형과 관련이 더 많다. 뼈 육수와 목초 젤라틴(목초를 먹여 키운 동물에서 얻은 젤라틴-감수자)을 섭취하면 아미노산 불균형을 회복하는 데 도움이 된다고 그녀는 설명했다.

극저탄수화물, 고지방 케토제닉 다이어트를 하는 어떤 사람이 안구와 구강 건조로 고생을 한다면 다른 사람보다 이 질환에 취약할 가능성이 더 크다. 특정한 음식이나 음식 성분에 알레르기가 있어도 이러한 문제가 발생할 수 있다. 따라서 유제품 내성, 가지속 식물(예로, 토마토, 피망) 문제와 같은 것들을 찾기 위해 자신의 식단을 조절하는 것이 중요하다. 자가면역 치료 식단(의심되는 음식을 차례로 끊어 보는 방법-감수자)을 먹으면 어떠한 음식에 알레르기가 있는지 알아내는 데 도움이 될 수 있다. 이러한 식단에 대해 더 알고 싶으면 사라 밸런틴이 쓴 『팔레오 방식(Paleo Approach)』을 읽어 보라.

6. 극저탄수화물 식단은 섬유소가 부족하기 때문에 변비를 유발한다

식이섬유는 포만감을 주고 규칙적인 배변을 유도하는 이상적인 방법으로서 영양 전문가들에게 찬사를 받아 왔다. 따라서 극저탄수화물 식단이 동일한 건강 전문가들에게 비난을 받아도 놀랍지 않다. 그렇다, 케톤 생성 식단을 먹으면 식이섬유의 섭취량이 굉장히 줄어든다. 그러나 건강한 통곡물에 의지하지 않고도 녹말이 없는 녹색잎 채소에서 섬유소를 많이 섭취할 수 있다. 더욱이 변비는 물을 더 많이 먹고 식단에 소금과 마그네슘만 추가해도 쉽게 피할 수 있다.

에릭 웨스트먼 박사의 노트 거의 모든 사람이 케토제닉 다이어트를 하면서 배변 횟수가 감소한다는 걸 알아차린다. 이는 의학적으로 치료할 문제가 아니다. 하지만 케톤 적응 기간에 딱딱한 변이나 배변하기 힘든 변을 본다면, 물을 마시거나, 부용(bouillon) 육수를 먹거나, 마그네시아유(걸쭉한 흰색 액체로 된 소화제)를 이용하면 치료에 유용하다.

7. 극저탄수화물 케톤 식단에는 주요 영양소가 결핍되어 있다

고수의 한마디 사람들은 케톤 상태의 건강 혜택을 자주 경험한다. 하지만 특히 비타민 C, K, E와 같은 미량영양소와 식물성 항산화 물질을 충분히 섭취하지 않으면, 이러한 영양소의 저장고가 바닥이 나므로 2년~3년 후에는 결핍될 가능성이 크다. 내장육, 녹색채소, 양파, 버섯, 양배추처럼 황이 풍부한 채소를 더 먹으면 케톤 상태에서 항산화 물질과 비타민 C, K, E를 지속적으로 섭취하는 게 가능하다. **– 테리 월스, 의사**

극저탄수화물 케토제닉 다이어트를 하면 일부 필수 영양소가 결핍된다는 생각을 부추기는 공인 영양사들이 있다. 하지만 건강한 저탄수화물 식단에는 인체 건강을 돕는 많은 종류의 필수 비타민과 무기질이 가득한, 지구상에서 영양 밀도가 가장 높은 식품이 포함되기 때문에 이러한 생각은 앞뒤가 맞지 않는다. 주로 과일과 채소가 이러한 영양소의 유일한 공급원으로 여겨지지만, 사실은 다수의 저탄수화물, 고지방 식품들 역시 영양소가 풍부하다.

붉은 고기, 달걀, 치즈, 생선, 견과류 같은 케톤 식단의 주요 식품은 오히려 저지방 식단에서는 완전히 부족한 영양소를 제공한다! 이러한 영양소는 언제나 지방 음식에 들어 있으며, 건강에 필수적이다. 따라서 저탄수화물, 고지방 식단은 영양 결핍을 초래하기는커녕 아마도 전에 먹었던 어느 식단보다 훨씬 더 많은 영양소를 제공할 것이다.

8. 케토제닉 다이어트를 하면 비타민 C 부족으로 괴혈병이 생길 수 있다

고수의 한마디 빌할무르 스테판손(Vilhjalmure Stefansson)과 K. 앤더슨(K. Andersen)이라는 두 명의 탐험가는 이누이트족과 9년 동안 생활하고 여행하면서 이누이트족이 섭취하는 동물성 식품이 주가 되는 저탄수화물, 고지방 식단을 섭취했다. 이 두 명의 탐험가는 후에 뉴욕의 벨뷰 종합병원(Bellevue Hospital)에서 1년 동안 고기만 먹는 케톤식을 하면서 연구의 대상이 되었고, 1930년에 그 결과가 발표되었다. 그들은 1년의 연구 기간 동안 건강을 유지했으며 당시의 주요 영양학자들이 예견했듯이 괴혈병이나 다른 영양 결핍증이 나타나지 않았다. – 키이스 러년, 의사

케톤 상태에서는 인체가 비타민 C를 충분히 흡수하지 못하기 때문에 극도의 피로감과 피부 반점, 잇몸 통증과 출혈, 우울증을 동반하는 괴혈병이 생길 수 있다는 유언비어가 많이 돌고 있다.

그러나 사실은 그렇지 않다. 케토제닉 다이어트를 하더라도 브로콜리와 케일, 피망과 같이 비타민 C가 풍부한 훌륭한 비녹말 저탄수화물 채소를 많이 먹는 방법이 있다. 설령 탄수화물에 극도로 민감한 유형이라서 이러한 채소들을 주요 식재료로 포함시키지 못한다고 해도 걱정할 것 없다. 탄수화물은 체내의 비타민 C의 양을 빼앗기 때문에, 탄수화물을 줄이면 비타민 C가 그만큼 덜 필요하다.

마지막으로, 북극 탐험가이자 연구자인 빌할무르 스테판손이 증명했듯이 비타민 C는 동물성 식품에도 들어 있다. 그는 1900년대 초에 알래스카에서 9년 동안 이누이트족의 식습관을 연구하면서, 그들의 식단이 대부분 지방과 단백질이며, 일 년 중 대부분의 기간 동안 탄수화물을 거의 먹지 않는다는 점을 발견했다. 달리 말해, 이 사람들은 대부분의 시간 동안 거의 확실히 케톤 상태에 있었다. 스테판손이 고국으로 돌아와 자신의 연구를 발표하자, 의학계는 그가 아주 많은 지방과 적절한 단백질, 극소량의 탄수화물을 먹으며 건강할 수 있었을 거라고 믿지 못했다.

그래서 그는 1년 동안 병원의 병동에 갇혀 자신이 먹는 모든 음식을 추적하고 자신의 건강 상태를 분석하도록 하는 대사 연구에 동의했다. 실험 기간 동안 그는 사실상 고기만 먹었는데, 실험이 끝날 때까지 건강 문제나 비타민 결핍증의 징후를 전혀 보이지 않았다. 이 연구의 결과는 1930년 〈생화학 저널(Biological Chemistry)〉에 발표되었다.

에릭 웨스트먼 박사의 노트 이누이트 건강 전문가에게 강의를 들은 적이 있다. 그녀는 이누이트족은 먹는 음식에 비타민 C가 풍부하기 때문에 괴혈병에 절대 걸리지 않는다고 설명했다. 물론 전통적인 이누이트족이 사는 지역은 너무나 춥기 때문에 과일이나 채소를 전혀 먹지 않고 동물성 식품만 먹는다. 하지만 이러한 정보에도 불구하고, 우리 문화에 과일과 채소가 중요하다는 인식이 뿌리 깊다는 점을 보여 주기라도 하듯, 그녀는 '그래도 우리는 하루에 과일과 채소를 다섯 접시씩 먹어야 한다'고 다시 한 번 강조했다. 참으로 이해가 안 된다.

9. 극저탄수화물 식단을 먹으면 결석이 증가한다

고수의 한마디 케톤 상태와 저탄수화물 식단이 신장을 손상시켜 결석을 만든다고 잘못 알려져 있지만, 이러한 결과가 환자들에게 나타나지 않았거니와 지난 50여 년 동안에 이루어진 수많은 연구에서도 입증된 적이 없다. 오히려 우리는 모두 긍정적인 결과만을 목격했다.

– 재클린 에버스타인, 공인 간호사

이것은 실제로 근거가 없는 극저탄수화물 식단에 대한 또 하나의 흔한 비판이다. 케톤식을 먹는 사람들이 요산으로 구성된 결석이 생길 가능성이 500배, 옥살산칼슘성 결석이 더 생길 가능성이 50배 더 높다는 주장이다. 그들이 제시하는 해결책은 무엇일까? 백미나 감자 같은 탄수화물을 더 먹으라는 것이다.

고수의 한마디 무언가 불편한 증상을 느낀다면 근본 원인을 알기 위해 양식과 전문성을 갖춘 전문가와 함께 깊이 파고들어야 한다. 힌트를 하나 알려주겠다. 이는 '녹말 부족과는 상관이 없다.' 더 깊이 파고들어라! 백미와 감자 같은 이른바 안전한 녹말을 먹으면서 건강한 케톤 상태가 유지될 것이라고 기대해서는 안 된다. – 노라 겟가우다스, 영양 전문가

앞서 설명한 안구와 구강 건조에 대한 두려움과 마찬가지로, 이는 체질적으로 결석이 잘 생기는 사람이 케톤식을 탓하는 사례가 될 수 있다. 결석을 방지하려면 적절히 수분을 보충하고 마그네슘과 구연산칼륨 영양제를 복용하고 탄산음료를 끊어라(탄산음료는 결석 형성에 기여하는 인산염이 가득하다). 그리고 소변의 페하(PH) 균형에 주의를 기울여라(건강 전문점에서 파는 검사지로 검사하라). 한 가지 명심할 사항은, 결석 형성은 1978년에 〈영국 비뇨기과 저널(British Journal of Urology)〉에 실린 연구에서 밝혀졌듯이 저탄수화물 식단보다 고탄수화물 식단에서 더 자주 발생한다는 점이다.

저탄수화물, 고지방 케토제닉 다이어트를 시작하는 사람들 중에는 비만과 제2형 당뇨병, 대사 증후군을 지닌 사람들이 많다. 이러한 질환들은 결석을 만드는 요인들이다. 그리고 저탄수화물 식단에 필요 이상으로 단백질이 많다면 결석으로 이어지는 요산 배출이 증가할 수 있다(단백질 섭취를 적절히 하고 지방 섭취를 늘려야 하는 또 하나의 이유다). 케톤식 초기에는 혈중 요산 수치가 실제로 늘어나지만, 이 수치는 4주~8주 사이에 정상화된다.

10. 극저탄수화물 식단은 인슐린 저항성과 '포도당 결핍'을 유도한다

고수의 한마디 포도당 결핍이라는 건 없다. 지구상 어느 의학 교과서에도 이러한 말은 없다. – 노라 겟가우다스, 영양 전문가

솔직히 말해서 너무나 웃기는 비판이다. 극저탄수화물 식단을 먹으면 인슐린 저항성(인체가 인슐린을 효율적으로 활용하지 못해, 혈당 조절 장애로 체중과 건강에 문제가 생기는 증상)을 유발하는 '포도당 결핍'을 일으킨다는 주장이다. 이렇게 말하는 사람들은 케톤 생성 식단을 먹으면 뇌가 적절히 기능하기 위해 포도당을 보호하는 수단으로서 인슐린 저항성이 발생한다고 믿는다. 이 허튼 소리는 어디에서 시작된 걸까?

말하자면 '포도당 결핍' 같은 건 없다. 인체와 뇌기능은 케톤을 주 연료로 사용하면서 완벽하게 기능한다. 지방산과 케톤이 포도당을 대체하기 때문에, 혈당 수치가 우리가 '정상' 범위라고 생각하는 수치 아래로 떨어진다. 하지만 이는 나쁜 게 아니다.

사실상, 포도당이 덜 필요하면 실제로 근육량이 보호되고, 지방산과 케톤이 포도당을 적절히 대체하면서 혈당 조절을 위한 호르몬 메커니즘이 억제된다. 케톤 상태는 실제로 인슐린 저항성을 예방하지만, 탄수화물을 다시 먹기 시작한다면 인슐린 저항성이 심하게 나타날 것이다. 저탄수화물 케톤 식단을 먹으면서 경구 당부하 검사를 하면 절대로 안 되는 이유도 이 때문이다. 이 검사에 사용되는 포도당 시럽이 인체에 쌓여 몸 상태를 정확히 파악할 수가 없다.

결론은 다음과 같다. 극저탄수화물, 고지방 식단을 이용하면 인슐린 저항성이 예방된다. BHB(혈중 케톤체)는 산화 스트레스에 대한 저항력을 높이고 항염제 역할을 한다(전반적인 건강에 매우 좋다).

건강한 케토제닉 다이어트에 반대하는 사람들은 이 놀라운 치료 효과의 진실이 알려지는 걸 결코 막을 수 없다. 다음 세 장에서는 저탄수화물, 중단백, 고지방 식단을 뒷받침하는 과학 증거를 명백한 증거, 합리적이고 타당한 증거, 부상하는 영역의 세 맥락에서 살펴볼 것이다. 이 장들에서 케톤 상태가 특정한 질환에 도움이 된다고 밝힌 연구들이 소개된다. 놀랄 준비가 되었는가?

이번 장의 핵심 개념

- 칼로리가 자연스럽게 주는 것은 케톤 상태의 주된 혜택이다.
- 어떠한 다이어트이든 체중 감소는 지방 감소가 시작되기 전에 수분 감소에서 시작된다.
- 극저탄수화물 식단이 갑상샘 기능 저하증을 유발한다는 두려움은 부당하다.
- LDL 콜레스테롤보다는 LDL 입자에 주의를 기울이는 것이 실제의 심장병 위험을 아는 데 도움이 된다.
- 케토제닉 다이어트가 점액을 감소시킨다는 증거는 없다.
- 저탄수화물 식단으로 인한 변비는 채소, 소금, 마그네슘, 물로 해결할 수 있다.
- 케토제닉 다이어트가 영양 결핍을 유발한다는 견해는 영양이 풍부한 다양한 식품을 섭취하는 한 사실무근이다.
- 유언비어에도 불구하고, 비타민C 결핍으로 인한 괴혈병은 케토제닉 다이어트의 문제가 아니다.
- 결석은 저탄수화물 식단이 아니라 고탄수화물 식단의 결과이다.
- 극저탄수화물 식단은 인슐린 저항성을 유발하기는커녕 인슐린 민감도를 향상시킨다.
- '포도당 결핍' 같은 건 존재하지 않는다.

CHAPTER 16

저탄수화물, 고지방식의 치료 효과

에릭 웨스트먼 박사의 노트 캐나다의 수상인 레스터 B. 피어슨은 "무지에서 비롯된 오해는 공포를 낳는다."고 말한 적이 있다. 아마도 저탄수화물 식단에 관한 질문을 받았을 때, 일부 사람들뿐 아니라 과학 전문가들에게도 이러한 일이 벌어질 것이다. 하지만 지식이 부족할 때 보이는 반응으로 이는 적절하고 과학적이지 않다. 어떠한 주제(저탄수화물 식단과 같은)에 관한 연구가 많지 않다면 우리는 이것이 좋은지 나쁜지 알 수 없다. 저탄수화물, 고지방 식단은 간단히 나쁜 것으로 추정되어, 1980년부터 2002년까지 이 주제를 연구하는 것이 금기시되었다. 하지만 지난 12년 동안 저탄수화물 식단 연구가 다시 시작되었고, 그 결과는 엄청나게 긍정적이었다. 법원의 기준에 의하면 저탄수화물, 고지방 케톤 식단은 유죄로 판결되기 전까지 무죄여야 했지만, 무죄로 판결되기 전까지 유죄로 간주되었다.

지금까지 이야기한 내용은 모두 케톤식에 관한 우리의 경험에 근거한다. 당신은 우리의 이야기를 입증할 과학적이고도 명백한 증거를 원할 것이고, 그것은 지극히 타당하다. 실제로 우리는 여러분이 이른바 건강 전문가라는 사람들이 알려 주는 영양 지식에 질문을 던지기 바란다. 이제부터는 식단과 건강에 대해서 항상 진실이라고 믿어 왔던 것을 더 이상 믿지 마라. 우리는 진짜 증거가 필요하다. 그래서 다음 몇 장에서 저탄수화물, 고지방 식단에 관해 입증된 과학 연구 결과를 소개할 것이다.

연구 결과를 주의 깊게 살펴보라

케톤식의 다양한 건강 효과를 지지하는 다수의 연구들을 소개하기 전에, 다양한 종류의 연구와 뉴스가 쏟아 내는 거대한 양의 정보를 거르고 평가하는 방법을 알려 주고 싶다. 대부분의 기자는 연구의 연관성이나 중요성을 평가할 수 있는 전문 지식이 없다. 따라서 의학저널이나 연구재단에서 받은 자료를 보도할 뿐이다. 연구 기사는 저녁 뉴스와 신문, 잡지, 인터넷에 반복해 실린다. 결국 일반 대중은 연구의 진정한 의미를 해석하는 데 필요한 깊은 지식이나 경험이 없기 때문에, 많은 사람들이 이런 기사 내용을 모두 절대적인 진리로 받아들인다. 결국 그들은 거르는 단계를 거치지 않고 아, 연구 결과가 이렇구나 하고 결론 내린다.

어떤 연구이든 던져야 할 가장 첫 번째 질문은 "이 연구가 나에게 적용

될까?"이다. 마음속에서 이러한 질문을 하면, 인체 실험에 대해서만 관심을 기울이기가 쉬워진다. 안타깝게도 우리가 뉴스에서 듣는 식단 연구는 쥐나 생쥐를 대상으로 한 것이 많으며, 그 결과가 인체에도 적용된다고 추정하는 것이다. 가장 대표적인 예는 〈미국 생리학 저널-내분비학과 대사(American Journal of Physiology-endocrinology and metabolism)〉 2013년 11월 1월 호에 실린 연구로, 저탄수화물, 고지방 케톤 식이가 포도당 내성(견디는 정도)에 악영향을 미쳐 인슐린 저항을 높인다는 결론을 내놓았다. 이 연구의 피험자는 누구였을까? 쥐였다! 물론 이 연구를 두고 신나게 떠들어 댔던 기사들 가운데 이 중대한 사실을 언급한 것은 없었다.

사실 이러한 종류의 연구들은 아직 때를 더 기다려야 한다. 쥐와 생쥐는 연구 결과를 사람에게 곧바로 적용시킬 만큼 사람과 닮지 않았다. 이러한 연구들은 과학자들이 차후에 더 큰 동물 실험과 아마도 결과적으로 인체 실험으로 발전시킬 수 있는 이론을 전개하는 데 도움을 준다(그때가 되면 이러한 결과들이 사람에게 더 잘 적용될 것이다). 쥐나 생쥐 실험이 많이 이루어지는 이유는, 연구 비용이 상대적으로 저렴하고 실험을 위해 몸체 전부를 희생시킬 수 있기 때문이다.

하지만 참고할 만한 인체 연구를 찾는 일은 생각보다 까다롭다. 인체 연구에도 '등급'이 있어서, 개개인이 적용하기에 더 용이한 연구들을 찾아야 한다.

고수의 한마디 경험적인 증거는 직관으로는 이해가 되지만 명확하게 설명하기 힘든 문제를 해결할 수 있다. 최선의 연구 방식은 이러한 문제에 답하는 것이며, 경험적인 증거로 답을 찾을 수 있는 문제들이 있다.

– 리처드 파인만, 박사

1인 자가 실험은 한 사람(우리의 목적을 위해 식단을 바꾸는 사람)의 경험을 이야기해 준다. 대부분의 사람이 이러한 연구의 중요성을 대단치 않게 생각하지만, 한 사람의 경험에서 많은 정보가 얻어질 수 있다. 특히 그 경험이 새롭거나 흔치 않다면 더욱 그렇다. 예를 들어, 우리가 지구에 온 외계인 한 명을 매우 주의 깊게 연구했다면, 연구 대상이 단 한 명이라는 이유만으로 이 정보를 묵살할까? 물론 그렇지 않다! 또 만약에 어떤 탐험가가 홀로 북극에 가서 탐험기를 작성했다면, 혼자서 기록했다는 사실 때문에 그가 발견한 것들이 무시당할까? 그럴 리 없을 것이다.

에릭 웨스트먼 박사의 노트 9장에서 설명했던 지미의 1인 실험은 초기 북극 탐험가 한 사람의 관찰처럼 느껴진다. 그의 결과와 당신의 결과가 같지 않을 수 있겠지만, 내 경험으로는 비슷한 것을 시도한 경우 대부분 비슷한 결과를 얻는다.

연구 방법에는 관찰 연구, 사례 대조군 연구, 집단 연구, 전염병학 연구 등 가설을 설정하는 몇 가지 종류가 있다. 이러한 방법들에서 도출된 이론을 기반으로 다른 연구자들은 통제된 임상시험을 시도한다. 특히 전염병학 연구는 많은 양의 데이터를 검토하고, 다른 요인들을 적용하며, 패턴을 찾아서, 미래의 연구에서 실험할 수 있는 가설을 설정한다. 이러한 연구들은 한계가 있기 때문에, 거의 확실히 개인들과는 관련이 없다. 이러한 연구의 목적은 어떠한 질문에 답을 하기보다는 개인에게 적용할 수 있는 연구의 기초를 마련하는 것이다.

관찰 연구는 사물들 간의 관련성을 찾는 방식이다. 하지만 관련성이 인과관계와 동일하지 않다는 점은 분명히 하자. (전에 들어본 적이 있을지 모르지만) 두 사건이 동시에 일어났다는 이유만으로 한 사건이 다른 사건의 원인이라고 할 수 없다. 건강 블로거이자 저자인 데니스 밍거는 〈마크가 매일 먹는 사과(Mark's Daily Apple)〉 블로그에 올린 게스트 블로그 글에서 이에 대한 훌륭한 예를 들었다. 그녀는 저스틴 비버가 태어난 해 가을에 콜레스테롤 수치가 떨어지기 시작했다. 하지만 페이스북이 등장하자마자 수치는 다시 올라갔다. 따라서 이는 페이스북이 저스틴 비버의 콜레스테롤 하향 효과를 상쇄했다는 '증거'다. 물론 뚱딴지같은 소리다. 이 등식은 잘못된 것이며, 영양 연구에서 이처럼 종종 상관성을 인과관계처럼 잘못 적용하곤 한다.

고수의 한마디 케톤 식이 연구가 상대적으로 수가 적은 이유는, 연구를 지원하는 위원회가 이 식단에서 얻을 수 있는 혜택을 모르거나 이에 편견을 갖고 있기 때문이다. 따라서 이 방식을 따르는 사람들의 수가 아주 적다. – 키이스 러냔, 의사

영양 전염병학 연구는 일종의 집단 연구이자 가설을 설정하는 연구이다. 이 연구는 어떤 음식이 건강에 유익하고 해로운지에 대한 결론을 도출하기 위해 부적절하게 사용되어 왔다. 예를 들어 2014년 4월, 〈역학과 공동체 건강 저널(Journal of Epidemiology & Community Health)〉에 발표된

연구는 하루에 과일과 채소를 7인분 먹으면 7인분 이하로 먹을 때에 비해 사망 위험이 42% 낮아진다고 결론을 내렸다. 연구자들은 어떠한 방법으로 이러한 결론을 이끌어 냈을까? 연구자들은 2001~2008년까지 연간 설문조사에 참여한 영국인 65,226명이 자가 보고한 음식 목록을 검토했다. 참여자들은 통제된 환경에 있지 않았으며, 이전 해 동안에 먹은 음식을 기억해서 보고하는 방식을 주로 이용했다. 연구자들은 이런 전염병학 연구에서 수집한 정보를 바탕으로 가설을 세운 후 통제되고 임상적인 환경에서 실험을 해야 했다. 하지만 그런 일은 일어나지 않았다. 대신에 언론에서는 '과일과 채소를 섭취하면 사망률이 낮아진다는 새로운 증거'를 발견했다고 대서특필했다. 이는 믿지 못할 만큼 대중을 호도하는 행위지만, 불행하게도 대부분의 사람은 이러한 사실을 알지 못한다.

2012년 3월 12일에 〈내과 기록 보관소(Archives of Internal Medicine)〉에 하버드 공중보건대학 연구자들이 발표한 연구에서는 붉은 고기를 섭취하면 총 사망률과 심혈관 질환 사망률, 암 사망률의 위험이 높아진다고 결론을 내렸다. 이 연구에서는 최대 22년 동안 의료인 추적 연구(Health Professionals Follow-up)에 참여한 남성 37,698명과, 28년 동안 간호사 건강 연구(Nurses' Health Study)에 참여한 여성 83,644명의 자료를 수집했다. 이들은 모두 처음에 심혈관 질환과 암이 없는 사람들이었다. 결과는 뜻밖이었다. 그들의 식단은 4년에 한 번씩 배부되는 설문을 통해 평가되었다. 다시 한 번 말하지만, 과거 몇 년 동안에 무엇을 먹었는지에 대한 기억에 의지해 이러한 관련성이 만들어진 것이다. 하지만 2주 전에 먹은 음식도 기억 못하는 우리가 하물며 3~4년 전에 먹은 음식을 기억하겠는가? 하지만 뻔뻔하게도 '붉은 고기를 섭취하면 총 사망률, 심혈관 질환 사망률, 암 사망률이 올라간다.'라고 쓴 1면 기사 때문에 모든 사람이 스테이크나 햄버거를 심히 두려워하게 된다.

우리가 건강에 대해 확실한 결론에 도달할 수 있는 연구는 실험 연구가 유일하다. 아마도 고등학교 생물시간이나 화학시간에 이러한 실험을 했던 기억이 있을 것이다. 우리는 화학물질같이 확실한 물질을 시험관에 넣고 이렇게 저렇게 조절하고 측정했다. 아마도 선생님의 지시에 따라 결과가 비슷하게 나오는지 확인하기 위해 실험을 여러 번 반복했을 것이다. 그렇게 했던 이유는 무언가를 정확히 알거나 인과관계를 파악하기 위해서는 반드시 실험을 여러 번 반복해서 매번 같은 결과가 나오는 것을 확인해야 하기 때문이다. 실제 적용을 하기 위해서는 이러한 방식이 가장 적절하다. 이러한 연구 방식을 통제된 임상시험이라고 한다.

에릭 웨스트먼 박사의 노트 불행하게도, 사람을 대상으로 식단과 건강에 관해 통제된 임상시험을 하려면 많은 시간과 비용을 투자해야 한다. 그리고 이러한 연구를 설계하는 연구자들은 고지방 식단이 아닌 저지방 식단을 연구하는 경향이 매우 강하다. 결과적으로 저지방 식단이나 약물에 비해서, 저탄수화물, 고지방 식단에 대한 정보가 상대적으로 매우 적다.

통제된 연구는 방식에 따라 크게 네 가지로 분류된다. 첫째는, 병렬군(parallel group) 방식으로, 참가자들이 무작위로 특정 집단에 배정된다. 둘째는, 교차(crossover group) 방식으로 참가자들이 시간이 지나면서 무작위 순으로 치료나 조정을 받는다. 셋째는, 군집(cluster group) 방식으로 기존의 집단들이 모종의 조정을 위해 무작위로 선별된다. 넷째는, 요인군(factorial group) 방식으로 참가자들이 혼합된 조정을 위해 하나의 그룹에 무작위로 배정된다. 따라서 이 연구 방식은 어떠한 방식이 정말로 원하는 결과를 낳는지를 알기 위한 최선의 방법이다. 원칙적으로, 참가자를 다양한 치료에 임의로 배정하기 위해 무작위화(randomization)라는 기법이 사용된다. 많은 학계에서 인체 임상연구의 황금 표준은 무작위, 통제 임상시험이다.

1인 사례 연구는, 한 사람이 다양한 식단을 시도하며 다른 모든 것들을 동일하게 유지한다면 하나의 통제된 연구가 될 수 있다. 연구 용어로 이는 '교차 연구'라고 알려져 있다. 사례 일련 연구는 몇 개의 다른 식단에 대한 '교차'가 있거나 없이, 몇몇 사례 연구의 경험을 이야기하는 연구 발표이다.

소규모 연구와 대규모 연구를 명확히 구별하는 기준은 없지만, 일반적으로 참가자가 50명 이하면 소규모, 수백 명이면 대규모로 간주한다. 대규모 연구는 좀 더 적절하고 적용 가능한 결과를 제공하는 경향이 있으며, 참가자들이 다양할수록 실제로 결과가 개인에게 적용될 가능성이 높다. 예를 들어, 연구의 피험자가 남성 8,000명인데 당신이 여성이라면? 무슨 말인지 알 것이다.

그래서 우리는 자신과 100% 똑같은 사람은 존재하지 않는다는 마지막 난제에 봉착한다. 따라서 지금까지 훌륭한 연구가 많이 이루어졌을지라도, 자신에게 적용되는 연구는 하나도 없을 수 있다! 자신에게 맞아떨어지는 연구가 있는지 확실히 아는 방법은 자가 실험을 시도해 보는 것이다. 우리가 최고의 건강 요인을 찾는 데 자가 실험을 굉장히 옹호하는 이유도 이 때문이다. 자신의 건강을 최고로 옹호하는 사람은 자신이며,

자신의 몸을 제일 잘 아는 사람도 자신이다. 자신의 건강에 주도권을 가져, 잘못 해석된 연구 결과의 희생물이 되지 마라.

에릭 웨스트먼 박사의 노트 일반적으로 말해서, 임상 진료에서 비롯된 연구라면, 그것은 측정 인력이 구비되어 있고, 재점검 절차를 거치며, 사건과 결과를 철저히 기록하는 연구만큼 높이 평가받지 못한다.

탄탄하고 확실한 실험 연구와 종종 가치보다 훨씬 더 주목을 받기도 하는 설득력 없는 관찰 연구의 차이를 알았으니, 이제 케톤식을 지지하는 연구 결과들을 살펴보자. 과학자가 아니어서 연구 논문의 전문용어를 모두 알지 못한다고 걱정하지 마라. 우리가 쉬운 언어로 설명할 것이다. 하지만 연구 결과를 깊이 탐구하고 싶다면, 이 책 끝에 이 모든 연구의 제목을 수록했으니 참고하기 바란다.

뇌전증

고수의 한마디 뇌전증의 경우, 영양적 케톤 상태는 뇌전증 발작약과 같은 부작용이 없으면서 발작에 효과적이다. 흥미롭게도, 발프로산은 BHB(혈중 케톤체)처럼 히스톤 디아세틸라제의 억제제로서 뇌전증과 몇몇 기분장애의 치료에 사용되는 약이다. 현재 히스톤 데아세틸라아제 억제제의 항암, 항노화 효과도 연구되고 있다. 따라서 BHB가 실제로 발작을 치료할 수도 있다는 얘기다. – 키이스 러냔, 의사

먼저 케톤식의 가장 오래된 사용법부터 이야기해 보자. 우리가 케톤이 생성되는 원인이라고 강조했던 단식이 성경에서는 '발작'의 치료법으로 묘사된다. 고대 서구의 의사들은 발작이 재발하는 환자들에게 탄수화물(당분과 녹말)을 먹지 말라고 권고했다. 이 방식이 단식과 같은 효과를 나타낸다는 것을 발견했기 때문이다. 오늘날 우리는 '금식'과 '탄수화물 금식'이 같은 효과를 지닌다는 걸 이해한다. 이 두 방식 모두 몸이 지방을 연료로 사용하기 때문이다. 물론 단백질을 적당히, 지방을 많이 먹는 것은 장기간 지속적으로 지방을 연소시키는 건강한 방법이다.

저탄수화물, 고지방 케토제닉 다이어트는 19세기 초반에 뇌전증 치료법으로 재발견되었다. 많은 경우, 환자가 이 방식으로 먹기 시작하면 발작이 완전히 해결된다. 내분비학자인 H. 로울 제일린(Rawle Geyelin)은 뇌전증 환자 몇 명에게 이 방식을 사용한 후, 1921년 미국 의학협회 학회에서 유망한 결과를 발표했다. 그는 결국 1940년 초반까지 뇌전증의 발작을 억제하는 수단이 된 저탄수화물, 고지방 케톤 식이 치료법을 개발했다. 하지만 뇌전증 처방약이 개발되면서 이러한 자연적인 식단의 인기가 떨어지기 시작했다.

고수의 한마디 90년 이상의 경험과 많은 임상시험을 살펴보면, 약으로 치료되지 않는 아동 뇌전증에 케톤식이 효과가 있다는 것을 알 수 있다. 이런 아동의 1/4가량이 발작이 멈추었고 3/4이 발작 횟수가 상당히 줄었다. 최근에는 성인 뇌전증 환자 역시 효과를 보았다. – 매리 뉴포트, 의사

케톤식은 새로운 뇌전증 치료약이 개발되면서 인기가 점점 시들었지

만, 효과가 매우 좋았기 때문에 이 방식을 이용하는 의료 센터가 몇 군데 있었다. 1997년, 메릴 스트립이 나오는 TV 영화 〈첫째, 해를 가하지 않을 것(First Do no Harm)〉 덕분에 케토제닉 다이어트의 인기가 엄청나게 높아졌다. 이 영화의 감독은 케톤 치료법의 옹호 단체인 '케톤 치료법을 위한 찰리 재단(The Charlie Foundation for Ketogenic Therapies)'의 공동 창립자인 짐 애브람스였다. 이 영화는 뇌전증 아동의 어머니가 대체 치료법으로 케톤식을 말해 주지 않는 의료인들에게 느끼는 좌절을 다룬 이야기다. 이 영화는 뇌전증 치료를 위한 케톤식 연구가 훨씬 많이 진행되는 계기가 되었다.

케톤 치료를 진행했던 연구들에는 몇 개의 연속 임상 연구와 전부는 아닐지라도 일부 뇌전증 환자에게 효과가 있음을 명백히 보여 주는 무작위 통제 실험들이 포함된다. 뇌전증 환자의 치료법으로 케톤식을 제공하는 치료 센터들이 세계 곳곳에 있다.

고수의 한마디 뇌전증 환자의 잦은 발작을 줄이는 케톤 상태의 효과는 1928년 이래 의학 문헌에 기록되어 왔다. – 데이비드 펄머터, 의사

흥미롭게도, 체중과 일반적인 건강에 미치는 저탄수화물, 케토제닉 다이어트의 효과를 연구하는 연구자와 뇌전증 치료법으로 이를 연구하는 연구자들은 거의 대화를 하지 않았다. 하지만 케톤 생성을 증가시키는 효과적인 전략은 지방 대 탄수화물+단백질의 비율이 4:1인 전통적인 케토제닉 다이어트 방식에서 나올 수 있다. 첫째로, 단백질 요구량은 체중의 1kg당 1g으로 정하고, 여기에 탄수화물을 10~15g을 추가하고,

식단의 나머지는 지방으로 구성한다. 따라서 아이의 체중이 20kg이라면 하루 단백질 섭취량은 20g, 탄수화물 섭취량은 10g이 되어 지방이 아닌 것이 총 30g이다. 그러면 단백질+탄수화물에 대한 지방의 비율이 4이므로, 30×4를 하면 하루에 지방 섭취량은 120g이 된다.

케토제닉 다이어트의 역사를 보면, 케톤 수치는 탄수화물과 단백질 섭취량을 낮게 유지함으로써 최적화될 수 있다고 밝혀졌다. 이렇듯 뇌전증에 대한 영양 치료가 효과를 보이자 연구자와 임상 전문가들은 전통적인 약물 요법에 효과를 보이지 않는 사람들의 다른 질환을 치료하기 위해 케토제닉 다이어트를 사용하게 되었다.

제2형 당뇨병

고수의 한마디 제2형 당뇨병 환자는 탄수화물을 견디는 능력이 심각하게 저하되어 있다. 탄수화물을 제한하면 췌장이 인슐린 저항성에 대응하기 위해 대량의 인슐린을 분비해야 할 필요가 줄어들며 혈당 조절이 개선되고 체중 감량이 용이해진다. – 키이스 러냔, 의사

수만 년 동안 인간의 식단에 당분과 녹말이 포함되지 않았다는 사실을 고려하면, 당뇨병 치료를 위한 저탄수화물, 고지방 식단에 공포심을 갖는다는 건 전혀 말이 되지 않는다. 사실상 1800년대와 1900년대 초반에는 저탄수화물, 고지방 식단이 실제로 당뇨병의 기본 치료법이었다. 인슐린은 1921년에 발견되었으며, 그 전에는 의학계의 세계 최고 권위자

인 프레더릭 M. 앨런과 엘리어트 P. 조슬린 같은 사람들이 당뇨병 치료식으로 지방 70%, 단백질 22%, 탄수화물 8% 식단을 주장했다.

고수의 한마디 나는 환자들에게 진화생물학과 경험과학에서 중요한 사실들을 배울 수 있다고 말한다. 우리의 고대 조상들은 무엇을 먹었을까? 확실히 알 수는 없지만, 소다와 피자가 아니라는 건 알고 있다! 사람들이 어떠한 방식으로 지속적으로 먹는다면, 이를테면 일반적인 미국식 식단을 먹고 계속 아프고 살이 찐다면, 가공식품이 위험하다는 반증이다. 우리는 이런 류의 식단이 위험한 이유를 지구 끝까지 따라가서 입증할 수 있다. 이 식단이 위험한지 아닌지에 대한 논쟁은 확실히 끝났다. – 빌 윌슨, 의사

제2형 당뇨병 치료를 위한 현대의 저탄수화물, 고지방 식단 연구에는 하루 탄수화물 섭취량을 20~100g 허용한 몇몇 무작위 통제 시험이 포함된다. 대체로 그러한 연구들에서, 탄수화물을 줄이면 혈당이 낮아져 당뇨병 약이 덜 필요하게 된다는 결과가 나왔다. 많은 경우에 당뇨병 약이 필요 없어지고 혈당 조절이 전보다 훨씬 개선되었다! 6개월 동안 저탄수화물, 고지방 케톤식과 저당질, 저칼로리 식단을 비교한 무작위 통제 시험에서 케톤식을 한 사람들이 당뇨병 약이 덜 필요했다고 밝혀졌다.

고수의 한마디 많은 수의 제2형 당뇨병 환자들이 약을 모두 끊어도 될 정도로 병이 회복되었다. – 론 로즈데일, 의사

당뇨병 치료법으로서의 저탄수화물, 고지방 다이어트는 두 가지 방식

을 결합한 것이다. 1)혈당 수치를 올리는 음식을 중단하고 2)체중 감량을 하는 것이다. 때로 탄수화물을 끊으면 약을 먹을 필요가 없어질 정도로 음식료의 효과가 대단히 좋을 때도 있다. 이런 경우에 당뇨병은 음식이 원인이다(물론 인슐린이 나오지 않는 제1형 당뇨병의 경우에는 일부 약물이 여전히 필요하지만, 그럴 때에도 케토제닉 다이어트로 필요한 약물의 양을 줄일 수 있다). 당뇨병이 과체중으로 인해 악화되거나 과체중의 결과라면, 비만도 치료할 수 있다는 얘기다. 감사하게도 연구 결과는 당뇨병뿐만 아니라 체중 감량에도 케토제닉 다이어트가 매우 효과적이라는 점을 강력히 뒷받침한다. 따라서 앞으로 우리는 다른 영역에서도 케톤 치료법을 지지하는 강력한 증거를 얻게 될 것이다.

체중 감량

고수의 한마디 케토제닉 다이어트의 체중 감량 효과는 탄수화물 제한만으로 얻어지는 감량 효과를 넘어선다. 케토제닉 다이어트는 저탄수화물 다이어트의 모든 혜택을 제공하지만 효과가 더 좋다. 케톤 상태가 되면 포만감이 증가하고, 정신이 또렷해지며, 집중력과 집중 시간이 향상되고, 기운이 나기 때문이다. – 윌리엄 데이비스, 의사

저지방, 고탄수화물 다이어트는 과체중인 사람의 체중을 줄이는 데 도움이 된다는 점이 가장 잘 알려져 있을 것이다. 실제로 1800년대 후반부터 의사들이 환자의 체중을 줄이기 위해 이 방법을 사용했으며, 1970년

대까지 체중을 줄이기 위해 빵과 파스타, 쌀을 끊는 것이 상식이었다. 대개 배고픔을 참지 못해 실패하는 다른 다이어트와는 달리 케토제닉 다이어트는 배가 덜 고프거나, 많은 경우 배가 고프지 않다는 점이 커다란 장점이다.

앳킨스 박사가 쓴 『앳킨스 박사의 다이어트 혁명』과 마이클 이드가 쓴 『단백질 파워』 같은 베스트셀러 책에 나오듯이, 체중 감량을 위한 저탄수화물 식단은 1990년대에 소수의 의사들이 이용했다. 이러한 책들 중 다수가 수백만 부 넘게 팔렸지만, 연구자들은 2004년이 되어서야 이 방식을 진지하게 검토했다. 그 계기는 이 식단이 체중과 대사에 유익한 효과를 준다고 밝힌 무작위 통제 임상시험이 발표되었기 때문이며, 지난 10년 동안에도 다수의 무작위 통제 실험에서 유사한 결과가 나왔다.

30년 동안 위대한 고 로버트 앳킨스 박사와 일했던 공인 간호사 재클린 에버스타인은 앳킨스 박사가 높은 비용 때문에 혈중 케톤을 측정한 적이 없다고 말했다. 에버스타인은 앳킨스 박사와 의료진이 환자의 케톤 상태를 확인하기 위해서는 당시로서는 소변 검사지가 최선이었다고 강조했다. 그녀는 "환자가 병원을 방문할 때마다 매번 검사지를 사용했다"고 말했다. 초진 환자는 거의 언제나 케톤이 검출되지 않았기 때문에, 방문시마다 측정하면 케톤이 처음 생성되는 시점을 알 수 있었다. 앳킨스 센터는 후에 호흡 케톤을 분석할 수 있는 크고 무거운 기계를 들여놓았다. 이 기계를 작동시키려면 정기적으로 초기화를 해야 했다. 요즘의 기계는 1970~1980년대의 기계보다 훨씬 더 정교하고 사용하기 편리하다. 케톤 수치를 잘 관찰하면 몸이 당을 태우는지, 지방을 태우는지 아는 데 도움이 될 수 있다.

케톤 상태에 도달한 직후에는 체중이 빠지지 않을 수 있다. 하지만 케톤이 생성된다는 것은 몸이 지방을 태울 준비가 되었다는 신호이므로 살이 빠질 것이라는 의미다.

혈관 질환과 대사 증후군, 그 요인들

고수의 한마디 20년 넘게 나는 저탄수화물, 고지방 식단을 이용해서 매우 중한 당뇨병과 심혈관 질환을 치료해 왔다. 이 다이어트를 이용해서 당뇨병, 심혈관 질환, 비만 환자들이 거의 모두 크게 호전되었다.

– 론 로즈데일, 의사

우리 대부분은 저지방 식단이 특히 심혈관 질환에 가장 건강하고 가장 영양이 풍부한 식단이라고 배웠다. 동시에 고지방 식단은 콜레스테롤을 높여서 '동맥을 막아' 심장병을 일으키기 때문에 건강에 매우 해롭다고 배웠다(『확실히 알자, 콜레스테롤』에서 우리가 밝힌 오류). 50년대와 60년대에 고지방 식단이 건강에 해롭다는 직접적인 증거가 없음에도 불구하고 사실상 모든 주요 건강 단체가 고지방 식단을 반대하고 나섰다. 그들은 단순히 포화지방이 콜레스테롤을 올려 심장병 위험을 높인다는 앤슬 키즈(Ancel Keys)의 주장을 믿었다.

이 주장은 고지방 식단에 대한 직접적인 연구가 아닌 '그럴지 모른다'는 예측에 전적으로 기초한 것이다. 오늘날 저탄수화물, 고지방 식단을 직접 실험한 모든 연구에서 이 운명론적인 예측이 완전히 틀렸다고 밝혀졌다. 케톤식은 대사 상태를 악화시키기는커녕 오히려 개선시켰다!

고수의 한마디 체내에 케톤이 아주 많을 때 대사적으로 가장 유익한 측면은, 심장병과 비만을 포함해 우리를 괴롭히는 거의 모든 현대병이 예방된다는 점이다. – 존 키이퍼, 운동 능력 과학자

지난 10년 동안 심장병의 원인에 대한 견해 또한 변화했기 때문에 의사들과 대중 모두 혼란스러울 수밖에 없다. 대사 증후군이라는 포괄적인 용어는 이제 심장병에 기여하는 다양한 요인들, 즉 허리둘레 증가, 고혈압, 높은 중성지방 수치, 낮은 HDL 콜레스테롤(좋은 콜레스테롤) 수치 등을 모두 아우른다. 저탄수화물, 고지방 케토제닉 다이어트를 하면 이러한 대사 증후군의 숨길 수 없는 징후들이 개선된다.

실제로 케톤 식단이 복부 지방을 줄이고, 고혈압과 고혈당을 낮추며, 중성지방을 낮추고, 좋은 콜레스테롤인 HDL 수치를 증가시킬 뿐 아니라 그 밖의 다수의 지표들을 개선시킨다는 과학적인 증거가 밝혀졌다. 연구자인 리처드 파인만과 제프 볼렉 박사는 〈영양과 대사(Nutrition & Metabolism)〉 저널 2005년 11월 16일 호에 대사 증후군의 모든 지표가 탄수화물 제한으로 개선되는 지표와 일치한다는 연구를 발표했다. 이는 우연이 아니다.

에릭 웨스트먼 박사의 노트 저탄수화물, 고지방 식단을 먹는 대부분의 사람은 HDL(좋은 콜레스테롤)이 상승한다. 이는 이 식단이 심장병 위험을 높이지 않는 이유 중 하나이다. HDL 콜레스테롤을 높이는 최선의 방법은

계란과 포화지방을 먹는 것이다(농담 아니다)!

다낭성 난소 증후군(PCOS)

가임기 여성이 걸리는 PCOS(Polycystic Ovary Syndrome)는 불임의 주요 요인이며 흔한 호르몬 장애다. 대개 불규칙한 생리와 무월경, 과도한 체모, 비만, 제2형 당뇨병이 함께 나타난다. PCOS는 종종 인슐린 저항성을 동반하는데, 이 두 질환은 매우 밀접한 상관관계가 있으므로 당연히 케톤식으로 PCOS가 크게 호전될 수 있다.

에릭 웨스트먼과 동료들은 PCOS와 케톤식에 대한 임상 연구를 진행해 2005년에 〈영양과 대사〉 저널에 발표했다. 이 연구에서, 6개월간 저탄수화물, 고지방 케톤식을 섭취한 5명의 여성이 체중을 평균 12% 감량했고 호르몬 수치가 개선되었다. 실제로 5명 중 2명은 이전에 불임 문제가 있었지만 이 연구 중에 임신을 했다.

과민성 대장 증후군(IBS)

IBS(Irritable Bowel Syndrome)는 미국 성인의 10~15%가 경험하는 흔한 질환으로 위 불편감, 통증, 복부팽만 등의 증상이 나타난다. 이 질환은 어떤 증상이 더 자주 나타나는가에 따라 '설사형'과 '변비형'으로 나뉜다. 이 병은 증상이 지독히 고통스럽기 때문에 환자들은 식단 변화만으로 호전될 거라고 기대하지 못한다.

사실 얼핏 보면 IBS로 고통 받는 사람들에게 저탄수화물, 고지방 식단은 매력적이지 않을 수 있다. 지방을 더 먹으면 처음에는 설사가 더 심해지니까. 하지만 얼마 안 가 증상들이 호전되어 정상을 회복한다. 이러한 호전은 인터넷에 올라오는 많은 체험담을 보더라도 드문 일이 아니다. 뿐만 아니라 몇몇 임상시험에서 저당분 식단으로 IBS가 개선될 수 있다고 밝혀졌다.

〈위장관과 간장학(Gastroenterology and Hepatology)〉 2009년 6월호에 실린 연구에서는 4주 동안 저탄수화물, 고지방 케톤 식단을 섭취하는 설사형 환자 13명을 실험했다. 그 결과, 배변 횟수, 대변의 단단함, 복통, 삶의 질이 개선되었다. 케토제닉 다이어트는 괴로운 이 질환으로 고통받는 사람들에게 희망을 주고 있다.

위식도 역류와 속쓰림

보통 속쓰림이 주요 증상인 위식도 역류는, 미국인의 20~30%가 적어도 일주일에 한 번 경험하는 흔한 질환이다. 위식도 역류의 치료 비용은 매년 90억 불 이상으로 추산된다. 탄수화물을 끊고 나서 위식도 역류의 타들어 가는 듯한 통증이 개선되거나 완전히 사라진다는 이야기를 우리는 자주 듣는다.

특히 통곡물과 당분은 위식도 역류의 주요 원인이다. 그래서 케토제닉 다이어트를 하면 증상이 바로 좋아지는 것이다. 자가면역 질환을 앓는 사람들은 토마토와 고추 같은 가짓과도 먹지 말아야 한다. 너무 많은 사람들이 제산제와 같은 비처방 속쓰림 완화제뿐 아니라 매년 수십억 달러를 긁어모으는 넥시움(Nexium)과 같은 위산 분비 억제제 처방약에 돈을 쓴다. 간단히 식습관만 바꿔도 도움이 될까?

장담하건대 도움이 된다! 〈소화기 질환과 과학(Digestive Diseases and Science)〉 2006년 7월 27일 호에 실린 연구(에릭 웨스트먼 참여)에서, 위식도 역류를 앓는 8명의 연구 참가자가 저탄수화물, 고지방 케톤식을 섭취한 후 위산을 측정했다. 각 환자는 식단을 바꾸기 전후 24시간 동안 코로 끼워 위장으로 내려가는 튜브를 이용해 위와 식도의 산도를 측정했다. 케톤식을 시작하고 나서 불과 3~6일 동안에, 8명의 참가자 모두 속쓰림이 개선되고 속쓰림의 원인인 하부 식도의 산도가 감소했다. 식단만 바꿨을 뿐인데 증상이 완화된 것이다.

비알코올성 지방간

비알코올성 지방간은 일반적으로 비만한 사람에게 나타난다. 매우 심해지면 간부전이 발생하는데, 이때는 간 이식밖에 방법이 없다. 간의 지방이 간 중량의 10% 이상을 차지하면 인슐린이 더 이상 혈당을 제대로 조절할 수 없는 인슐린 저항성이 생겨 건강에 심각한 타격이 온다.

흥미롭게도 간의 지방은 지방이 아니라 탄수화물 때문에 생긴다. 간은 먹은 탄수화물을 중성지방(triglycerides)이라는 혈중지방으로 바꿔 간에 저장한다. 이러한 이유 때문에 많은 사람들이 채소로 여기는 고탄수화물 곡물인 옥수수를 이용해 돼지를 살찌우고, 푸아그라(실제로 '지방간'이라는 뜻)를 만들기 위해 오리와 거위의 간을 살찌운다.

〈소화기 질환과 과학〉 2006년 9월 호에 발표된 연구에서, 10명의 건강한 자원자들이 저탄수화물 식단을 10일 동안 섭취한 후에 간의 지방이 감소했다. 그러나 같은 저널 2007년 2월 호에 실린 또 다른 임상 연구(에릭 웨스트먼과 다른 연구자들 참여)에서는 알코올성 지방간 환자 5명이 저탄수화물, 고지방 케톤식을 6개월 실시했다. 연구자의 지침을 따른 4명은 체중이 상당히 줄었고, 조직검사 결과 지방간이 개선되거나 사라졌다. 뿐만 아니라 케톤식 덕분에 지방간으로 생길 수 있는 심각한 흉터(섬유증이라고 함)도 개선되었다.

포화지방 섭취를 늘리고 탄수화물 섭취를 줄이면 지방간이 경이적으로 줄 수 있다. 〈미국 임상영양학 저널〉 2011년 5월호에 실린 연구에 따르면, 극저탄수화물 혹은 극저칼로리 식단을 섭취한 18명의 지방간 환자 중에서 극저탄수화물 식단을 섭취한 피험자들이 케톤 상태가 가져다 준 지방 연소 효과로 인해 간의 중성지방이 감소했다. 이 연구 결과는 케톤 상태가 긍정적인 건강 효과를 제공한다는 점을 매우 강력하게 지지한다.

우리는 이번 장에서 좋은 과학과 나쁜 과학을 구별하는 아주 흥미로운 방법과 더불어, 저탄수화물, 고지방 케톤식을 지지하는 강력한 과학적 증거를 상세하게 다루었다. 다음 장에서는 케톤 상태가 유익할 수 있다고 입증된 질환들을 살펴볼 것이다. 우리는 향후 수년간 연구가 계속되면서 이러한 증거들이 더욱 확실해질 거라고 예상한다.

이번 장의 핵심 개념

- 확실한 연구와 확실하지 않은 연구를 구별하는 일이 중요하다.
- 모든 연구가 같은 방식으로 이루어지는 건 아니다. 대부분의 연구는 임상 실험이 아니고 관찰 연구일 뿐이다.
- 언제나 던져야 하는 첫 번째 질문은 연구 결과를 자신에게 적용할 수 있는가이다.
- 동물 실험은 인체 실험을 위한 가설을 세우기 위해서만 사용되어야 한다.
- 1인 사례 연구는 어떠한 자극에 대해 일반적이지 않은 반응을 보일 때 도움이 될 수 있다.
- 추가적인 연구 없이 상관관계를 인과관계와 동일시해서는 안 된다.
- 통제된 임상시험에서의 실험적 연구는 가장 신뢰할 만한 연구 자료를 제공한다.
- 사람들을 임의로 배정하는 무작위화 기법을 추가하는 것은 인체 실험의 황금 표준이다.
- 결국 사람은 모두 다르기 때문에, 어떠한 연구라도 무엇이 정확히 자신에게 효과가 있는지 알려 줄 수 없다.
- 1900년대 초반부터 케톤 식단을 이용해 뇌전증 발작을 치료했다.
- 케톤식을 하면 인슐린이 떨어지므로 제2형 당뇨병에 효과적일 수 있다.
- 대부분의 사람은 저탄수화물, 고지방 다이어트로 체중을 감량할 수 있다고 생각하며, 실제로 매우 효과적이다.
- 연구에 따르면 심장병과 대사 증후군이 케톤식으로 크게 개선된다.
- 다낭성 난소 증후군(PCOS)을 앓는 여성은 저탄수화물, 고지방 식단을 시작

하면 호전될 수 있다.

- 과민성 대장 증후군은 케톤식을 전략적으로 사용해서 사실상 없앨 수 있다.
- 위산을 증가시키는 탄수화물 식품을 제거하면 위식도 역류 증상과 속쓰림이 사라진다.
- 비알코올성 지방간은 지방이 아닌 탄수화물 섭취가 원인이다.

CHAPTER 17

저탄수화물, 고지방식이 이롭다는 증거

고수의 한마디 나는 케토제닉 다이어트를 비판하는 소리를 많이 듣지 못했다. 과학자들은 의사들보다 마음이 더 활짝 열려 있다고 생각한다. 내 경우에는 실제로 저탄수화물 고지방 다이어트에 관심 있는 멘토를 찾기가 매우 쉬웠다. **– 브라이언 박스데일, 신경과학자**

우리는 이미 저탄수화물, 고지방 케토제닉 다이어트를 강력하게 지지하는 과학 증거를 부족함 없이 보았지만, 증거는 여기서 멈추지 않는다. 덜 확정적이지만 다른 다수의 흔한 질병에 대해서도 매우 훌륭한 과학 연구가 진행 중이다. 이 장에서 소개하는 케톤 상태의 효과는 1년 미만의 기간 동안에 진행된 연구에서 밝혀진 내용이므로 장기 연구 결과는 아니다. 하지만 케톤 식사 요법의 효과가 매우 커 보이기 때문에 앞으로 연구 자금이 확보되면 통제 임상시험이 이루어질 것이라는 기대가 무척 높다.

알츠하이머병, 파킨슨병, 치매

고수의 한마디 경미한 알츠하이머병 환자의 체내에 케톤이 많으면 인지 기능이 향상된다고 밝혀졌다. 결코 부정할 수 없는 연구 결과이기 때문에 FDA(미국식품의약국)는 실제로 케톤 생성을 늘리는 식품을 알츠하이머병을 치료하는 의료식품으로 승인했다. 한 연구에서, 케톤 식단을 먹은 파킨슨병 환자들이 약을 투약했을 때보다 인체 기능이 더 향상되었다.

– 데이비드 펄머터, 의사

인간의 뇌가 적절하게 기능하려면 지방과 콜레스테롤이 필요하며, 포도당이나 케톤이 연료가 될 수 있다. 저탄수화물, 고지방 식단을 섭취해서 케톤에 적응되면 뇌는 대부분의 에너지를 케톤체에서 얻는다. 이는 우리가 알츠하이머병, 파킨슨병, 치매와 같은 뇌 질환을 관찰할 때 중요한 요소가 된다. 케톤 상태가 되면 만성 염증 수준이 낮아지고, 뇌에게 기막힌 연료원을 제공하며, 인슐린 생성이 상당히 감소한다. 이러한 요인들은 모두 신경 질환의 발병에 영향을 미친다.

연구자들이 흔히 '제3형 당뇨병'이라고 부르는 알츠하이머병은 뇌가 인슐린에 민감하게 반응하지 못해 기억력과 기능 상실이 나타나는 진행성 치매이며, 불행히도 마땅한 치료법이 없다. 간의 인슐린 저항성이 제2형 당뇨병으로 이어지듯이 뇌의 인슐린 저항성 역시 알츠하이머병으로 이어진다. 뇌가 1차 연료 공급원(포도당)을 얻지 못할 때, 인지력 감퇴의 징후가 시작된다.

고수의 한마디 인간의 뇌는 효과적인 케톤 상태에서 가장 효율적으로 작동한다. 연구자들은 조기 인지력 쇠퇴와 치매, 알츠하이머병까지 해결할 수 있는(예방이나 치료) 수단으로 케톤 상태를 점점 더 연구하고 있다. 신경학자들은 설탕과 녹말이 없는 식이지방이 인간의 뇌와 신경계에 엄청나게 안정적이라는 사실을 잘 알고 있다. 식이지방은 잠재적으로 대뇌 혈류를 무려 39%나 향상시킬 수 있다! – 노라 겟가우다스, 영양 전문가

알츠하이머병이 더 진행되는 것을 막기 위해 실시하는 저탄수화물, 고지방 식단이 이론적으로 근거가 확실한 이유는, 글루텐과 탄수화물로 인한 염증과 고혈당이 알츠하이머병에 일조하기 때문이다. 게다가 케톤은 포도당이 없을 때 대체 연료원으로 뇌에 쉽게 흡수된다. 사실, 치매 관련 질병을 치료하기 위해 포도당 대신 케톤을 뇌에 공급한다는 아이디어는 액소나(Axona)라는 새로운 의료식품의 개발로 이어졌다. 무작위 통제 임상시험에 의하면, 90일 동안 혈중 케톤 수치가 증가한 치매 환자의 뇌 기능이 약간 향상되었다. 치매 환자는 치료하지 않을 시 거의 예외 없이 알츠하이머병이나 파킨슨병으로 진행된다.

의사 매리 뉴포트는 알츠하이머병에 관해 많은 걸 알고 있다. 그녀는 남편 스티브가 51세에 조기 치매를 진단받은 후, 병의 진행 속도를 늦추

는 의미 있는 치료법이 부족하고, 이미 발생한 손상을 회복하는 방법은 더더욱 없다는 사실에 좌절했다. 그러나 뉴포트 선생이 스티브에게 빵, 쌀, 파스타와 같은 탄수화물 음식을 주지 않고 코코넛유와 MCT유를 듬뿍 주기 시작하자, 스티브가 '알츠하이머병의 심연에서 벗어나기' 시작했다. 그녀는 자신이 쓴 『알츠하이머병 : 치료법이 있다면?(Alzheimer's Disease : What if there was a cure)』에서 스티브가 기적적으로 호전된 이야기를 상세히 기술했다.

매리 뉴포트의 경험은 특별하지 않다. 그녀는 자신과 같은 식사법을 이용한 수백 명의 알츠하이머병, 파킨슨병, 치매 환자의 간병인들로부터 환자가 이런저런 호전을 보였다는 소식을 계속 듣고 있다. 그중에는 성공적으로 케톤 상태에 머무른 덕에 4년 동안 꾸준히 호전을 보인 환자들도 있다. 코코넛유가 유도하는 케톤 상태가 알츠하이머병에 미치는 영향을 조사하는 임상 연구가 민간 재단의 연구비 지원으로 사우스 캐롤라이나 대학에서 이미 진행 중이다. 이 연구의 결과가 나오면 알츠하이머병에 대한 케톤 식단의 치료 효과가 더욱 확실히 밝혀질 수 있다.

고수의 한마디 내가 볼 때, 뇌가 케톤 연료를 선호한다는 증거는 확실하다. 또한 케톤이 전신의 산화 스트레스를 낮춘다는 사실을 보면, 사람들이 케톤 생성 식단으로 바꾼 후 눈에 띄게 건강이 좋아지는 이유를 알 수 있다. – 제이 워트먼, 의사

파킨슨병의 기전은 알츠하이머병의 기전과 거의 유사하므로, 파킨슨병 역시 식단으로 효과적으로 치료할 수 있다. 〈신경학(Neurology)〉 저

널 2005년 2월 22일 호에 실린 비통제 임상시험에 의하면, 28일 동안 극저탄수화물(칼로리의 2%), 극고지방(칼로리의 90%) 식단을 실시한 후 파킨슨병의 증상이 개선되었다(파킨슨병 표준 척도로 측정). 환자의 균형감이 향상되었고, 근육 떨림이 멈추었으며, 전반적인 기분이 한층 향상되었다. 뇌는 특히 알츠하이머병이나 파킨슨병으로 손상되었을 때 케톤을 좋아한다.

조현병, 양극성 장애, 다른 정신 질환들

고수의 한마디 신경과학자로서 나는 케톤 상태의 유익한 측면 중에서 인지적 혜택이 가장 흥미롭다고 생각한다. 연구에서 밝혀진 바, 케톤 상태에서 단기 기억, 언어 기억, 기분과 같은 것들이 대개 향상된다. 케톤은 신경을 보호하는 특성을 지니는데, 이는 뇌 세포를 보호한다는 의미다. 케톤은 깨끗하게 연소하는 연료원을 제공하고, 항산화 물질을 증가시키며, 염증을 줄인다. **- 브라이언 박스데일, 신경과학자**

흥미롭게도 많은 정신 질환이 뇌가 아닌 장에서 비롯된다는 이론이 제시되고 있다. 장 건강이 나쁜 것은 탄수화물이 많은 곡물 위주의 식단, 항생제 남용, 흔히 복용하는 일반의약품, 심지어 출생 시 엄마의 장 상태 때문일 수 있다. 저탄수화물, 고지방 케톤 식단을 먹으면 장이 변화해 뇌 화학물질이 안정화되므로 정신 건강이 향상될 가능성이 있다.

연구자들이 처음으로 곡물에서 발견되는 글루텐과 조현병의 연관성을 의심한 계기는, (곡물 부족으로) 곡물이 배급되었던 2차 세계대전 중에 조현병으로 입원한 숫자가 감소했기 때문이다. 1965년, 비통제 임상연구 결과 케톤식이 조현병 증상을 감소시킬 수 있다고 밝혀졌다. 〈영양과 대사〉 저널 2009년 2월 26일 호에 실린 좀 더 최근의 사례 연구(이 책의 공동 저자인 에릭 웨스트먼이 연구자로 참여)에 의하면, 체중 감량을 위해 케톤식을 시작한 후 조현병 증상이 사라졌다. 양극성 장애도 유사하게 케톤식으로 개선된다고 밝히는 다른 사례 연구가 두 건 있다.

고수의 한마디 나는 신경과학에 관심이 많기 때문에 뇌의 기능을 향상시키는 케톤식의 능력에 깊이 감동한다. 이는 명백한 뇌 질환이 있는 사람들만이 아니라 건강한 사람에게도 적용된다. 매일 과도한 스트레스에 시달리며 복잡하게 사는 현대 사회에서 뇌 기능을 향상시킨다면 여러 면에서 삶이 개선될 수 있다. 반면에 뇌 기능을 확실히 떨어뜨리고 싶다면, 권하건대 일반적인 미국식 식사를 계속 섭취하기 바란다! – 빌 윌슨, 의사

할리우드 여배우 캐서린 제타존스가 2011년과 2013년에 양극성 장애 2형을 치료하기 위해 의원을 찾았을 때, 매우 심각한 이 정신 질환이 크게 주목을 받았다. 우울증과 조증이 양극성 장애의 특징이다(양극성 장애 1형은 조증이 본격적으로 나타나는 경향이 있는 반면, 양극성 장애 2형은 본질적으로 가벼울 수는 있지만 여전히 삶에 큰 영향을 끼친다). 1차 치료에서는 뇌전증 치료에도 사용되는 항 경련제를 사용하는 경우가 많다. 그리고 이전 장에서 설명했듯이, 케톤식은 오래 전부터 뇌전증 발작을 치료하기 위해 사용되었다. 저탄수화물, 중단백, 고지방 식사법이 양극성 장애에도 도움

이 될 수 있을까?

이 질문에 대한 답은 우리가 바라는 만큼 명확하지 않다. 포도당 대신 케톤으로 뇌에 연료를 공급하는 것은 이론적으로 신경전달물질의 활동을 줄여 기분을 안정시키는 데 도움이 되어야 한다. 의학 저널 〈양극성 장애〉 2002년 2월 호에 실린 이스라엘의 사례 연구에서 약물 치료가 듣지 않는 양극성 장애 환자가 한 달 동안 케톤식을 했다. 의사가 케톤 생산량을 늘리기 위해 MCT유까지 추가했지만, 환자는 호전되지 않았다.

고수의 한마디 가장 최근의 연구 결과에 의하면, 케톤체가 집중력을 높이고, 불안감을 줄이며, 정신 건강을 전반적으로 향상시킨다.

– 마리아 에메리치, 영양 전문가

하지만 이 결과로 케톤식이 양극성 장애에 도움이 되지 않는다고 입증된 건 아니다. 사람들이 인터넷에 성공적인 체험담을 많이 올리고 있다. 더 중요한 것은, 〈뉴로케이스 저널〉 2013년 10월 호에 실린 사례에서, 2년 이상 케톤 상태를 유지한 양극성 장애 여성 환자 2명은 모두 약을 먹었을 때보다 기분이 안정되었고, 완전히 바뀐 식단을 심각한 부작용 없이 놀랍도록 잘 견뎌 냈다.

과거에 이루어진 사례 연구들이 엇갈리는 결과를 보인 점을 고려하면, 조현병과 양극성 장애, 기타 정신 질환에 대한 케톤 생성의 영향을 조사하는 무작위, 통제 연구가 절실히 필요하다.

기면증과 기타 수면 장애

고수의 한마디 인간의 뇌에는 역시 탄수화물이 필요하지 않을까 하는 우려는 전적으로 근거가 없다. 식단에서 탄수화물을 모두 제거하면, (포도당에서) 지방산 산화로 전환하는 데 몇 주가 걸리고, 이로 인해 일시적으로 피로감이 나타날 수 있지만, 의심의 여지 없이 죽지 않고 건강하게 잘 살 수 있다. – 윌리엄 데이비스, 의사

기면증은 낮에 참을 수 없을 정도로 졸음이 몰려오고 '수면 발작'이 일어나는 심각한 신경장애다. 약으로 기면증의 일부 수면 문제를 해결할 수 있지만, 시간이 지나면서 효과가 줄어들 수 있다.

의학 저널 〈신경학〉 2004년 6월 호에 실린 임상 연구에서, 9명의 기면증 환자가 8주간 저탄수화물, 고지방 케톤식을 섭취했다. 한 명의 환자는 실험을 끝마칠 수 없었지만 나머지 환자들은 낮에 덜 자고, 수면 발작이 줄었으며, 기면증의 병세가 호전되었다. 연구진은 참여자들이 케톤 상태에 있는 동안 포도당 수치가 낮아져서 호전되었을 가능성이 높다고 결론지었다.

케톤 상태에서 사람들은 대부분 잠을 더 잘 자고 식후에 피곤함을 느끼지 않는다고 보고한다. 지옥 같은 삶을 사는 기면증 환자들에게 이 소식은 가뭄에 단비 같은 것이다. 내 블로그 독자인 멜리사는 기면증으로 고생하다 케톤 상태의 이점을 발견했다. 그녀는 어린 시절부터 기면증 때문에 시도 때도 없이 잠을 잤다. 멜리사는 잠을 깨우는 여러 가지 기법을 사용했으나 대부분 도움이 되지 않았다.

멜리사는 40세가 되어서야 의사에게 기면증 진단을 받았다. 기면증에 좋다는 약을 모두 써 본 후에 멜리사는 케톤식에 관한 이야기를 듣고 케톤체를 많이 생산하기 위해 모든 곡물, 설탕 및 녹말성 탄수화물을 끊고 포화지방을 훨씬 더 많이 먹기로 결심했다. 결과는 놀라웠다. 멜리사는 이렇게 표현했다. "제가 다시 살아났어요." 지금도 그녀는 낮 동안에 깨어 있기 위해 케톤식을 섭취한다. 물론 멜리사의 이야기는 경험담에 불과하지만, 이를 통해 수면 장애 환자들을 돕기 위해 저탄수화물, 고지방 케톤식을 더욱 더 연구해야 한다는 점을 깨달을 수 있다.

운동 능력

고수의 한마디 미 국방부의 첨단 연구 프로젝트 에이전시(DARPA)는 전장에서 병사들의 정신과 육체 능력을 향상시키기 위한 비밀무기로 케톤 상태를 연구하고 있다. 왜일까? 군인이 혈당이 떨어지면 혼동을 일으켜 아군에게 총격을 가할 수도 있기 때문이다. 국방부가 쥐에게 고도의 케톤 식량을 실험한 결과, 쥐의 신체, 정신 능력이 향상되었다. 쥐는 해로운 부작용이 전혀 없이 한층 건강해지고 체지방과 혈중 중성지방(지방산), 혈당 수치가 감소했다. 현재 군인을 위해 동일한 식량이 개발 중에 있다.

– 벤 그린필드, 헬스 코치

분명히 운동은 질병이 아니지만, 저탄수화물, 중단백, 고지방 케톤 생성식을 먹는 운동선수들에게 흥미로운 일들이 일어나기 때문에 포함했다. 이 책에 자주 등장하는 케톤식 연구자 스티븐 피니 박사는 1983년 케톤 상태가 운동 수행에 미치는 영향을 연구한 최초의 연구자 중 한 사람이다. 〈대사 저널〉 1983년 8월 호에 실린 그의 획기적 연구에서는 케톤식이 다섯 명의 일류 사이클리스트(cyclist)의 지구력 훈련에 어떻게 영향을 주는지 실험했다.

하루 탄수화물 섭취량이 20g 미만인 케톤식을 4주간 먹은 선수들은 운동 능력이 낮아지지 않았다. 그들의 몸이 당질 연소 모드에서 지방 연소 모드로 바뀌었기 때문이다. 4주가 끝날 무렵에 선수들의 글리코겐 저장량은 처음보다 상당히 낮았지만 저혈당으로 인한 충돌 사고가 일어나지 않았을 뿐 아니라 사실상 전반적인 기록이 향상되었다. 이때 피니 박사는 케톤에 적응된 상태를 의미하는 '영양적 케톤 상태'라는 표현을 만들었다. 이 상태에서 운동선수들의 연료원이 탄수화물(포도당)에서 지방과 케톤으로 완전히 바뀐 것이다.

고수의 한마디 나의 경우, 케톤 상태를 전략적으로 사용하는 것은 많은 노력을 기울이지 않고 날씬한 몸을 유지하는 유일한 방법이었고, 내 고객들도 마찬가지였다. 운동선수들의 경우, 이는 체력을 유지하거나 증강시키면서 엄청난 양의 체지방을 뺄 수 있는 유일한 방법이다.

– 존 키이퍼, 운동 능력 과학자

피니 박사의 1983년 연구는 일찍 종료될 뻔했다. 이 식단을 시작하고 처음 1주~2주 동안 선수들의 운동 능력이 떨어져, 연구자들이 식단 변화로 득보다 실이 많다고 판단했기 때문이다. 피니 박사는 최소 한 주 더 두고 보자고 결정했다. 그때 케톤 적응이 일어났고, 산소 이용률 (VO2 max), 호흡 지수, 근육 내 글리코겐 양과 같은 주요 지표들이 향상되었다. 2주 만에 연구를 중단했더라면 어떻게 되었을까?

피니 박사는 〈영양과 대사 저널〉에 2004년 8월 27일 발표한 '케톤식과 신체 운동 능력(Ketogenic Diet and Physical Performance)' 논문에서 이러한 적응 기간의 중요성을 지적한다. 구글에 이 논문의 제목을 검색하면 이 책에서 설명한 모든 내용을 보충할 수 있다. 또한 피니 박사는 2012년에 연구 파트너인 제프 볼렉 박사와 함께 이 논문과 운동선수들에게 저탄수화물, 고지방 접근법을 사용하면서 습득한 내용을 대폭 확장해 『저탄수화물 운동 능력의 기술과 과학』이라는 책을 출간했다.

운동선수와 케톤식에 관한 연구가 여전히 이루어지고 있지만 (일류 체조선수들이 피험자인 또 다른 연구가 2012년 〈국제 스포츠 영양학〉 저널에 발표되었다) 많은 정상급 운동선수들이 기꺼이 그리고 공개적으로 실험을 시도해서 성공을 거두고 있다. 그중 한 명이 티모시 앨런 올슨(Timothy Allen Olson)이라는 장거리 육상선수이다. 오레곤에 사는 그는 2012년 서부 100마일 장거리 대회에 참여해 육상선수가 케톤 상태에서 어떻게 달리는지를 만천하에 공개했다. 그가 우승을 했을까? 물론이다. 그의 기록은 이전의 대회 기록보다 21분이나 빨랐다!

벤 그린필드는 철인3종경기 선수로, 2013년 캐나다 철인 경기(Ironman Canada)와 하와이 철인 경주(Ironman Canada and Ironman Hawaii race)를 위한 16주 훈련 기간 동안 케톤식을 철저히 따랐다. 그는 탄수화물을 보통 하루 800g씩 섭취하는 다른 선수들보다 훨씬 적게(하루 200g 미만) 섭취하고, 지방을 연료로 사용하도록 돕는 코코넛유와 MCT유를 보충했다.

그린필드가 발견한 케톤 상태의 주요 이점은 다음과 같다.

- 대사 효율이 향상되고 지방 연소가 강화되어 '시간이 갈수록 힘이 더 좋아진다.' 이는 철인경기 및 장거리 마라톤에 참가하는 지구력 운동선수에게 특히 유용하다.
- 저장된 글리코겐을 아낄 수 있어 지구력이 향상된다. 지방을 더 효율적으로 태울 수 있기 때문에 근육과 간의 탄수화물을 덜 사용한다.
- 많은 양의 당분 섭취로 인한 자유 라디칼(일종의 활성 산소-옮긴이)과 반응성 산소종(세포에 손상을 줄 수 있는 분자)이 덜 만들어지기 때문에 염증이 줄어, 운동 후 회복이 빠르다.
- 에너지 수준이 안정된다. 혈당치가 고탄수화물 식단을 먹을 때처럼 등락이 심하지 않기 때문이다.

고수의 한마디 케톤체는 다른 대사성 연료보다 산소 단위당 제공하는 에너지가 더 많기 때문에 슈퍼 연료로 알려져 있다. 대사 효율이 향상되는 현상은 정자 세포에서 처음 발견되었다. 케톤체에 노출된 정자는 운동성이 증가하고 산소를 덜 소비했다. 이는 후에 케톤체가 심장의 유압 능력을 증가시키면서 동시에 산소 소모량을 감소시킨다고 밝힌 연구에서 확인되었다. 케톤에 적응한 운동선수들이 급증하는 이유도 이 때문일 것이다. -빌 라가코스, 박사

마지막으로, 운동 능력을 향상하기 위해 케톤 상태를 시도하는 40세의

장거리 선수 올래프 소렌슨(Olaf sorenson)이 있다. 이 글을 쓰는 시점에 그는 2시간 40분 41초 이내에 마라톤을 달리겠다는 자신의 목표를 다룬 〈2, 40, 41〉이라는 다큐멘터리 영화(가제)를 찍으며 저탄수화물, 고지방 경험을 기록하고 있다.

이 시간이 왜 그렇게 중요했을까? 1952년, 소렌슨의 할아버지는 그 기록으로 올림픽 출전 자격을 따냈다. 이제 그는 건강한 포화지방을 많이 섭취하고 탄수화물을 먹지 않는 식단으로 케톤 상태에 도달해 그 기록에 도전하고 있다. 플로리다 대학교의 건강과 인간 운동 능력 칼리지가 마라톤 훈련 동안에 일어나는 소렌슨의 변화와 건강 상태를 추적 관찰하고 있다.

우리는 앞으로 케톤식을 더 광범위하고 많은 임상, 인체 연구에 분명히 사용할 수 있을 것이라는 훌륭한 증거를 확보하고 있다. 저탄수화물, 고지방 식단으로 개선할 수 있는 질환들은 더 많지만, 그 증거가 아직 확실하지 않다. 이론을 뒷받침하는 동물 치료 모델이나 경험담밖에 없기 때문이다. 이러한 질환을 치료하기 위해 케톤을 사용하는 일은 앞으로 몇 년 동안 더욱 면밀히 연구해야 하는 새로운 연구 분야이므로, 다음 장에서 이 질환들을 살펴볼 것이다.

이번 장의 핵심 개념

- 케톤식으로 많은 질환을 치료할 수 있다고 입증하는 1년 이내의 단기 연구들이 있다.
- 알츠하이머병, 파킨슨병, 치매는 모두 저탄수화물, 중단백, 케톤식으로 호전된다고 밝혀졌다.
- 조현병, 양극성 장애, 기타 정신 질환은 케톤으로 호전된다.
- 기면증과 기타 수면 질환은 케톤 상태에서 어느 정도 호전된다.
- 운동 능력 향상은 저탄수화물, 고지방 식단의 커다란 혜택으로 떠오르고 있다.

CHAPTER 18

부상하는 케톤 연구 분야

고수의 한마디 케톤은 미토콘드리아의 우수한 연료이며, 대부분의 인류 역사에서 우리는 일 년 중 대부분의 시간 동안 케톤 상태였다. 확실히 겨울마다 우리는 케톤 상태였다. 탄수화물 섭취량 또한 훨씬 적었다. 그래서 단백질이나 지방, 혹은 둘 다를 더 많이 섭취했다. 우리는 혈당이 높은 음식을 먹지 않았다. 혈당지수가 낮은 녹색잎 채소, 덩이줄기 식물(대개 날것으로)을 먹었고, 과일은 가끔씩 먹었으며, 비계와 함께 고기를 더 많이 먹었다. – 테리 월즈, 의사

지난 두 장에서 케톤 생활 방식이 유익할 수 있다는 강력한 증거를 제

공하는 질환들을 살펴보았다. 그러나 케톤 상태를 연구한 결과가 없다는 이유만으로 그 외 다른 질환들에 케톤이 도움이 되지 않는다는 의미는 아니다. 다른 많은 건강 문제를 해결하려는 사람들에게는 자연적이고 영양적인 해결책이 있을 수 있다는 희망이 있다.

우리는 여러분과 함께 새로운 연구 분야, 그리고 저탄수화물, 고지방식을 이용해 건강을 향상시키는 방법을 탐구하고 싶다. 이번 장에 소개하는 질환을 케톤식으로 치료했다고 확실하게 주장하는 사례는 없지만, 가까운 장래에 이러한 질병의 치료 패러다임이 크게 바뀌어도 우리는 놀라지 않을 것이다. 미래를 맞이할 준비가 되었는가?

암

고수의 한마디 케톤식은 단일 식이요법 가운데 모든 형태의 암 및 기타 면역 관련 질병에 가장 효과적이다. 암에 필요한 연료원(당분)을 제거하고 케톤과 유리 지방산(암이 사용하지 못함)을 사용함으로써 암을 억제하거나 아예 암이 발을 못 붙이도록 내적, 외적 환경을 조성할 수 있다. 환경 독소가 증가하고 암 발병률이 급등하는 상황에서 이 특별한 식습관은 모든 사람에게 예방적이고 기본적인 최고의 방식이 될 수 있다.

– 노라 겟가우다스, 영양 전문가

암세포는 포도당을 연료로 사용하기를 좋아한다. 실제로 의사들은 종양의 정확한 위치를 찾기 위해 방사선 동위원소를 붙인 포도당을 암 환자에게 주사한다. 마치 의사들이 당분으로 PET 스캔을 크리스마스 트리처럼 밝아지게 해서 암 종양을 찾는 것 같지 않은가? 케톤식을 이용해 암을 치료하고 예방하는 원리는 포도당을 제거해서 암세포를 굶기는 것인데, 이는 동물 실험에서 유익성이 밝혀졌다. 애석하게도 인체 실험은 아직 이루어지지 않았다.

2007년 9월 17일, 〈타임〉 잡지에 실린 '고지방식으로 암을 이길 수 있을까?'라는 기사에서 이 개념을 검토했다. 독일의 뷔르츠부르크 대학의 연구자인 멜라니 슈미트(Melanie Schmidt) 박사와 울리케 카메러(Ulrike Kammerer) 박사가 등장하는 이 기사에는 1924년에 '암의 주요 원인은 정상적인 체세포의 산소 호흡이 당분의 발효로 대체되었기 때문'이라고 주장하는 독일의 노벨상 수상 과학자 오토 워버그(Otto warburg)의 연구를 소개한다.

고수의 한마디 4기 암 여성 환자를 치료한 적이 있다. 그녀는 3개월 시한부 선고와 함께 그길로 가족과 친구들을 만나러 갈 것을 권고받았다. 그때가 6개월 전인데, 지금은 건강 상태가 좋아져 2개월간 유럽에서 휴가를 보낼 계획이다. 케톤식의 위력은 놀랍기만 하다. 더 정확하게 말해, 탄수화물이 매우 해롭다는 것이 정말 놀랍다. **– 존 키이퍼, 운동 능력 과학자**

워버그의 가설은 다음과 같다 : 당분(그리고 몸에서 당분으로 바뀌는 탄수화물)을 끊고, 대신 지방을 더 먹어라. 그러면 암세포가 죽을 것이다. 당시에는 과학자들과 건강 옹호자들의 찬사를 받은 훌륭한 아이디어였지만, 오늘날에는 어떻든 잊혀서 종종 너무 극단적이라고 조롱받는다.

하지만 슈미트와 카메러는 달랐다.

그들은 워버그 박사의 필생의 연구를 받아들여 그대로 따랐다. 암 환자의 식단에서 당분을 제거하면 암의 확산을 막을 수 있을까? 케톤 식이요법으로 3개월 동안 5명의 환자를 치료한 예비 연구의 결과는 희망적이었다. 모든 환자가 사망하지 않았고, 암은 안정화되거나 개선되었으며, 종양은 성장 속도가 느려지거나 멈추거나 줄어들기도 했다. 이러한 결과를 얻은 슈미트 박사와 카메러 박사는 연구를 확장해서 향후 몇 년 동안 더 많은 연구 결과를 내놓을 것이다.

2011년 7월 27일 자 〈영양과 대사〉에 실린 두 번째 연구에서, 슈미트와 카메러는 진행암 환자 16명을 케톤 식이요법으로 치료했다. 여러 가지 이유로 8명이 연구에서 누락됐지만 나머지 8명 중 6명은 삶의 질이 향상되고 종양의 진행 속도가 느려졌다. 우리는 고지방, 저탄수화물 케톤식을 다른 치료법을 찾지 못하는 암 환자에게 사용하려는 호기심 많은 연구자가 더 필요하다. 고맙게도 몇 명이 있다.

보스턴 대학의 신경학자인 토마스 세이프리드 박사는 뇌종양 치료제로 칼로리 제한 케톤식을 실험하는 비범한 연구를 하고 있다. 그는 생쥐만을 대상으로 연구를 하지만, 그는 이를 인간을 위한 '무독성 암 관리법'으로 본다. 2012년에 출간한 그의 저서 『암은 대사 질환이다』는 암에 미치는 영양의 영향에 관심이 있는 모든 사람이 읽어야 할 책이다. 세이프리드 박사의 연구는 훨씬 더 광범위한 인체 연구로 이어지는 발판이 되었다.

고수의 한마디 진행암 환자의 치료를 다룬 유진 파인(Eugene Fine) 박사의 논문이 좋은 반응을 얻은 이유는 모든 사람이 직관적으로 그 가치를 이해했기 때문이다. 사실 이 연구는 20년 전에 이루어졌어야 했다. 파인 박사의 가설은, 유전학의 관점에서 암을 생각한다면, 암세포는 현대의 환경에서 케톤 상태에 도달할 가능성이 거의 없는 개인의 생활 속에서 진화했다고 생각할 수 있다는 것이다. 생물학적으로 보나 유전학적으로 보나 케톤체를 연료원으로 사용하면 암이 증식할 가능성은 거의 없다. 덧붙이자면, 그의 실험에서 병이 안정되거나 어느 정도 차도를 보인 환자들은 케톤체가 최고 수준이었다. **– 리처드 파인만, 박사**

암 환자에게 저탄수화물, 고지방 케톤식을 사용하는 또 다른 연구자는 뉴욕의 앨버트 아인슈타인 의과대학의 유진 파인 박사이다. 그는 RECHARGE(Reduced Carbohydrates Against Resistant Growth Tumors) 연구(종양을 억제하는 탄수화물 제한 연구)에서 다른 모든 치료법으로 효과를 보지 못한 암 환자 10명을 대상으로 28일간 케톤 식이요법의 안전성과 타당성을 실험했다. 실험을 시작할 때와 종료할 때 PET 스캔으로 변화를 관찰했다. 이 작은 연구의 결과는 〈영양〉 저널의 2012년 10월 호에 발표되었다. 환자 중 네 명은 케톤식을 하면서 진행성 질환이 계속되었고, 다섯 명은 안정화되어 더 이상 병이 진행되지 않았으며, 한 명은 다소 차도를 보였다. 인슐린이 가장 많이 내려가고 케톤 수치가 가장 많이 상승해서 최고의 대사 결과를 보인 사람들은 질병의 진행에서 가장 큰 차도를 보였다.

이 문제를 연구하는 다른 연구자에는 피츠버그 대학 암 재단의 콜린 챔프 박사와 사우스 플로리다 대학의 도미닉 대고스티노 박사가 포함된다. 미래에 더 많은 연구자들이 가장 끔찍한 질병 중 하나를 치료하기 위해 케톤식을 연구하더라도 나는 놀라지 않을 것이다. 암 치료법(저탄수화물, 고지방 식단)을 언제라도 곧바로 사용할 수 있다면 놀라운 일 아닌가?

자폐증

고수의 한마디 일부 자폐아는 저탄수화물, 고지방 식단 또는 MCT유 요법에 효과를 보이는 것 같다. – 매리 뉴포트, 의사

아동 신경 학회지 2004년 2월 호에 발표된 예비 연구에서는 자폐 행동을 보인 4세에서 10세 사이의 아동 30명을 실험했다. 그들은 케톤 식단을 6개월 동안 실시하면서 4주 실시하고, 2주 쉬는 간헐적 방식을 이용했다. 6개월 동안 모든 아이들이 저탄수화물, 고지방 식단을 견뎌 내는 것은 아니었지만(7명은 곧바로 퇴원했고 5명은 1개월~2개월 후에 중단했다), 이 식단을 유지한 대부분의 아이들이 자폐아 평가 척도 기준에서 개선을 보였다. 어떤 의미로든 이 연구 결과가 대단하지는 않지만, 케톤식을 이용해 자폐증을 치료할 가능성을 보여 주었다.

섬유근육통, 만성 통증, 편두통

고수의 한마디 우리는 섬유근육통 치료를 위한 고영양 저당질 식이요

법과 케톤 식이요법을 연구하기 위한 자금을 준비해 놓았다. – 테리 월스, 의사

저탄수화물, 고지방 케톤식으로 섬유근육통이나 만성 통증, 편두통을 치료했다는 연구가 발표된 적은 없다. 많은 의사와 환자가 이 식단으로 이러한 모든 질환이 개선되었다고 보고했지만, 이러한 경험적 증거는 양질의 임상 연구에 의해 뒷받침되어야 한다.

〈근골격 통증 저널〉 2013년 12월 호에 중년 여성 33명을 대상으로 통증과 기분, 활력 수준을 포함한 섬유근육통 증상에 미치는 비케톤 저탄수화물 다이어트(케톤이 많이 생성될 정도는 아닌 저탄수화물 다이어트-감수자)의 영향을 조사한 연구가 발표되었다. 결과가 어땠을까? 섬유근육통 설문지에 나타난 대상자들의 통증 점수는 더 낮았으며, 활력이 증가했고 통증이 줄었다. 케톤식을 이용해 비슷하거나 더 나은 결과가 나올지는 두고 볼 일이다.

외상성 뇌 손상과 뇌졸중

고수의 한마디 우리 연구실에서는 다발성 경화증 치료를 위한 케톤식을 연구하고 있다. 내가 운영하는 외상성 뇌 손상 클리닉과 생활 습관 치료 클리닉에서는 모든 환자들에게 저당질 고영양 식이요법을 권장하며, 원하는 환자들을 위한 케톤식 옵션도 준비해 놓고 있다. – 테리 월스, 의사

〈행동 약학 저널〉 2006년 9월 호에 실린 외상성 뇌 손상과 뇌졸중 치료

를 위한 케톤 생성 식이요법에 대한 보고서에서는 BHB(혈중 케톤체)가 염증을 줄이고 뉴런을 보호해 뇌를 보호하는 역할에 주목했다. 또한 〈뇌 손상 저널〉에 외상성 뇌 손상을 지닌 60마리의 쥐를 대상으로 케톤 식이의 신경보호 특성을 실험한 2009년 5월 연구가 실렸다. 비록 동물 실험에 불과했지만 케톤이 뇌 손상 치료에 효과적일 수 있다는 매우 긍정적인 결과를 보여 주었다.

덴마크 코펜하겐 대학의 연구자들은 급성 뇌졸중에 미치는 케톤식의 영향을 임상시험하기 위해 2013년 11월에 연구 참여자를 모집하기 시작했다. 이 무작위 통제 실험의 목적은 급성 뇌졸중으로 입원한 환자가 저탄수화물, 고지방 식단을 1주일간 섭취했을 때 일반적인 식단과 비교해 혈당과 사망률, 기능에 긍정적인 효과가 나타나는지 알아보는 것이다. 연구자들은 뇌세포에 가용한 포도당이 감소하기 때문에 뇌 기능이 향상될 것이라는 가설을 세웠다.

잇몸 질환과 충치

케톤 식단에는 곡물이나 당분이 없기 때문에 잇몸 질환과 충치가 거의 사라진다. 2013년 2월 24일, 공영 라디오 방송에서 인류 초기 조상들의 치아를 연구해 보니 칫솔이나 치약, 치실이 없었음에도 매우 건강했다는 이야기가 전파를 탔다. 따라서 오늘날 우리가 앓고 있는 충치와 잇몸 질환은 당분과 탄수화물 때문이라는 걸 알 수 있다.

내 경우에는 저탄수화물, 고지방 식단을 먹으면서 단단한 사탕을 깨물어 먹어서 생긴 충치가 완전히 멈추었다. 게다가 가공 곡물과 설탕을 많이 먹을 때보다 치태와 치석이 훨씬 덜 생긴다. 치아와 잇몸 건강이 심혈관 건강과 잇몸 질병을 포함하여 건강의 다른 측면에 부정적인 역할을 할 수 있기 때문에 이에 대한 연구 결과가 더 필요하다. 잇몸병은 체내의 염증을 증가시켜 심장병 위험을 높일 수 있다.

여드름

〈피부 약학과 생리학 저널〉 2012년 4월 호에 이탈리아 연구자 안토니오 파올리(Antonio paoli)가 여드름 치료에서 '케톤 생성 식이의 치료 가능성'을 연구한 보고서가 발표되었다. 그는 저탄수화물, 고지방 식단이 여드름 치료에 도움이 될 수 있는 생리적, 생화학적 이유를 설명했지만 장기 연구는 이루어지지 않았다. 그의 이론에 의하면, 여드름은 인슐린 저항성의 징후이다(유명한 팔레오 저자 로렌 코데인(loren cordain)이 쓴 『음식으로 여드름 치료하기(The Dietary cure for acne)』에서 이 개념을 상세히 설명했다). 파올리는 제프 볼렉 박사와 다른 연구자들과 함께 〈유럽 임상 영양학 저널〉 2013년 5월 29일 호에 실린 체중 감량을 넘어선 케톤 식이요법의 사용에 대한 보고서에 참여했다. 이 보고서에서 그들은 이 문제를 더 검토하기 위해 무작위 임상시험이 필요하다고 촉구했다.

시력

케톤식이 시력에 영향을 미친다고 입증한 자료는 없지만, 저탄수화물 식사를 시작하고 시력이 개선되었다는 체험담은 널려 있다. 혈당 수치가 높아지면 시력이 흐려질 수 있으므로 케톤 상태에서 혈당 수치가 정상화되면 시력이 개선될 수 있다. 출생 시에 산소가 과도하게 공급되어 한쪽 눈이 보이지 않고 시력이 좋지 않은 아내 크리스틴의 경우, 저탄수화물, 고지방 식단을 제대로 섭취한 후 2011년 10월에 시력 검사를 한 결과, 난생 처음으로 시력이 향상되었다. 케톤 상태에 이른 사람들이 이와 비슷한 이야기를 너무나 많이 하기 때문에 연구자들이 이를 무시할 수 없을 것이다.

루게릭병(ALS)

루게릭병이라고도 하는 근육위축가쪽경화증(ALS)을 더 자연적으로 치료하는 방법을 찾고 있는 연구자 칼 스탭스트롬(Carl Stafstrom)은 〈약리학의 최선단 저널〉 2012년 4월 9일 호에 케톤식을 고려하자는 논거를 발표했다. 〈BMC 뇌과학〉 2006년 4월 3일 호에 실린, ALS를 치료하기 위한 케톤 식단을 검토한 연구에서는 케톤 수치의 증가가 ALS에 걸린 쥐에게 어떻게 영향을 미치는지를 실험했다. 이는 식습관 변화로 ALS가 개선될 수 있다고 밝힌 최초의 연구였다. 바라건대, 앞으로 수년 내에 더 많은 연구가 진행될 것이다.

고수의 한마디 알츠하이머병, 뇌암, 파킨슨병, 루게릭병, 다발성 경화증을 포함한 몇몇 뇌 질환에서 케톤이 치료적인 역할을 할 수 있는지를 알아보기 위해 연구가 진행 중이다. – 키이스 러냔, 의사

다발성 경화증과 헌팅턴병

최근 몇 년간 케톤 생성 식이가 다발성 경화증과 헌팅턴병에 미치는 영향을 연구한 동물 실험이 몇몇 있었지만, 인체 실험은 이루어지지 않았다. 〈PLOS ONE〉에 실린 2012년 5월 2일 자 연구에서는, 케톤식을 섭취한 다발성 경화증 쥐의 뇌 염증이 감소한 결과가 나타남으로써 케톤의 보호 작용이 밝혀졌다. 〈생리와 행동〉의 2011년 7월 6일 호에 실린 연구에 따르면, 케톤식을 먹은 헌팅턴병 쥐들이 이 병에서 전형적으로 나타나는 체중 감소가 늦게 나타났다. 이러한 결과가 인간에게도 나타나는지는 미래의 연구에서 밝혀질 것이다.

2014년에 출간된 『월스의 치료법 : 구석기 원리와 기능의학으로 진행성 다발성 경화증을 극복하는 법』의 저자이자 의사인 테리 월스에 주목하라. 그녀는 미약한 케톤 상태에서 지방과 케톤으로 뇌와 신체를 잘 기능하게 함으로써 이차성 진행성 다발성 경화증을 극복했다. 그녀는 케톤 상태가 다발성 경화증에 어떻게 도움이 되는지 그 기전을 연구하기 위한 연구 자금을 모으고 있다.

고수의 한마디 케톤 상태에서 나는 정신이 더 명료하고 하루 종일 지치지 않는다. 우리는 임상시험을 통해 저당질, 고영양 밀도 식단(월스 다이어트)과 영양소가 풍부한 케톤식(월스 팔레오 플러스 다이어트)을 비교하며 피로 감소, 기억과 재생, 혈관 건강에 차이가 있는지 알아보고 있다. 이 시험은 2014년 12월에 종료된다. – 테리 월스, 의사

노화

사람들은 언제나 노화를 늦추는 방법을 찾는다. 효모, 유충, 초파리, 생쥐의 경우, 식단에서 칼로리의 양을 제한하면 수명이 늘어날 수 있다. 인슐린 수치가 낮을 때 수명이 늘어나는 이유는 세포를 해독하고 회복하는 능력을 낮추는 산화 스트레스가 감소하기 때문이다. 따라서 이론상으로, 저탄수화물, 고지방 케톤식과 같이 인슐린 수치를 낮게 유지하는 식단을 섭취하면 수명이 연장된다.

고수의 한마디 나는 케톤 식이요법으로 노화 속도를 늦추고 특히 회복율을 높일 수 있다고 믿는다. 따라서 우리가 노화의 질병이라고 부르는 노화의 모든 증상은 이 식단으로 완전히 회복되거나 매우 효과적으로 치료될 수 있다. 나는 이것이 현존하는 유일한 방법이라고 생각한다.

– 론 로즈데일, 의사

호주 노화 방지 아카데미가 주최하는 2014년 멜버른 노화 방지 및 미용 의학회는 케톤 식이요법이 비만과 대사 증후군, 노화에 미치는 역할에 중점을 두었다. 전 세계적으로 식단이 노화 과정에 미치는 영향에 관심이 지대하며, 이 영양 접근법을 이용해 노화를 방지하는 방법을 연구하는 인체 실험이 곧 시작될 수 있다.

신장병

신경학자이자 내분비학자인 찰스 몹스 박사는 뉴욕의 마운트 시나이 의과대학에서 케토제닉 다이어트를 사용하여 실험실 쥐를 연구한다.

〈PLOS ONE〉 저널에 실린 2011년 4월 20일 연구에서 몹스 박사는 동물 실험에서 나타난 저탄수화물, 고지방 식단의 결과가 인체 실험에서도 나타나면 이 식단이 투석을 대체할 수 있다고 강조했다. 연구자들이 제1형과 제2형 당뇨병 및 초기 단계의 신장 질환을 가진 쥐를 실험한 결과, 케톤 식단을 섭취하는 쥐들이 신장 질환뿐 아니라 혈당과 인슐린 수치가 유의미하게 향상되었다. 아직 연구가 초기 단계이므로 인간에게도 같은 결과를 추정하기에는 무리가 있지만, 앞으로 흥미진진한 전개를 기대해 본다.

하지 불안 증후군(RLS)

하지 불안 증후군과 케톤식의 연관성을 조사한 연구는 없다. 하지만 내 포럼 회원 가운데 한 명이 케톤 생활 방식과 근육 운동으로 하지 불안 증후군을 완치했다고 보고했으며, 다른 체험 보고들을 미루어 볼 때 이 주제를 더 연구해야 할 것이다.

관절염

케톤 상태에서는 염증이 억제되므로 관절염으로 고통받는 사람들에게 유익할 것이다. 그러나 현재까지는 케톤 식단이 관절염에 도움이 된다는 과학적 증거는 밝혀지지 않았다. 그럼에도 불구하고 저탄수화물, 고지방 식단을 먹으면 관절염이 개선될 것이라고 확신하는 사람들이 많다.

탈모

어떤 사람들은 케토제닉 다이어트가 탈모의 원인이라고 생각한다. 그 이유는 대개 이 식단을 실시하는 일부 사람들이 칼로리를 너무 적게 섭취해 탈모가 발생하기 때문이다. 하지만 케톤식을 하면서 칼로리를 충분하게 섭취하면 이 문제에서 해방된다. 웰빙 전문가인 마리아 에머리치는 오히려 수년 동안 탈모로 고생하다가 케톤식을 하면서 갑자기 머리숱이 풍성해진 고객이 수백 명에 이른다고 말했다. 탈모는 케톤식으로 긍정적인 결과를 볼 가능성이 있으므로 분명히 앞으로 더 연구할 가치가 있다.

GLUT1 결핍 증후군

GLUT1 결핍 증후군은 희귀 유전병으로 전 세계적으로 약 300명의 환자가 있다. 이 병의 신경학적 증상에는 말을 못하는 증상이 포함될 수 있다. 2013년 7월 18일, 메일온라인(mailonline) 웹사이트의 데일리메일(Daily Mail)에 실린 기사에는, 이 병을 앓고 있던 3세의 어린이가 뇌의 대체 연료인 케톤체를 생산하는 저탄수화물, 고지방 식단을 먹은 후 처음으로 말을 하기 시작했다는 이야기가 소개되었다. 물론 이는 경험적인 증거에 불과하지만 케톤식을 이용해 질병을 치료할 필요성이 느껴지지 않는가? 두말하면 잔소리다!

나는 케톤 식단이 건강에 미칠 수 있는 긍정적인 영향이 앞으로 훨씬 더 많이 밝혀질 것이라고 진정 믿는다. 만일 저탄수화물, 중단백, 고지방식이 가져다주는 효과가 처방약에서 발견된다면, 과학계는 이를 세계 역사상 가장 위대한 의학 발견으로 여길 것이다. 하지만 단순하지만 효과적인 식습관을 처방해서는 돈을 벌 수 없기 때문에, 우리에게는 그저 지루하기 짝이 없는 건강 상식만 들려올 뿐이다. 이러한 세태는 바뀌어야 하며, 케톤 식단은 건강 담론에서 공정한 대우를 받아 마땅하다.

지금까지 케톤 상태로 도움을 받을 수 있는 질환들을 살펴보았으니, 이제 케톤 생성에 도움이 되며 인체의 자연 치유력과 건강을 도모할 수 있는 식품을 살펴보자. 다음 장에서는 여러분이 올바른 종류의 식품을 선택해 영양적 케톤 상태에 도달할 수 있도록 간편 구매 목록을 제공할 것이다.

이번 장의 핵심 개념

- 아직 연구로 확인되지는 않았지만 많은 사람이 케톤식으로 질병이 개선되었다는 경험담을 보고하고 있다.
- 암은 저탄수화물, 고지방 식단의 도움을 받을 수 있는 가장 흥미로운 개발 분야일 것이다.
- 케톤식 치료법은 자폐증, 섬유근육통, 만성 통증, 편두통에 유망하다.
- 연구자들은 외상성 뇌 손상과 뇌졸중을 치료하기 위해 케톤식을 연구하기 시작했다.
- 케톤 상태에 도달한 사람들은 잇몸 질환, 충치, 여드름 및 시력이 모두 개선되었다고 보고한다.
- 루게릭병, 다발성 경화증, 헌팅턴병에 대한 케톤식의 효과를 실험하는 연구가 늘어날 시점이 되었다.
- 케톤식으로 노화를 늦추고 세포 회복 속도를 높일 수 있다.
- 쥐의 경우, 케톤식으로 신장병이 회복된다고 밝혀졌다.
- 하지 불안 증후군, 관절염, 탈모 및 GLUT1 결핍 증후군 또한 케톤의 유익한 효과를 확인하기 위해 더 많은 연구가 필요한 질환이다.
- 케톤 상태와 같은 건강 효과를 유도하는 약물이 있다면 세계 역사상 가장 위대한 의학 발견이 될 것이다.

CHAPTER 19

케톤을 만드는 음식들 : 무엇을 먹어야 하는가

고수의 한마디 몸이 에너지로 사용하기 위해 지방을 분해할 때, 그 지방의 대부분은 ATP 에너지(세포가 사용하는 에너지 형태)로 변환되며, 그 과정에서 케톤이 생성된다. 탄수화물 섭취량을 줄이면 인체의 주 에너지원이 지방으로 바뀌며, 그 과정에서 많은 케톤이 생성된다. 일부 케톤은 에너지로 직접 사용된다. 실제로 심장과 횡격막, 신장과 같은 일부 신체 기관은 케톤을 포도당보다 선호한다. 뇌세포를 포함해 대부분의 인체 세포 역시 케톤을 에너지로 사용할 수 있다. **– 벤 그린필드, 헬스 코치**

아마도 케톤식에 대해 내가 가장 자주받는 질문은 '뭘 먹어야 하죠?'일 것이다. 케톤식의 정의, 즉 저탄수화물, 중단백, 고지방식에 이미 답이 있기 때문에 나는 이 질문이 항상 이상하게 느껴진다. 자신의 탄수화물과 단백질 한계치를 염두에 두면서 이 지침을 따르면 문제가 없을 것이다.

하지만 케톤식을 하기 위해서는 식료품 구매와 먹는 음식에 대한 생각을 새롭게 바꾸어야 한다. 이번 장에서는 케톤 라이프스타일에서 필요한 식품 구매 방법을 알려 줄 것이다. 이 식품 목록에는 개인에게 맞지 않는 음식이 포함된다는 점을 유의하라. 케톤식을 하는 방법은 사람마다 제각기 다르다. 채소와 다른 탄수화물 식품을 더 잘 처리할(견딜) 수 있는 사람들이 있다. 5, 6, 7, 8 장의 내용을 숙지해 자신에게 가장 잘 맞는 방식을 찾기 바란다.

고수의 한마디 나는 사람들에게, 예를 들어 돼지고기와 쇠고기의 지방, 비계, 가금류의 지방이 많은 부위와 껍데기, 골수를 먹어 지방 섭취를 늘리고, 사골국이 식을 때 생기는 지방이나 젤라틴을 걷어 내지 말라고 말한다. 또한 코코넛유, 엑스트라버진 올리브유, 유기농 기(ghee) 혹은 버터를 더 먹으라고 권한다. 그래도 케톤 상태에 도달하지 않는다면 그때 탄수화물 섭취량을 따져 보면 된다. **– 윌리엄 데이비스, 의사**

케톤 생성을 위한 보편적인 식품 구매 목록을 만드는 일은 매우 어렵지만, 마트에서 이 식품 목록을 본다면 케톤 생성을 돕기 위해 무엇을 사야 할지 감이 잡힐 것이다. 적어도 올바른 구매 습관이 길러져서 케톤 상태를 현실로 만드는 데 한몫을 할 것이다.

먼저 각 영양소 범주에서 최고의 음식을 찾을 수 있도록 3대 다량영양소(탄수화물, 단백질, 지방)를 살펴볼 것이다. 아래의 식품들에는 다량영양소들이 한데 섞여 있지만 함유량이 가장 많은 영양소에 따라 분류했다. 케톤식을 할 때 어떤 음식을 먹을 수 있을까? 맛있는 이 음식들을 모두 확인해 보라.

탄수화물

고수의 한마디 케톤 상태는 기본적으로 탄수화물 제한으로 발생한다. 탄수화물을 어느 정도 섭취해야 케톤 상태에 이를 수 있는지는 일반적으로 에너지 균형에 달려 있다. – 빌 라가코스, 박사

케토제닉 다이어트를 할 때 이 긴 음식 목록의 음식을 모두 먹어야 한다는 의미는 아니다. 이 목록에 있는 많은 종류의 음식을 먹고 케톤 상태에 도달할 수 있는 사람이 있는가 하면, 목록의 녹색잎 채소의 섭취량을 제한하거나 탄수화물을 전혀 먹지 않아야 케톤 상태에 이를 수 있는 사람도 많다. 다시 말하지만, 먼저 자신의 탄수화물 한계치를 파악한 다음 현명하게 선택하라.

탄수화물 목록

아루굴라 · 아티초크 · 아스파라거스 · 블랙베리 · 블루베리 · 청경채 · 마늘 · 녹색깍지 · 강낭콩 · 히카마 · 케일 · 리크 · 레몬 · 무 · 랩스베리 · 장군풀 · 봄양파 · 샬롯(작은 양파의 일종) · 깍지완두 · 브로콜리 · 방울다다기양배추 · 양배추 · 콜리플라

워 · 셀러리 · 치커리잎 · 크랜베리 · 오이 · 가지 · 상추 · 라임 · 버섯 · 오크라 · 양파 · 파슬리 · 고추 · 호박 · 적색 치커리 · 국수호박 · 시금치 · 딸기 · 여름호박 · 토마토 · 미나리 · 까치콩 · 주키니호박

단백질

고수의 한마디 케톤 상태를 이용해 질병을 치료할 경우, 탄수화물 제한만으로 목표한 케톤 수치를 달성하지 못할 때 단백질을 제한할 필요가 있다. – 키이스 러냔, 의사

6장에서 설명했듯이, 개인의 단백질 한계치를 지키는 것이 케톤 생성에 대단히 중요하다. 그리고 케톤 상태에 이르기 위해서는 지방 섭취가 필수이므로 단백질 음식에서 지방이 가장 많은 부위를 선택하라. 말할 필요도 없이 99%가 무지방인 닭가슴살은 좋은 선택이 아닐 것이다(특히 탄수화물에 민감한 경우에는 단백질 섭취량에도 주의를 기울여야 한다). 이상적으로 말해, 지방 대 단백질 비율이 1:1이 넘어야 한다. 영양 성분표에 지방이 7g, 단백질이 7g이면 그 식품은 골라도 괜찮다(지방은 단백질에 비해 그램당 칼로리가 2.2배 이상이므로, 지방과 단백질이 그램 수로 1:1이면 칼로리 비율은 2.2:1 이상이 된다–감수자). 하지만 식품의 지방 비율이 높을수록 좋다.

단백질 목록

베이컨(칠면조 베이컨 제외) · 쇠고기 육포(첨가된 설탕에 유의하라) · 소갈비 · 쇠고

기 구이 · 브라트부르스트(프라이용 돼지고기 소시지) · 닭고기(껍질을 벗기지 않고 색이 어두운 부위를 선택) · 오리고기 · 킬바슈(폴란드의 마늘을 넣은 훈제 소시지) · 페페로니 · 꿩고기 · 폭찹 · 돼지갈비 · 돼지껍질 · 돼지구이 · 계란(통째) · 생선(연어, 농어, 잉어, 넙치, 고등어, 정어리, 송어) · 간 쇠고기(살코기 아닌 부위) · 거위 고기 · 햄 · 메추라기 · 살라미 · 소세지 · 갑각류(가리비, 새우, 게살, 홍합, 굴) · 스테이크 · 핫도그 · 칠면조 고기 · 참치 · 송아지 고기

지방

고수의 한마디 케톤 상태의 이점은 인체가 설계된 방식대로 저장된 지방과 섭취한 지방을 에너지로 사용하는 것이다. 우리는 누구나 영양이 부족한 고탄수화물 가공식품보다 인체의 요구를 더 충족시킬 수 있는 저장된 지방 에너지를 충분히 갖고 있다. – 재클린 에버스타인, 공인 간호사

이제 케토제닉 다이어트에서 가장 좋은 점, 즉 맛있고 만족스럽고 영양가 있는 지방을 마음껏 먹을 수 있다는 이야기를 할 것이다! 나는 다른 사람들이 지방에 대해서 뭐라고 떠들어 대건 신경 쓰지 않는다. 지방은 맛이 좋기 때문에 이 식단을 매우 즐길 수 있거니와 더욱 중요한 건 평생 동안 이 식단을 지속할 수 있다는 점이다(솔직히 저지방 다이어트에 대해서 이렇게 말할 수 있는 사람이 얼마나 될까?). 지방을 듬뿍 먹어 배고픔을 완전히 없애기 바란다. 지방이 핵심이며, 아래의 식품들이 케톤을 생성하는 데 가장 좋다.

지방 목록

아몬드 · 아몬드 버터 · 아몬드 밀크(무가당) · 코코넛유 · 크림치즈 · 다크초콜릿(코코아 80% 이상) · 어유 · 아보카도 · 아보카도 오일 · 소기름 · 블루치즈 · 브라질호두 · 버터(케리골드 상표가 품질이 좋다) (애쉬레, 앵커 버터 등도 100% 목초 방목하기 때문에 좋음 – 감수자) · 아마씨와 아마씨 오일(남성은 전립선암의 위험이 있기 때문에 아마 먹지 않아야 할 것이다) · 기 · 그릭 요구르트 · 진한 휘핑크림 · 라드 · 마카다미아넛 오일 · 치즈(체다, 콜비, 페타, 모짜렐라, 프로볼론, 리코타, 스위스 등)

이 목록의 식품을 섭취하고도 케톤 생성이나 혈당 조절에 어려움이 있다면 우선 자신이 먹는 탄수화물, 다음에는 단백질을 살펴보는 걸 잊지 마라. 케토(KETO) 공식(저탄수화물, 고지방식, 케톤 자주 측정하기, 단백질 과하게 먹지 않기)을 지키고 위 목록의 지방을 무제한 먹으면서 탄수화물과 단백질 한계치를 지키는지 확인하라. 그러면 케토제닉 다이어트에 성공할 것이다.

다음 장에서는 내가 좋아하는 팔레오(구석기 식단)와 저탄수화물 요리책 저자 및 블로거들이 제안하는 맛있고 영양가 있는 케톤 요리법을 소개할 것이다. 벌써 입 안에 군침이 돈다!

고수의 한마디 케톤 상태에 있는 동안 내장육과 사골국, 발효 식품, 해조류와 같이 영양이 풍부한 식품을 먹으면 유익할 것이다.

– 브라이언 박스데일, 신경과학자

CHAPTER 20

저탄수화물, 고지방 요리법

고수의 한마디 탄수화물을 적게 먹고 지방을 많이 먹을수록, 더 높은 BHB(혈중 케톤체) 수치를 기대할 수 있다. – 매리 뉴포트, 의사

나 역시 집에서 저탄수화물, 중단백, 고지방 요리하는 걸 즐기기 때문에,(아내는 내가 요리를 썩 잘한다고 한다) 내가 좋아하는 케톤 요리를 몇 가지 알려 주겠지만, 내가 영광스럽게도 친구라고 부르는 팔레오와 저탄수화물 건강 전문가 중에 요리법 개발의 달인들이 많다. 이번 장에 그들의 케토 요리법을 소개하게 되어 마음이 무척 설렌다.

이 조리법들은 모두 극저탄수화물, 중단백, 극고지방식이다. 자신이

이보다 더 많은 양의 탄수화물과 단백질을 견딜 수 있고 여전히 케톤 상태에 도달할 수 있다면, 탄수화물과 단백질을 추가해도 된다. 동시에 이 조리법에 자신이 처리할 수 있는 양보다 더 많은 탄수화물이나 단백질이 포함된 경우, 개인적인 상황에 맞춰 재료를 조정하라. 자신만이 가장 적합한 양을 알 수 있다. 의심이 간다면 지방을 더 넣어라.

지미 무어의 케토 달걀

분량 : 1~2인분 | 준비 시간 : 5분 | 조리 시간 : 15분

이것은 내가 가장 좋아하는 요리 중 하나이며, 케톤을 만드는 데 도움이 된다. 내 생각이기는 하지만, 만들기도 무척 쉽고 맛도 좋다. 케톤 효과를 극대화하기 위해 기름기가 많은 고기(칠면조로 만든 베이컨이나 소시지는 금물!)를 사는 것이 매우 중요하다. 내가 이용하는 소시지 브랜드 샘스클럽(Sam's Club)의 스웨거티스 팜(Swaggerty's Farm)에는 패티당 지방이 13g, 단백질 5g이 포함되어 단백질보다 지방이(140칼로리 중 117칼로리) 엄청나게 많다. 식재료를 살 때 이 비율을 꼭 보기 바란다.

재료

두꺼운 베이컨 3장, 또는 소시지 패티 2개
목초 버터나 코코넛유 1/4~1/3컵
목초 계란 4~5개
바닷소금 한 꼬집
파슬리 (또는 좋아하는 조미료)
가루 전지방 치즈 1/4컵 (선택)
사워크림 3큰술, 음식 낼 때 사용
아보카도 반 개, 음식 낼 때 사용

만드는 법

1 중간 프라이팬이나 볶음 팬에 베이컨이나 소시지 패티를 넣고 중불로 볶는다. 구멍 있는 숟가락을 이용하여 베이컨이나 소시지를 꺼내 따로 두고 기름을 팬에 남겨 둔다.
2 버터를 넣고, 녹으면 계란을 깨어 넣는다. 소금, 파슬리, 치즈를 넣는다. 모든 재료를 주걱으로 잘 섞으며 원하는 만큼 익힌다.
3 사워크림과 아보카도를 곁들여 고기와 계란을 함께 낸다.

케토 피자 프리타타

제공자 : 다이언 산필리포(Diane Sanfilippo, BalancedBites.com)
뉴욕타임스 베스트셀러 『실용적인 팔레오(Practical Paleo) : 건강과 식량이 풍부한 라이프스타일』, 『21일 설탕 해독』, 『21일 설탕 해독 요리책』의 저자

분량 : 6인분 | 준비 시간 : 15분 | 조리 시간 : 35분

누군들 피자를 좋아하지 않을까? 케토제닉 다이어트에서는 피자가 금지 식품일 거라고 생각할 수 있다. 내가 가장 좋아하는 요리책 저자가 만든 이 군침 도는 요리법은, 대부분의 피자에서처럼 밀 범벅 크러스트가 없기 때문에 우리가 꿈꾸는 피자 그 자체다. 인체 대사에 부정적인 영향을 미치지 않고 영양분을 충분히 공급하는 좋은 품질의 재료로 만든 음식을 선택한다면, 이미 체중과 건강을 성공적으로 관리할 수 있는 사고방식을 지닌 것이다. 축하한다!

재료

◆ 이탈리아 소시지 혼합 양념장

바닷소금 1작은술 · 회향 씨앗 1큰술(간 것) · 세이지 가루 1큰술 · 양파 가루 1큰술
흰 후추 ¼작은술 또는 검은 후추 1작은술 · 말린 파슬리 2작은술

간 돼지고기 220g · 계란 8개 · 바닷소금 1 ¼작은술(나누어 놓는다)
통 후추 간 것 ½작은술 · 토마토소스 ½컵 · 말린 바질 ½작은술
말린 오레가노 ½작은술 · 다진 마늘 ½작은술
코코넛유 또는 버터 1큰술 · 피망 1개(씨를 빼서 슬라이스 한 것)
양송이 버섯 5개(슬라이스 한 것) · 파 3줄기(슬라이스 한 것) · 슬라이스 한 올리브 ½ 컵

만드는 법

1 오븐을 섭씨 200도로 예열한다.

2 작은 그릇에 혼합 양념장을 모두 넣고 따로 보관한다. 이 요리법에는 1큰술만 사용된다. 나머지는 최대 6개월 동안 밀폐 용기에 보관할 수 있다.

3 오븐에 사용 가능한 커다란 프라이팬을 중불로 가열한다. 프라이팬이 뜨거워지면, 돼지고기와 혼합 양념 1큰술을 중간 크기의 믹싱볼에 넣고 잘 섞는다. 프라이팬에 고기를 넣고 분홍색이 보일 때까지 약 10분 정도 익힌 후에 내열 주걱이나 나무 숟가락으로 고기를 부순다. 팬에서 돼지고기를 꺼내 옆에 두라(팬을 씻지 마라. 다시 사용할 것이다).

4 작은 볼에 달걀, 소금 1작은술, 후추를 넣고 휘젓는다. 다른 작은볼에 토마토소스, 바질, 오레가노, 다진 마늘과 남은 소금 ¼작은술을 넣고 휘젓는다. 두 볼을 따로 둔다.

5 돼지고기를 익혔던 팬에 중불로 코코넛유를 녹인 다음 피망을 넣고 부드러워지기 시작할 때까지 약 5분간 익힌다. 버섯을 넣고 2분 동안 또는 약간 부드럽게 될 때까지 익힌다. 파, 올리브와 함께 고기를 다시 팬에 넣고 잘 섞는다(파는 고명을 위해 약간 남겨 놓는다).

6 계란 혼합물을 붓고 계란이 팬에 고루 퍼지도록 팬을 앞뒤로 기울인다. 필요한 경우 재료를 부드럽게 저어 골고루 분산시킨다. 약 5분 동안 또는 가장자리가 익을 때까지 가열한다.

7 계란 위에 토마토소스 혼합물을 뿌린 다음 팬을 오븐에 넣고 8~10분 동안 또는 계란이 익을 때까지 요리한다. 칼로 프리타타의 중앙을 찔러 보아 익었는지 확인할 수 있다. 자른 곳에서 날달걀이 나오면 2~3분 더 익히고 다시 확인한다. 5분 후에 잘라서 낸다.

완벽한 로스트 케토 치킨

제공자 : 엘라나 암스테르담(elanaspantry.com)
『엘라나의 팔레오 쿠킹 : 글루텐 프리, 곡물 프리, 유제품 프리 요리법(Paleo cooking from Elana's Pantry : Gluten-free, grain-free, Dairy-free recipes)』의 저자

분량 : 4인분 | 준비 시간 : 10분 | 조리 시간 : 1시간 30분

엘라나의 노트 : 이 요리법은 이나 가튼(Ina Garten)이 쓴 『맨발의 백작부인 요리책(The Barefoot Contessa Cookbook)』에서 힌트를 얻었다. 어릴 때부터 나의 친한 친구인 헬렌이 이나를 소개한 이후 나는 그녀의 책들에 흠뻑 빠졌다. 이나의 요리법에는 흰 밀가루와 치킨 스톡, 버터가 필요한 반면, 나의 요리법은 좀 더 단순하며 글루텐이 없다. 나는 적어도 일주일에 한 번은 이걸로 도시락을 싸며, 남은 재료로는 치킨 스톡을 만든다.

재료

통닭 1마리(1~2kg) · 바닷소금(밑간용)
통후추 간 것 · 신선한 타임 1다발
레몬 1개(반으로 자른 것)
마늘 1통(껍질을 벗겨 가로로 반 자른 것)
엑스트라 버진 올리브유 2큰술
중간 크기 양파 1개(4등분 한 것)

만드는 법

1 오븐을 섭씨 210도로 예열한다.
2 닭의 내장을 제거해서 안팎을 잘 씻은 후, 키친타월로 물기를 제거한다. 9×13인치 구이 접시에 닭을 놓고 뱃속에 소금과 후추를 넉넉히 뿌린다.
3 닭의 뱃속에 타임과 레몬, 마늘을 넣는다. 솔을 이용해 닭의 바깥쪽에 올리브유를 바르고 소금과 후추를 뿌린다.
4 요리용 끈으로 두 다리를 묶고 날개는 몸통 밑으로 넣는다. 양파 네 조각을 구이 접시의 네 구석에 하나씩 놓는다. 1시간 반 혹은 맑은 육수가 흘러나올 때까지 굽는다. 약간 식힌 후에 낸다.

아몬드 버터 케토 폭탄

제공자 : 캐시, 영양사(DietitianCassie.com)

분량 : 16조각 | 준비 시간 : 5분 | 조리 시간 : 냉동 2시간

캐시의 노트 : 내가 좋아하는 야식은 건강한 지방에 약간의 탄수화물이 혼합되어 혈당을 안정적으로 올리고, 불필요한 당 없이 단맛도 살짝 나는 음식이다. 이 아몬드 버터 케토 폭탄은 내가 좋아하는 세 가지 건강한 지방으로 실험해 보고 만든 메뉴이다.

재료

아몬드 버터 1컵
정제하지 않은 유기농 코코넛유 3/4컵
무염 버터 2큰술
스테비아 파우더 익스트랙트 2~3작은술

만드는 법

1 커다란 볼에 재료를 모두 넣고 전자레인지에 45초 돌린다.
2 재료를 한데 휘저어 섞은 후 아이스 큐브 트레이에 붓고 2시간 동안 냉동한다.
3 냉동이 되면 아이스 큐브 트레이에서 꺼내어 밀폐 용기에 담아 냉동실에 보관하거나, 트레이에 그냥 둔다.

카미유의 케토 에너지 바

제공자 : 카미유 마크레(CamilleMacres.com)
『팔레오가즘: 포만감을 주는 150가지 무가당 곡물 요리법(Paleogasm: 150 Grain, Diary and Sugar-free Recipes that Will Leave You Totally Satisfied and Begging for More)』의 저자

분량 : 18~24개 | 준비 시간 : 10분 | 조리 시간 : 냉장 3시간

내가 아주 좋아하는 간식이다. 이 요리법에는 건강한 지방과 단백질이 많이 들어 있어 하루 종일 혈당을 안정적으로 유지하기에 좋다.
단백질 파우더는 상표가 중요하지 않지만, 내가 선호하는 상표는 선우리어 바닐라(Sunworrior Vanilla) 단백질 파우더이다. 콩이나 유제품이 들어 있지 않아 성분이 딱 두 가지이며, 스테비아를 넣어 당 없이도 단맛이 난다.

재료

코코넛유 1컵(녹인 것)
아몬드 버터나 마카다미아 버터
캐슈 버터 1컵 · 단백질 파우더 1 1/2컵
잘게 조각낸 무가당 코코넛 1컵
말린 크렌베리나 건포도, 말린 체리 1/2컵
껍질 없는 아몬드나 피칸, 호두,
헤이즐넛 1컵 · 카카오 떡잎 1/2컵
계피 1작은술(선택) · 바닷소금 1/4작은술

만드는 법

1 중간 크기의 볼에 코코넛유, 넛버터, 단백질 파우더를 넣고 잘 섞은 후, 나머지 재료를 넣어 모두 섞는다.
2 구이판이나 케이크팬 위에 유산지를 깔고, 그 위에 반죽을 고루 펴 바른다(반죽을 팬에 묻히지 않도록 하라. 지저분하게 보일 뿐더러 떼어 내기 어렵다). 굳을 때까지 3시간 정도 냉장실에 넣어 둔다.
3 적당히 굳은 에너지 바를 유산지에서 떼어 내 4등분한다.
4 완성된 에너지 바는 냉장실에 보관한다. 온도가 따뜻하면 코코넛유가 녹아서 질퍽해진다.

지미 무어의 홈메이드 케토 베어네이즈 소스

분량 : 1컵 | 준비 시간 : 5~10분 | 조리 시간 : 20~25분

케톤식을 오랜 기간 먹다 보면 언제나 건강한 지방, 특히 포화지방을 조금이라도 더 먹을 수 있는 방법을 찾게 된다. 온라인을 훑어보다가 나의 스웨덴 의사 친구인 안드레아스 인펠트(Andreas Eenfeldt)가 운영하는 다이어트 닥터(DietDoctor.com)라는 블로그의 게시물에서 영감을 받아 개발한 요리법이다. 그는 집에서 많이 해먹는 저탄수화물 요리인 스테이크, 버터로 익힌 채소, 베어네이즈 소스의 사진을 올렸다. 솔직히 나는 베어네이즈 소스를 만들어 본 적이 없었지만 쉬울 것 같았다. 만들어 먹어 보니 햐! 맛이 좋았다. 여러분도 좋아할 것이다!

재료

가염 목초 버터 5큰술 · 목초 계란 12개
화이트 와인 비네가 1/4컵
말린 바질이나 원하는 향신료(이탤리언 시즈닝이나 타라곤 또는 사철쑥) 한 꼬집
바닷소금 한 꼬집
통후추 간 것 한 꼬집

만드는 법

1 계란에서 노른자를 분리해 큰 믹싱볼에 넣고 흰자는 치운다. 노른자를 풀어 크림처럼 부드럽게 만든다.
2 냄비를 중불에 올리고 버터를 녹인 후 화이트 와인 비네가, 말린 바질, 바닷소금, 후추를 넣고 10~15분간 뭉근히 끓이면서 가끔씩 저어 준다.
3 불을 끄고 10분간 식힌 다음, 풀어 놓은 계란 노른자에 천천히 부으며 계속 저어 준다. 다 넣은 뒤에는 부드러운 크리미 소스가 될 때까지 빨리 휘젓는다.
4 스파게티 스쿼시나 목초 쇠고기 스테이크 위에 부어 먹는다.

버섯 버거 스크램블

제공자 : 린다 게노(genaw.com/LowCarb)

분량 : 6~8명 | 준비 시간 : 10분 | 조리 시간 : 45~50분

린다의 노트 : 내가 가장 좋아하는 요리라서 한 달에 몇 번씩 만들어 먹는다. 양도 많아서 남겨 두었다 먹으면 아주 좋다. 나는 기름이 많은 간 쇠고기를 사용하는데, 고기가 갈색으로 익은 후에 기름을 따라 내지 않는다. 고기의 기름이 식으면 냄비 바닥에 굳는다. 파마산 치즈는 뿌리지 않아도 되며, 원한다면 가끔씩 음식을 뒤적여 굳은 기름이 섞이도록 하라.

재료

목초를 먹고 자란 쇠고기 간 것 900g
작은 양파 1개(다진 것)
마늘 두 쪽(잘게 다진 것)
신선한 양송이 450g(슬라이스 한 것)
부드러운 크림치즈 230g
파마산 치즈 가루 1/2컵+토핑용 약간(선택)
진한 크림 1/2컵 · 마늘 가루 1/2작은술
바닷소금 1 1/2작은술 · 통후추 간 것 1/2작은술 · 팬에 바를 버터나 돼지기름

만드는 법

1 오븐을 175도로 예열한다.
2 중불에 커다란 냄비를 올린 후 고기, 양파, 마늘이 갈색이 될 때까지 익힌다. 원하면 기름을 따라 낸다(나는 기름을 그대로 둔다). 양송이를 넣고 부드러워질 때까지 약 5분간 익히면서 가끔 저어 준다.
3 크림치즈가 고기에 스며들도록 잘 섞은 후 파마산 치즈와 크림을 넣어 섞는다. 마늘 가루, 소금, 후추로 간을 맞춘다.
4 2리터 정도의 찜용 냄비에 기름을 바르고 3을 붓는다. 원하면 위에 파마산 치즈를 뿌린다. 뚜껑 없이 30~35분간, 보글보글 끓고 갈색이 될 때까지 오븐에서 굽는다.

코코넛 아몬드 죽

제공자 : 루이스 핸든(AncestralChef.com)
『팔레오 디저트 30분 요리법 : 살이 빠지는 간단한 글루텐-프리, 팔레오 디저트(30 Minute Paleo Dessert Recipes : Simple Gluten-Free and Paleo Desserts for Improved Weight Loss)』의 저자

분량 : 1~2인분 | 준비 시간 : 5분 | 조리 시간 : 10분

루이스의 노트: 나는 다른 나라 음식을 만드는 것을 좋아한다. 남편과 함께 4년간 세계 여행을 계획한 이유도 이 때문이다. 내 요리법 중 많은 수가 세계 여러 나라의 다양한 요리에서 영감을 받았다. 이 요리는 모로코에서 아침에 즐겨 먹는 달콤한 아몬드 페이스트 아믈루에서 힌트를 얻었다. 설탕을 넣지 않은 코코넛 크림을 찾기는 어려울 것이다. 좋은 대체품은 냉장된 코코넛 밀크 캔 위에 떠 있는 크림을 걷어 내서 사용하는 것이다. 묽은 크림을 원한다면 코코넛 밀크를 그대로 이용하면 된다.

재료

코코넛 크림 3/4컵 · 아몬드 다진 것 1/2컵
스테비아 · 계피가루 1작은술
육두구 한 꼬집 · 정향 한 꼬집
소두구(카르다몬) 한 꼬집(선택)

만드는 법

1 작은 소스팬에 코코넛 크림을 넣고 액체가 될 때까지 중불에서 데운다.
2 다진 아몬드와 스테비아를 넣고 되직해질 때까지 약 5분 정도 젓는다.
3 계피와 육두구와 정향과 소두구를 원하는 만큼 넣고 마무리. 따뜻하게 먹으면 좋다.

베이컨 싹양배추

제공자 : 아벨 제임스와 앨리슨 로즈(FatBurningMan.com)

분량 : 2~3인분 | 준비 시간 : 10분 | 조리 시간 : 30분

요리법이 단순한 건 언제나 좋다. 놀라운 케톤 식단에 어울리는 4가지 재료로 굉장한 곁들임 요리를 만들어 점심이나 저녁 식사를 보충할 수 있다. 친구인 아벨과 앨리슨은 지방 연소에 지방이 중요하다는 것을 잘 알고 있다. 그래서 맛있는 이 요리에는 지방이 많이 들어간다.

재료

베이컨 3장
반으로 자른 싹양배추 3컵
마늘 파우더 1큰술
바닷소금 1작은술

만드는 법

1 볶음 냄비나 소스팬에 베이컨을 익힌 후 꺼내 따로 담아 둔다.
2 같은 팬에서 베이컨 기름으로 싹양배추를 약 18분 동안 갈색이 될 때까지 익힌다. 싹양배추가 익는 동안에 베이컨을 작은 조각으로 부수거나 자른다.
3 싹양배추가 익으면 베이컨 조각과 마늘 파우더를 넣고 소금으로 간을 하면 완성.

지미 무어의 연어 베이컨말이

분량 : 2인분 | 준비 시간 : 5~10분 | 조리 시간 : 20~25분

아내 크리스틴은 연어를 정말 좋아한다. 나는 아내를 위해 일주일에 한 번은 연어 요리를 한다. 어느 날 밤, 나는 연어 요리를 조금 다르게 하고 싶어 연어를 베이컨에 싸서 냄비에 넣었다. 아내는 이미 좋아하는 이 요리가 베이컨으로 등급이 상승한 걸 보고 좋아 죽는 것 같았다. 기름 많고 맛난 요리로 자신을 케톤 연소기로 만들라!

재료

목초 버터 2큰술
두꺼운 베이컨 6장(얇은 베이컨은 잘 말리지 않는다.)
알래스카 연어 살코기 두 덩이
사워크림 2큰술
마늘소금 1작은술

만드는 법

1 두꺼운 베이컨 3장으로 연어가 완전히 덮이도록 감싼다. 베이컨이 연어에 잘 붙어 있어야 한다.
2 볶음 냄비를 중불에 올리고 버터를 넣는다. 버터가 녹으면 연어 베이컨말이를 냄비에 조심스럽게 넣고 바삭해질 때까지 7~8분 가열한다. 베이컨과 연어가 골고루 익도록 녹인 버터를 묻혀 가며 이리저리 뒤집는다.
3 사워크림에 마늘소금을 섞어 연어와 함께 먹는다.

시금치 크림 구이

제공자 : 캐리 브라운(CarrieBrown.com)

분량 : 4~6인분 | 준비 시간 : 10분 | 조리 시간 : 50분

캐리의 노트 : 채소를 먹으려고 노력 중인가? 나는 수년간 시금치를 지독히도 싫어하다가, 어느 날 맛있게 요리하는 법을 찾아야겠다고 결심했다. 건강한 지방이 녹색 채소 한 다발과 만나 놀라운 결과를 가져올 수 있다! 이제 나는 시금치를 노상 먹고 있다. 이 요리법은 내가 좋아하는 야채 요리 중 하나이다. 냠냠!
곤약 가루와 글루코만난 가루는 건강식품 전문점이나 영양제 전문점에서 구할 수 있지만, 아마존(amazon.com)에서 온라인으로 사는 게 가장 쉬울 것이다.

재료

신선한 시금치 약 1kg
코코넛유 1큰술 · 양파 2개(다진 것)
곤약 가루나 글루코만난 가루 2작은술
코코넛 밀크 2컵(나누어 놓는다)
진한 크림 1/4컵 · 바닷소금 한 꼬집
금방 간 통후추 한 꼬집
간 육두구 1작은술
계란 2개(흰자와 노른자를 분리해 놓는다)

만드는 법

1 오븐을 섭씨 180도에 맞추고 예열한다.
2 커다란 팬에 시금치를 넣고, 중불로 약 10분 동안 완전히 숨이 죽을 때까지 가열한다. 팬에서 시금치를 꺼내 충분히 건조한 후, 잘게 다져서 따로 둔다.
3 같은 팬에 코코넛유를 두르고 잘게 썬 양파를 넣고 투명해질 때까지 볶는다.
4 작은 볼에 곤약 가루와 코코넛 밀크 1컵을 넣고 섞어 곤약 밀크를 만든 후 양파를 볶은 팬에 넣고 되직해질 때까지 2분간 가열하며 젓는다. 남은 코코넛 밀크 1컵과 크림, 소금, 후추, 간 육두구, 계란 노른자, 다진 시금치를 팬에 모두 넣고 완전히 섞일 때까지 휘젓는다. 약불로 낮추고 뭉근히 끓이며 계란 흰자를 준비한다.
5 작은 볼에 계란 흰자를 넣고 핸드믹서를 세게 돌려 거품이 매우 단단해지도록 만든다. 시금치를 불에서 내리고 단단해진 흰자에 빠르고 조심스럽게 섞는다. 오븐 용기에 시금치 혼합을 올리고 30분 동안 또는 윗부분이 갈색이 될 때까지 굽는다.

케토 스코달리아(그리스 마늘 딥)

제공자 : 마리아 에머리치(mariamindbodyhealth.com)
『케톤 적응 : 빠른 체중 감량과 건강한 치유(Keto-Adapted: Your Guide to Accelerated Weight Loss)』와 『건강한 식생활의 기술(Art of Healthy Eating)』 시리즈의 저자

분량 : 12인분 | 준비 시간 : 10분 | 조리 시간 : 마늘을 굽기 위한 40분~한 시간

마리아의 노트 : 수년 전에 남편 크레이그와 미네소타 주, 세인트폴의 그랜드 애버뉴에 위치한 쉬쉬라는 그릭 레스토랑에 간 적이 있다. 크레이그는 기막힌 마늘 딥과 케밥을 먹었다. 그 요리의 풍미가 너무나 훌륭해 나는 집에서 만들어 보기로 했다. 요리법을 찾아보니 감자로 만든 것이었다. 나는 건강한 지방을 듬뿍 넣고 탄수화물을 아주 조금만 넣어 케톤 생성 메뉴로 재탄생시키기로 작정했다.
마늘을 구우면 단맛 때문에 좀 더 부드러운 마늘 요리가 되지만, 생마늘을 사용해도 된다.

재료

마늘 한 통
MCT유 3/4컵
바닷소금 1/2작은술
완숙 아보카도 2개(껍질을 벗겨 씨를 빼고 반으로 자를 것)
신선한 레몬주스 1/4컵
코코넛 식초나 애플사이다 식초 1큰술
금방 간 통후추 1/2작은술

만드는 법

1 오븐을 섭씨 200도로 예열한다.

2 마늘을 구이판에 놓고 MCT유를 뿌린다. 40분~1시간 정도 굽는다. 마늘이 으깨질 만큼 부드러워지면 다 된 것이다. 오븐에서 마늘을 꺼내 식힌 후, 한 쪽씩 떼어 낸다. 이 요리에는 마늘 8쪽이 사용된다. 남은 마늘은 나중에 사용할 수 있도록 보관한다.

3 마늘 8쪽과 소금을 블렌더에 넣고 걸쭉해질 때까지 간 후, 아보카도를 넣고 다시 한 번 간다.

4 MCT유와 레몬주스, 식초를 차례로 더 넣으면서 갈고, 후추를 넣고 아주 부드러워질 때까지 포크로 빨리 섞는다.

5 케밥이나 자른 피망과 함께 낸다. 딥은 냉장고에서 1주일간 보관할 수 있다. 식탁에 내기 몇 시간 전에 상온에 내놓는다.

건강한 케토식 삶아 튀긴 콩(멕시코 요리)

제공자 : 마리아 에머리치(mariamindbodyhealth.com)

분량 : 4인분 | 준비 시간 : 10분 | 조리 시간 : 25~30분

마리아의 노트 : 삶아 튀긴 콩은 전통적으로 강낭콩으로 만들지만, 콩은 탄수화물 함량이 높아 케톤 상태를 원하는 사람들에게 역효과를 낼 수 있다. 게다가 식료품점에서 파는 삶아 튀긴 콩은 미심쩍은 성분이 있을 수 있기 때문에 다른 방법을 찾는 게 좋다. 이 요리법은 녹말과 곡물이 적고 콩이 들어가지 않는다. 미친 소리처럼 들리겠지만 맛이 끝내준다! 그래서 이것이 진짜 삶아 튀긴 콩이 아니라는 걸 배우자에게 말하지 않는 사람들을 많이 보았다. 채식주의자라면, 베이컨을 빼고 가지를 훈제해 베이컨 향을 낼 수 있다. 가지의 껍질을 벗겨 슬라이스한 후에 은박지로 싸서 2시간 동안 목재 훈제기에 넣어 둔다. 가지를 깍둑썰기한 후 볶는 과정을 생략하고 곧바로 걸쭉하게 간다.

재료

가지나 애호박 1개(껍질을 벗겨 깍둑썰기 한 것 약 4컵) · 베이컨 4장 · 잘게 자른 양파 1컵
다진 마늘 1큰술 · 씨를 빼서 다진 할라피뇨 고추 1큰술 · 칠리가루(혹은 고춧가루) 1큰술
간 쿠민 1작은술 · 바닷소금 1/2작은술 · 케이엔 페퍼(건조 생칠리 가루) 한 꼬집
잘게 자른 오레가노 1/2작은술 · 강판에 간 체다 치즈 1/2큰술,
장식용 다진 고수 잎 1/4컵(선택)

만드는 법

1 팬을 중불에 올리고 가지와 베이컨을 넣어, 베이컨이 익고 가지가 매우 부드러워질 때까지 약 10분간 볶는다. 베이컨 기름은 그대로 남겨 둔다. 가지와 베이컨은 푸드프로세서(또는 믹서기)로 옮겨 부드러워질 때까지 갈아 가지 퓌레를 만든다.

2 베이컨 기름이 있는 팬에 양파를 넣고 부드러워질 때까지 약 3분 동안 익힌다. 마늘과 할라피뇨, 칠리가루, 쿠민, 소금, 케이엔 페퍼를 추가로 넣고 계속 저으면서 향이 날 때까지 45초~1분간 가열한다. 여기에 가지 퓌레와 오레가노를 넣고 혼합한다.

3 위의 혼합물이 걸죽해질 때까지 5~10분가량 두꺼운 나무 숟가락으로 계속 저으며 가열한다. 마르지 않도록 중간에 물 1큰술을 넣는다. 마지막에 치즈와 고수잎으로 장식해서 낸다.

살 빼는 케토 피자

제공자 : 밥 몽고메리(NotSoFastFood.com)
캘리포니아 주 샌디에이고의 〈낫 소우 패스트(Not So Fast)!〉 푸드 트럭의 소유자이자 운영자

분량 : 4인 | 준비 시간 : 15분 | 조리 시간 : 45분

밥의 노트 : 2006년에서 2008년까지 텍사스 주 댈러스에 살 때, 나는 바디빌딩과 건강 식단에 푹 빠져 있었다. 하지만 내가 섭취한 식단은 형편이 없어서 체중이 늘고 무기력증이 생겼다. 다른 식단을 찾아보던 중 저탄수화물, 고지방 케톤 식사법을 알게 되었다. 이 식단 덕분에 살이 빠지고 활력이 생겨서 너무나 기분이 좋았지만 피자가 먹고 싶은 건 어쩔 수 없었다. 나는 돼지 껍질, 크림치즈, 모차렐라 치즈로 크러스트를 만들고, 파마산 치즈를 토핑으로 사용하는 케톤 생성 요리법을 인터넷에서 발견했다. 나는 약간의 목초 생우유 치즈를 제외하고는 유제품이 맞지 않았기 때문에, 나 같은 사람에게 잘 맞는 요리법으로 바꾸기로 했다. 이는 지금까지 내가 가장 좋아하는 요리법이다. 치즈가 맞는다면 마음껏 더 넣고 케톤 생성을 돕는 토핑도 추가하라. 나는 가공되지 않은 페페로니나 닭의 넓적다리살, 구운 골수를 좋아한다. 맛있게 먹기를!

재료

간 돼지 껍질 1/2컵 · 간 닭 껍질 3/4컵 · 이탈리안 시즈닝 2큰술
마늘 파우더 1작은술 · 커다란 갈색 달걀 4개 · 구이판에 바를 버터
마리나라 소스나 바비큐 소스 1/2컵
생우유 파마산 치즈 1/2컵

만드는 법

1 오븐을 섭씨 170도로 예열한다.
2 중간 크기의 볼에 간 돼지 껍질, 간 닭 껍질, 이탈리안 시즈닝, 마늘 파우더를 혼합한다. 다른 커다란 볼에 계란을 푼다. 마른 재료들을 계란에 넣어 피자 도우 모양을 만든다. 손이나 밀대로 도우를 펴서 원하는 크기로 만든다.
3 구이판에 버터를 바르고 도우를 구이판에 펼친 후 20~25분 동안 크러스트가 바삭하게 황갈색이 될 때까지 오븐에 굽는다. 오븐에서 꺼내 5분간 둔다.
4 크러스트 위에 소스를 바르고 원하는 토핑을 얹는다. 오븐에 다시 넣어 치즈가 녹을 때까지 12~15분 정도 굽는다. 맛있게 먹는다.

케토 비프 스트로가노프

제공자 : 프리다 문코치(Freda Mooncotch, Keto-Coach.com)
『음식으로 노화 막기 : 건강과 에너지, 활력을 되찾아라(Defying Age with Food : Reclaim Your Health, Energy & Vitality)』의 저자

분량 : 4인 | 준비 시간 : 10분 | 조리 시간 : 20~30분

프리다는 13장에 나오는 감동적인 스토리의 주인공으로 햄버거 헬퍼(미국의 유명한 인스턴트 식품 상표)를 먹고 자란 우리의 향수를 자극하는 케톤 생성 요리법을 개발했다. 나는 어렸을 적에 가족들을 위해 요리를 하곤 했는데, 주로 햄버거 헬퍼 스트로가노프를 이용했다. 하지만 이제는 파스타나 인공 재료를 먹고 싶지 않기 때문에, 진정한 케톤식 성공 스토리의 주인공이 만든 이 요리법이 안성맞춤이다. 이 음식은 케톤 생성을 방해하는 재료가 전혀 들어가지 않으면서도 내 입맛에 아주 잘 맞는다.
영양 밀도를 높이려면, 간 쇠고기에 냉동 간(목초를 먹고 자란)을 갈아서 85g 추가하라. 아무도 알아채지 못할 것이다!

재료

목초 버터 1큰술 · 중간 크기 양파 1개(다진 것) · 마늘 2~3쪽(다진 것)
목초 쇠고기 간 것 450g · 강판에 간 체다 치즈나 다른 단단한 치즈 55~85g
크림 2큰술
바닷소금과 간 통후추 약간
신선한 시금치나 다른 녹색 채소 2단(식탁에 낼 때 사용)

만드는 법

1 무쇠팬을 중불에 올려 달군 후 버터를 넣는다. 버터가 녹으면 양파와 마늘을 넣고 투명해질 때까지 5~7분 가열한다.

2 팬에 간 쇠고기를 넣고 뭉치지 않게 휘저으며 익힌 후 약불로 낮추고 치즈를 넣어 부드럽게 녹인다.

3 불을 끄고 원하는 질감이 나올 때까지 양을 조절하며 크림을 넣는다. 소금과 후추로 간을 하고 잘 젓는다.

4 시금치를 깔고 그 위에 얹어 낸다. 맛있게 먹는다.

지미 무어의 홈메이드 진짜진짜 케토 마요

분량 : 1과 1/3컵 | 준비 시간 : 5~10분

2004년에 저탄수화물 고지방 케토제닉 다이어트를 처음 시작했을 때 나는 탄수화물이 적고 지방이 많은 음식을 찾기 위해 영양 성분표를 보기 시작했다. 당시에 나는 사실 음식에 든 포화지방과 단일불포화지방이 콩기름, 옥수수유, 목화씨유, 카놀라유를 포함한 식물성 기름에서 발견되는 고도불포화지방과 크게 다르다는 점을 깨닫지 못했다. 이 고도불포화지방은 염증을 일으키므로 적게 먹어야 한다.

안타깝게도 시중에 판매되는 거의 모든 마요네즈 제품에 콩기름이 들었다. '진짜' 마요네즈 혹은 '올리브유 사용'이라는 문구로 사람들을 현혹하려는 제품조차 콩기름 함유량이 압도적으로 많다. 그리고 이 실험적인 병 제품에 들어간 설탕과 의심스러운 다른 성분들을 고려하면, 집에서 마요네즈를 만들어 먹는 것이 바람직하다. 생각보다 만들기는 훨씬 쉽다. 이 방법대로 만들어 먹으면 당분을 첨가하지 않고도 풍미 있는 지방을 섭취할 수 있다.

올리브유 대신 같은 양의 베이컨 기름을 사용해 보아라. 베이컨 마요는 둘이 먹다 셋이 죽어도 모른다!

재료

큰 계란 2개

계란 노른자 2개

바닷소금 1/2작은술

겨자 1큰술

레몬주스 2큰술

화이트와인 비네가 1큰술

엑스트라버진 올리브유 1/2컵

코코넛유 1/2컵

만드는 법

1 모든 재료를 커다란 볼에 넣는다. 도깨비 방망이나 푸드 프로세서를 이용해 걸쭉하게 원하는 농도가 될 때까지 돌린다.

2 유리 용기나 밀폐 용기에 담아 최대 10일 동안 냉장고에 보관할 수 있다(10일까지 두지 않아도 될 것이다).

케토 고기찜

제공자 : 로리 프랫(Lori Pratt, 일리노이 주 올랜드 파크에 사는 독자)

분량 : 4인분 | 준비 시간 : 10분 | 조리 시간 : 3시간 반

로리의 노트 : 나는 요리를 좋아해서 케톤식을 시작했을 때 무엇을 만들어 먹을지를 생각하며 신이 났었다. 이 요리법은 너무나 맛이 좋아 당분 음식이 전혀 생각나지 않았다. 실제로 요리하는 중에도 냄새가 너무 좋아 우리 강아지들이 짖어 댔다. 이러한 음식을 먹고 나면 난 항상 기운이 솟는다. 저탄수화물, 고지방 식단을 따르는 사람이라면 누구나 좋아할 음식이다.

재료

소목둘레살 구이용 1300g,
바닷소금과 금방 간 통후추
코코넛유 2큰술
쇠고기 육수 1/4컵
작은 양파 2개(반으로 자른 것)
간 마늘 1작은술
커다란 버섯 1kg(반으로 자른 것)
목초 버터 1/4컵

만드는 법

1 고기의 양면에 소금과 후추를 문지른다. 철제 압력솥을 센 불에 올린 후 코코넛유를 넣고 1분간 달군다. 고기를 넣고 갈색이 될 때까지 4분간 굽는다. 약불로 낮추고 육수를 넣는다. 뚜껑을 덮고 2시간 반 동안 뭉근히 끓인다.
2 고기를 육수에서 들어 올리고 양파를 고기 밑에 넣는다. 마늘과 버섯, 버터를 넣고 1시간 동안 계속 끓인다.
3 양파를 건져 내고, 고기(흐물흐물해져 있을 것이다)를 썰어 낸다.

지미 무어의 국수호박 알프레도

분량 : 2인분 | 준비 시간 : 5분 | 조리 시간 : 40~55분

탄수화물 중독이었을 때 나는 페투치니 알프레도 소스가 내 동맥을 막히게 해서 심장마비를 일으킬 거라고 생각했다. 하지만 지금은 밀로 만든 파스타면이 문제였다는 걸 안다. 그래서 나는 건강에 정말로 해로운 재료를 영양 많고 탄수화물이 적은 재료로 바꿨다. 바로 국수호박이다! 이 요리를 한번 맛보면 고탄수화물 버전을 절대 그리워하지 않을 것이다.

재료

국수호박(스파게티 스쿼시) 1개
목초 버터 3큰술
진한 크림이나 코코넛 밀크 1컵
마늘소금 2꼬집
파마산 치즈 가루 2큰술
말린 바질

만드는 법

1 오븐을 섭씨 190도로 예열한다.
2 국수호박을 세로로 반 갈라 씨와 과육을 파낸다. 호박을 알루미늄 호일로 반 개씩 싸서 겉을 위로 하여 구이판에 올리고 30~40분 굽는다. 식힌 후에 포크로 안을 파내서 따로 둔다.
3 볶음 냄비를 중불에 올린 후에 버터를 녹이고 크림, 마늘 소금, 파마산 치즈, 바질을 넣는다. 약한 불로 10~15분 약하게 끓이면서 가끔 저어 준다.
4 익힌 국수호박을 넣고 잘 섞은 후 맛있게 먹는다.

아보카도 볶음

제공자 : 웬디 매컬로

인디애나 주 빅닐에서 TheLowCarbMom.blogspot.com 블로그를 운영하는 독자

분량 : 2인 | 준비 시간 : 5분 | 조리 시간 : 5분

웬디의 노트 : 덜 익은 아보카도 몇 개를 해치워야 할 때 이 요리를 만들기 시작했다(아보카도를 사 봤다면 무슨 뜻인지 알 것이다). 나는 아보카도와 계란구이를 만들고 싶었지만 계란이 없었다. 그때 덜 익은 아보카도에 열을 가하면 부드러워져 먹을 수 있을 거라는 생각이 들었다. 내 생각이 옳았다. 나는 이것을 스크램블드 에그나 베이컨과 함께 내는 걸 좋아한다. 케토 요리로 어떤가?

재료

아보카도 1개(덜 익어서 단단한 것)
버터 4큰술
바닷소금 약간

만드는 법

1 아보카도를 반으로 잘라 씨를 뺀다. 껍질을 벗기고 2.5cm 크기로 깍둑썰기 한다.
2 중불에 볶음 냄비를 올리고 버터를 녹인다. 아보카도를 넣고 뚜껑을 덮어 갈색이 될 때까지 약 5분간 익힌다. 가끔씩 저어 준다. 소금으로 간한다.

케토 바닐라 아이스크림

제공자 : 켄트 앨트나(YouTube.com/Bowulf)
『저탄수화물 친구들(Low-Carbing Among Friends)』 1권과 3권에 글 수록

분량 : 1/2컵 | 준비 시간 : 2분 | 조리 시간 : 5분

켄트의 노트 : 2010년 6월에 26도가 넘는 더위에 미니아폴리스 마라톤을 뛰고 난 뒤 나는 아이스크림이 몹시도 먹고 싶었다. 덥고 지치고 힘든 상태에서 집에 돌아가니, 아이들이 이 저탄수화물 고지방 아이스크림을 만들어 보자고 했다. 세 가지 재료로 간단히 만든 이 요리는 식료품점에서 파는 대부분의 아이스크림과 달리 설탕과 화학물질이 없으면서 바닐라 아이스크림의 향이 물씬 난다. 케톤 생성에 이로운 아이스크림이 먹고 싶을 때 아주 좋다.

재료

진한 크림 1/2컵
액상 스테비아 6~9방울
(설탕 1큰술과 같은 양)
바닐라 엑스트랙 1/2작은술
얼음 3컵
바닷소금 6큰술

만드는 법

1 크림과 스테비아, 바닐라 엑스트랙을 비닐봉지에 붓고 가볍게 흔들어 섞는다.
2 밀폐 용기에 얼음과 소금을 넣는다. 얼음 위에 비닐봉지를 올리고 용기를 닫는다. 2~5분 동안 힘차게 흔들어 아이스크림을 만든다.
3 비닐봉지를 꺼내 겉에 묻은 것들을 물로 헹군다. 곧바로 먹는다.

쉬운 치즈 콜리플라워 그라탕

제공자 : 니콜 바이제
네바다 주 라스베이거스에 거주하며 menusforlife.wordpress.com 블로그를 운영하는 독자

분량 : 4인 | 준비 시간 : 10분 | 조리 시간 : 20~30분

니콜의 노트 : 이 요리의 주인공은 치즈다. 취향과 예산에 따라 좋아하는 치즈라면 무엇이든 사용할 수 있지만, 적당히 부드러운 치즈(하바티, 폰티나)나 단단하거나 조금 단단한 치즈(체다, 스위스, 고다, 에담, 콜비, 몬스터리 잭), 톡 쏘는 맛을 지닌 단단한 치즈(아시아고, 파마산, 로마노) 약간, 살짝 부드러운 치즈(염소 치즈, 크림치즈, 마스카포네)를 섞으면 가장 좋다고 생각한다. 나는 개인적으로 체다치즈 약 1/2컵, 잘게 자른 염소 또는 크림치즈 1/3컵에 금방 간 신선한 로마노 치즈를 약간 넣어 만들기를 좋아하지만, 집에 있는 천연 전지 치즈면 된다.
이 요리는 풍미 가득한 고기 요리, 특히 슬로우푸드에 곁들이면 최고다.

재료

콜리플라워 1송이(큰 것)
분쇄 치즈 2컵(어떤 조합이든 상관없음)
진한 크림 2컵
금방 간 통후추 1/4작은술
바닷소금 1/8작은술
강판에 간 육두구 1/4작은술

만드는 법

1 오븐을 섭씨 200도로 예열한다.

2 콜리플라워를 한 입 크기로 잘라 찜기에 넣는다. 냄비에 1~2인치 높이의 물을 넣은 후 뚜껑을 덮고 센 불로 끓인다. 물이 끓으면 불을 낮춰 뭉근히 끓이면서 콜리플라워를 넣고 다시 뚜껑을 덮는다. 콜리플라워를 10~15분 동안 혹은 포크로 찔러 부드럽게 들어갈 때까지 끓인 후 불에서 내린다.

3 콜리플라워가 익는 동안 치즈와 진한 크림을 9×9인치 베이킹 용기에 넣어 섞는다. 후추, 소금, 육두구를 넣어 젓는다.

4 콜리플라워를 치즈 혼합물에 넣고 콜리플라워가 잘 코팅될 때까지 혼합한다. 30분 동안 또는 그라탕의 윗부분이 먹음직스러운 갈색이 될 때까지 오븐에 굽는다. 15분 정도 시간이 지났을 때 윗부분에 갈색이 보이면 뚜껑이나 알루미늄 호일로 용기를 덮는다.

5 오븐에서 꺼내어 소스가 살짝 굳도록 5~10분간 내버려 둔다.

6 전자레인지로 만들려면 5분간 높은 열로 가열하고 2분간 내버려 둔 후 젓는다. 5분 가열, 2분 비가열을 반복하면서 콜리플라워가 부드러운지 확인하고, 필요하면 반복한다. 윗부분에 갈색이 나도록 하고 싶다면 브로일러 아래에서 거품이 생길 때까지 가열한다. 하지만 치즈가 쉽게 타기 때문에 자주 확인해야 한다.

저탄수화물, 중단백, 고지방 다이어트를 멋지게 시작하는 방법은 뭘까? 이제 굉장한 케톤 요리법을 알았으니 케토 습관을 평생 지속시켜 줄 케토 식단 계획을 읽을 차례다. 다음 장에서는 초보자를 위한 3주 케토제닉 다이어트 식단을 개략적으로 설명할 것이다.

고수의 한마디 사람들이 케톤 상태에 도달하고자 할 때 가장 흔히 저지르는 실수는 '숨은' 탄수화물 (과일도 계산에 넣나요? 또는 옥수수도 곡물인가요? 야채인 줄 알았는데)이나 너무 많은 단백질을 섭취하고, 지방을 충분히 먹지 않는 것이다. "의심이 가면 탄수화물을 더 줄이고, 단백질을 덜 먹고, 지방을 더 먹어라!" 많은 경우 여기서 변화가 생긴다.

– 노라 겟가우다스, 영양 전문가

CHAPTER 21

초보자를 위한 3주 케토제닉 다이어트 식단

고수의 한마디 다량영양소의 질은 다량영양소의 비율만큼 중요하다. 탄수화물은 땅에서 기른 야채로 섭취해야 한다. 지방은 포화지방과 단일불포화지방을 주로 섭취해야 한다. 다불포화지방은 적게 섭취해야 하며, 오메가3 대 오메가6의 비율은 1 : 1이 이상적이다. – 지샨 어레인, 의사

지금까지 저탄수화물, 중단백, 고지방 식단을 먹어야 하는 이유, 이 식단을 치료 목적으로 사용할 수 있다는 과학적인 증거, 케토 요리법 등 케토제닉 다이어트에 대한 모든 것을 배웠다. 이제 당신을 확실한 성공으로 이끌 '초보자를 위한 3주 케토제닉 다이어트 식단'을 알려 줄 것이다.

이 식단은 단순히 제안일 뿐이다. 당신이 정말로 특정한 식사를 좋아하고 그것이 배고픔을 만족시킨다면, 반복적으로 먹어도 해가 되지 않는다(이를 단일식이라고도 한다). 그리고 탄수화물과 단백질 내성이 사람마다 제각기 다르다는 점을 잊지 마라. 따라서 이 3주 식단을 반드시 그대로 따라할 필요는 없다. 그보다는 이 식단을 기본으로 삼아 자신에게 가장 적합한 식단을 구상하라.

보다시피 이 식단은 1인분의 양이나 아침, 점심, 저녁 식사와 같은 식사 시간을 정하지 않는다. 이는 의도적인 것이다. 전통적인 3식과 간식을 좋아하는 사람이 있는가 하면 케톤 상태에 도달한 후에 한끼 양을 좀 늘려 하루에 한두 번 먹을 수 있는 사람도 있다. 시간이 지나면서 점차적으로 식사 빈도가 줄어들 수도 있다. 식사를 하고 나서 몇 시간 지나지 않아 배가 고프다면 지방이나 음식의 양이 충분하지 않았을 가능성이 크다는 점을 명심하라.

고수의 한마디 케톤 상태에 도달해 일정하게 유지하는 일은 쉬운 과정이 아니다. 뇌가 포도당 연료에서 케톤체 연료로 전환되는 대사 변화를 이해하려면 주요 생활 습관이 대거 바뀌어야 한다. – 스테파니 퍼슨, 퍼스널 트레이너

11장에서 설명했듯이, 진짜 배고픔과 가짜 배고픔을 구별해서 그에 따라 먹는 습관을 조절한다면 케톤 생성에 도움이 될 것이다. 특히 케톤 생성이 잘 되지 않는 경우에 그렇다. 각자의 탄수화물 허용 수준과 단백질 기준치를 지키고 지방을 무제한 섭취해 포만감을 느낀다면 케톤이 급상승할 것이다. 3주 이내에 성공하는 사람도 있고, 케톤 상태의 긍정적인

효과를 경험하는 데 6주 이상 걸리는 사람도 있다. 인내심을 가져라. 케톤 상태에 들면 건강 효과가 본격적으로 나타나기 시작할 것이다. 노력할 만한 가치가 있으니 결국 고진감래를 맛볼 것이다.

자, 이제 점진적 3주 케토 식단을 살펴보자. 첫 주에는 하루 세 끼로 시작하되, 두 번째 끼니는 배가 고프지 않다면 건너뛸 수 있다. 두 번째 주에는 하루 두 끼, 세 번째 주에는 하루 한 끼로 줄인다. 언제든 출출하면 고지방 간식을 먹는다(그리고 포만감이 더 오래 지속되도록 다음 식사에 더 많은 지방을 첨가하라). 이 식단을 정확히 따라야 한다고 생각하지 마라. 케토제닉 다이어트를 시작하는 일반적인 방법을 이용하라. 3주가 지난 후에는 케톤 상태를 유지하기 위한 가장 적합한 패턴이 자리를 잡게 된다.

고수의 한마디 대개 사람들은 예상하지 못한 곳에서 탄수화물을 섭취하기 때문에 케톤 상태에 도달하지 못한다. 예를 들어, 12온스(340g)짜리 오렌지 주스 한 잔에는 놀랍게도 탄수화물이 36g이나 들어 있다. 한편, 케톤 상태의 효과를 보려면 단백질을 과도하게 섭취하지 않도록 주의해야 한다. – 데이비드 펄머터, 의사

초보자를 위한 3주 케톤 생성 식단

DAY 1 **식사 1** : 지미 무어의 케토 달걀

식사 2 : 버터로 구운 돼지고기와 브로콜리 위에 녹인 체다치즈 토핑(선택)

식사 3 : 완벽한 로스트 케토 치킨

간식 : 마카다미아넛(선택)

DAY 2 **식사 1** : 버섯 버거 스크램블

식사 2 : 코코넛유로 익힌 가자미와 버터로 익힌 완두콩(선택)

식사 3 : 브라트브루스트(프라이용 돼지고기 소시지)와
베이컨 싹양배추

간식 : 돼지 껍질과 크림치즈(선택)

DAY 3 **식사 1** : 카미유의 케토 에너지 바

식사 2 : 버터와 마늘소금으로 요리한
페페로니 슬라이스와 모차렐라 치즈(선택)

식사 3 : 지미 무어의 연어 베이컨말이와
지미 무어의 케토 베어네이즈 소스 토핑

간식 : 케토 초콜릿(선택)

DAY 4 **식사 1** : 아몬드 버터 케토 폭탄

식사 2 : 지미 무어의 홈메이드 진짜진짜 케토 마요를 뿌린
참치와 블루베리(선택)

식사 3 : 케토 비프 스트로가노프

간식 : 마카다미아 아보카도 냉동 사탕(선택)

DAY 5 **식사 1** : 돼지고기 소시지 패티 4개

식사 2 : 지미 무어의 홈메이드 진짜진짜 케토 마요에 넣은 치즈말이(선택)

식사 3 : 팬에 볶은 폭찹과 살짝 찐 케일

간식 : 레몬 바(선택)

DAY 6 **식사 1** : 오일 슬라이스와 케토 스코달리아

식사 2 : 아몬드 버터와 다크 초콜릿(선택)

식사 3 : 케토 고기찜

간식 : 케토 바닐라 아이스크림(선택)

DAY 7 **식사 1** : 셀러리와 건강 케토 '삶아 튀긴 콩'

식사 2 : 버터로 요리한 돼지갈비와 깍지완두(선택)

식사 3 : 버터로 구운 등심 스테이크와 시금치 크림 구이

간식 : 쇠고기 육포(선택)

첫 주가 지나면 배고픔과 탐식이 줄어들 것이다. 실제로 밥 먹는 걸 잊어버릴 수도 있다. 그럴 경우 당황하지 마라. 그것은 몸의 연료가 당분에서 지방으로 바뀌면서 일어나는 아주 정상적인 현상이다.

첫 주와 마찬가지로 두 번째 주의 식단에도 끼니 사이에 배가 고픈 경우를 대비해 간식이 포함된다(하지만 끼니 사이에 배가 고팠다면 식사에 더 많은 지방을 추가하라는 신호다). 목록의 식사와 간식은 필요할 때를 대비하여 수록한 것이므로 모두 먹어야 하는 것은 아니다. 하루의 첫 번째 식사가 정오 또는 그 이후가 될 수 있다는 점을 잊지 마라.

고수의 한마디 어느 정도의 케톤을 유지하려면 탄수화물 섭취를 하루 약 50g 이하로 제한해야 한다. 탄수화물의 양뿐만 아니라 질도 매우 중요하다. 설탕과 고도로 정제된 가공식품을 피하려면 혈당 지수가 낮은 탄수화물을 먹어야 한다. 이는 수십 년 전 우리가 훨씬 더 날씬하고 건강한 국가였을 때 먹었던 식단에 더 가깝다. – 재클린 에버스타인, 공인 간호사

DAY 8 **식사 1** : 케토 피자 프리타타

식사 2 : 버터로 구운 햄버거 패티와 베이컨, 스위스 치즈, 사워크림에 마늘소금을 넣은 토핑(선택)

간식 : 생아몬드(선택)

DAY 9 **식사 1** : 오리구이와 코코넛 아몬드 죽

식사 2 : 살라미와 치즈(선택)

식사 3 : 맵게 양념한 계란과 지미 무어의 홈메이드 진짜진짜 케토 마요(선택)

DAY 10 **식사 1** : 코코넛 오일로 프라이한 계란, 베이컨, 아보카도

식사 2 : 팬에 라드로 살짝 구운 가리비와 올리브유와 레몬주스를 뿌린 생시금치(선택)

간식 : 크림치즈와 계피가루, 좋아하는 액체 감미료 몇 방울을 넣은 캐슈 버터(선택)

DAY 11 **식사 1** : 서아프리카 치킨 스튜

식사 2 : 기로 요리한 송아지 고기와 파마산 치즈, 피망(선택)

간식 : 돼지 껍질과 사워크림(선택)

DAY 12 **식사 1** : 닭봉과 국수호박 알프레도

식사 2 : 마카다미아넛유로 요리한 새우와 지미 무어의 케토 베어네이즈 소스, 소고기 기름으로 요리한 아스파라거스(선택)

간식 : 무가당 코코아 파우더와 액체 감미료를 넣은 진한 크림(선택)

DAY 13 **식사 1** : 버터로 요리한 핫도그와 녹인 프로볼론 치즈와 팬에 볶은 아보카도

식사 2 : 칠면조 고기(어두운 부위), 블루치즈 부스러기와 아보카도유를 넣은 케일 샐러드(선택)

간식 : 스트링 치즈와 크림 치즈(선택)

DAY 14 **식사 1** : 쇠꼬챙이로 구운 닭고기와 쉬운 치즈 콜리플라워 그라탕

식사 2 : 살 빼는 케토 피자(선택)

간식 : 딸기와 홈메이드 휘핑크림(선택)

2주 후에는 특히 혈당과 케톤 수치를 비롯해 체중과 건강이 이미 개선되었을 것이다.

세 번째 주에는 케톤 상태를 검사하고 하루에 한 번 식사만으로 배고픔이 느껴지지 않는지 보자. 세 번째 주에 간식이 빠진 이유는 간식이 필요하지 않을 거라고 생각하기 때문이다. 11장에서 언급했듯이, 우리가

'케토 적합성 수준'이라고 부르는 좋은 징후는 18~24시간 동안 거뜬히 공복을 유지하는 능력이다. 이때 몸이 지방과 케톤을 효율적으로 태우는 방식으로 전환되었을 가능성이 높으니, 지켜보면 된다. 물론, 이 기간 동안에 배가 고프면 뭘 해야 할지 알 것이다. 먹으면 된다!

매일 한 끼로 만족하려면 충분한 양을 먹어야 한다는 점에 유의해야 한다. 이때 식사량이 적어서는 안 된다. 매끼마다 한 번에 많은 음식을 먹는 것처럼 보이겠지만, 식사와 간식을 세 끼로 나누어서 먹을 때와 섭취하는 칼로리가 동일하다. 이는 과식을 하거나 억지로 음식을 입에 집어넣으라는 얘기가 아니다. 배고프지 않도록 음식을 충분히 섭취하고, 탄수화물 내성과 단백질 기준치를 지키며, 지방을 많이 먹어라. 그러면 끼니 사이에 최대 24시간 동안 공복을 유지할 수 있다. 어떤 식사를 좋아해서 일주일 동안 몇 번이고 먹어도 편안하다면 계속 먹어도 좋다.

고수의 한마디 명심하건대 케토제닉 다이어트는 음식과 지방의 질이 특별히 중요한 경우가 아니라면 꼭 건강식일 필요가 없다. 병원에서 처방하는 포장 케톤식은 '음식 같은 물질'로 경화유와 고과당 옥수수 시럽, 고도로 가공된 변성 단백질 파우더가 포함된다. '케톤'이라는 단어가 의미하는 바는 매우 광범위하다. 나는 고대 수렵-채집인이 먹은 음식을 가장 가깝게 모방하려고 노력을 많이 한다. – 노라 겟가우다스, 영양 전문가

나는 보통 하루에 한 끼만 먹기 때문에, 무엇을 먹을지 걱정하지 않고 마음대로 먹는 자유를 누린다. 이제 이 식사 방식을 실천하는 기간이 한

주 남았으니 최선을 다하기 바란다. 식사를 하고 4시간~12시간 후에 배가 고프다면 음식이나 지방의 양이 충분하지 않은 것이다. 다음 식사에서 버터나 좋아하는 지방을 추가하고 추이를 지켜보라.

1일 1식으로 만족감을 느끼는 것은 불가능하지 않으며, 이번 주를 보내며 자신이 간헐적인 단식을 얼마나 잘 견디는지 놀랄 것이다. 그리고 단식을 하는 이유를 잊지 마라. 단식을 하면 치료를 위한 케톤을 더 많이 생산하는 데 도움이 될 것이다.

고수의 한마디 영양적 케톤 상태는 녹말이 없는 채소와 함께 육류, 가금류, 생선, 계란 그리고 올리브, 아보카도, 베리류 등의 저당분 과일, 견과류와 씨앗, 수지, 라드, 버터, 크림, 치즈, 코코넛유와 올리브유를 포함한 자연 지방으로 구성된 천연 음식으로 케토제닉 다이어트를 실천해서 얻은 자연스런 결과이다. – 키이스 러냔, 의사

DAY 15 **식사 1** : 지미 무어의 케토 달걀과 마카다미아 아보카도 냉동 사탕

DAY 16 **식사 1** : 코코넛유로 구운 쇠고기 햄버거 패티와 치즈, 베이컨, 지미 무어의 홈메이드 진짜진짜 케토 마요, 아몬드 버터 케토 폭탄

DAY 17 **식사 1** : 지미 무어의 연어 베이컨 말이와 지미 무어의 홈메이드 케토 베어네이즈 소스, 달콤한 레몬 바

DAY 18 **식사 1** : 버터로 구운 등심 스테이크와 케토 스코달리아를 얹은 오이

DAY 19 **식사 1** : 버터로 요리한 페페로니 슬라이스와 모차렐라 치즈, 케토 초콜릿

DAY 20 **식사 1** : 쇠꼬챙이로 구운 통닭과 케토 초콜릿 토핑을 한 케토 바닐라 아이스크림

DAY 21 **식사 1** : 케토 고기찜과 베이컨 싹양배추

케톤식은 처음에는 힘들어 보일 수 있지만 생각만큼 어렵지 않다. 그리고 건강을 개선하기 위해(어떤 사람들은 체중을 줄이기 위해) 케톤 생성에 전념한다면 훨씬 더 쉬워진다. 자신에게 가장 잘 맞는 식사법을 찾아서 즐거운 마음으로 영양적 케톤 상태를 추구하라.

나는 여러분의 케톤식이 어떻게 진행되고 있는지 이야기 듣는 걸 너무나 좋아한다. 이메일 주소 livinlowcarbman@charter.net로 소식을 전해 주기 바란다. 나는 저탄수화물, 중단백, 고지방 케톤 생활 방식으로 다른 사람들이 효과를 보는 이야기를 들으면 정말로 신이 난다. 일단 이 길에 접어들면, 그 가능성은 정말로 무한대다.

고수의 한마디 지방과 단백질, 탄수화물의 섭취량을 조절해 케톤 상태에 도달하려 할 때, 탄수화물 제한은 이 식단의 기본적인 부분이다. 당뇨병 환자에게 이는 인슐린 생산량이 감소해 인슐린 수치가 낮아지는 것을 의미한다. **– 매리 뉴포트, 의사**

에필로그

고수의 한마디 내가 느끼기에 나는 케톤 상태에서 의욕과 집중력이 한층 높아진다. 정신이 매우 또렷해지고 생산성이 훨씬 높아진다.

– 브라이언 박스데일, 신경과학자

체중을 줄이고 건강해지기 위해 저지방, 고탄수화물 식사를 해야 한다는 믿음을 버렸을 때가 아마 내 인생의 전환점이었을 것이다. 그때부터 영양과 건강에 대한 내 생각이 송두리째 바뀌었으니 말이다. 여러분 역시 이 책을 읽고 나와 유사하게 인생이 바뀌는 경험을 하기 바란다. 또한 이 책에서 지식과 지혜를 얻어 케톤 상태가 선사하는 건강 혜택을 모두 누리기를 기원한다.

고수의 한마디 인류는 장구한 역사의 많은 문화에서 장기간의 케톤 상태를 경험했을 것이다. – 지샨 어레인, 의사

저탄수화물, 중단백, 고지방 식단으로 도움을 받을 수 있는 다수의 사람들이 정작 이 식단에 대해 들어보지도 못했을 것이다. 그동안 주류 언론에서 제대로 이해하지 못했거나 올바른 정보를 전달한 사람이 없었기 때문이리라. 나에게는 이보다 더 우스운 일이 없다. 비만, 뇌전증, 심혈

관 질환, 대사 증후군, 과민성 대장 증후군 등 케톤 식이요법의 개선 효과가 입증된 많은 질환으로 고통받는 사람들이 얼마나 많은가? 약품과 다른 치료법보다 더 효과적일 수 있는, 완전히 자연적인 식사요법을 그들이 알아야 마땅하지 않은가? 두말하면 잔소리다! 내가 이 책을 쓰게 된 것도 그 때문이다. 쉬운 언어로 케톤 상태에 대한 정직하고 실질적인 정보를 알리기 위해서 말이다. 나는 건강을 크게 개선시키는 실용적인 수단으로 케톤 상태에 대한 지식과 지혜, 경험을 전달함으로써 여러분이 스스로 자신의 건강을 증진하기를 원한다.

고수의 한마디 사람들은 이제 더 오래 살지만 더 아프기 때문에 수십 년 동안 열악한 건강 상태로 지내다가 사망한다. 그리고 이는 체내에 케톤체가 없기 때문이다. 의사들이 매일같이 맞닥뜨리는 만성질환은 하나같이 단당류와 가공식품을 많이 먹어서 생긴 결과이다. – 빌 윌슨, 의사

이제 모든 건 당신에게 달렸다. 당신의 친구와 가족, 의사조차도 도대체 당신이 무엇을 먹는지 궁금해 할 것이다. 하지만 이제 자신감을 갖고 케토제닉 다이어트를 과감히 시도해서 일생일대의 굉장한 사건의 산증인이 되기를 바란다.

고수의 한마디 케톤 상태에 들면 당분 대사에서 지방산과 케톤 대사로 바뀌는 생리적 변화가 일어난다. 영양적 케톤 상태가 되면 인슐린이 억제되고 '지방에 적응한 상태'가 되므로 광범위한 건강상의 혜택을 얻는다. 특히 저항성 근력 운동(웨이트 트레이닝 같은 운동–감수자)과 병행하면, 영양

적 케톤 상태에서 일반적으로 인체 대사가 크게 변하는 동시에 향상된다.

– 도미닉 대고스티노, 박사

당신의 케토 여행을 바로 지금 여기서 시작하라.

고수의 한마디 영양적 케톤 상태는 일반적인 건강이 아닌, 최적의 건강에 도달하기 위한 수단이 될 수 있다. – 빌 라가코스, 박사

용어사전

갑상샘 저하증 : 갑상샘이 충분한 갑상샘 호르몬을 만들지 못하는 상태.

고도불포화지방 : 종종 다불포화 지방산이라고도 불리며, 탄소 사슬에 두 개 이상의 이중 결합을 갖는 지방이다. 결과적으로 화학적으로 불안정하고 산화되기 쉽기 때문에 인체에 자유 라디칼과 염증을 일으킬 수 있다. 주로 카놀라유, 옥수수유, 대두유와 같은 식물성 기름에서 발견된다.

고혈당증 : 탄수화물을 과도하게 섭취하거나 적절한 인슐린이 부족하여 혈당이 높은 상태.

근육병증 : 근섬유가 적절하게 기능하지 않아 근력 약화의 원인이 되는 근육 질환.

글리코겐Glycogen : 간세포에서 만들어져 주로 근육에 저장되며 쉽게 포도당으로 변환되는 예비 에너지원이다.

다량영양소 : 탄수화물, 단백질, 지방 등 인체가 제대로 기능하기 위해 필요한 음식의 3대 구성 요소 중 하나.

단일불포화 지방 : 종종 단일불포화 지방산이라고도 불리는 이 지방은 탄소 이중 결합을 한 개 갖고 있는 지방이다. 건강한 지방 중 하나로(포화지방과 함께), 아보카도, 올리브유, 붉은 고기 및 천연 유제품과 같은 식품에서 발견된다.

대사 증후군 : 고혈압, 고혈당, 허리의 체지방 증가, 높은 콜레스테롤 수치를 포함해, 심장 질환, 뇌졸중 및 당뇨병 위험을 예측할 수 있는 일군의 증상과 질환.

렙틴 : 체내에 저장되는 지방의 양을 조절하는 호르몬으로서 지방 세포에 의해 만들어진다. 배

고픔을 알리는 신호를 통제하는 역할을 하기 때문에 일반적으로 포만감 호르몬이라고 한다.

메타 분석 : 많은 과학적 연구 결과를 결합하여 데이터의 패턴을 찾고 향후 연구를 위해 과학적인 관련성을 검토하는 분석.

미국인의 표준 식단 : 오늘날 미국인의 전형적인 식단은 탄수화물 약 50%, 단백질 15%, 지방 35%로 구성되어 있다.

미량영양소 : 최적의 인체 기능을 위해 매우 적은 양으로 섭취하는 모든 영양소.

미토콘드리아 : 세포의 발전소로 알려진 미토콘드리아는 에너지를 위한 ATP를 생성한다. 이 과정이 손상되면, 주로 신경학적 질환을 포함한 다양한 질병을 일으킬 수 있다.

부신 피로 Adrenal fatigue : 부신 분비가 필요한 수준 이하로 기능할 때 발생하는 증상 및 징후 모음으로 스트레스, 피로감 및 우울증의 수치가 증가한다. 부신 피로를 가진 사람들은 카페인이 첨가된 음료와 제품을 섭취하는 경향이 있다.

사이토카인Cytokine : 신체의 면역 반응에서 세포 간 통신에 중요한 역할을 하는 분자로 염증, 감염 및 외상에 의해 손상된 세포를 복구하는 데 도움이 된다.

산화 방지제 : 베타카로틴, 리코펜 및 루테인을 포함하는 비타민 C 및 E와 카로티노이드에서 주로 발견되며, 자유 라디칼에 의한 손상으로부터 건강한 세포를 보호하는 데 도움이 된다.

아세톤Acetone : 호흡에서 발견되는 주요 케톤.

아세트 아세테이트 Acetoacetate : 소변에서 발견되는 1차 케톤체.

이상 지질 혈증 : 혈액에 존재하는 비정상적인 양의 콜레스테롤 또는 지방.

인슐린 민감성 : 인체가 인슐린이 제구실을 하도록 활용할 수 있는 인체의 능력.

인슐린 저항성 : 인체가 인슐린을 생성하지만 매우 효과적으로 사용하지 못하는 상태.

자가 면역 : 인체가 자체 세포와 조직을 공격하는 비정상적인 면역 반응. 셀리악병, 제1형 당뇨병, 하시모토 갑상샘염, 그레이브스병과 같은 자가 면역 질환을 초래한다.

저혈당 : 혈당이 너무 낮은 증상으로, 흔들림, 현기증, 기분 및 행동의 변화와 같은 증상을 유발한다.

제1형 당뇨병 : 췌장에서 인슐린을 생산하는 베타 세포가 자가 면역 반응으로 파괴되어 혈당이 올라가는 질병.

제2형 당뇨병 : 가장 흔한 형태의 당뇨병으로 심각한 인슐린 저항성으로 인해 인슐린 기능이 저하되어 혈당이 올라간다. 일반적으로 저탄수화물, 중단백, 고지방 식단을 섭취함으로써 잘 관리될 수 있다.

제3형 당뇨병 : 연구자들이 사용하는 알츠하이머병의 또 다른 이름. 알츠하이머 환자의 경우 인슐린이 뇌에서 적절하게 반응하지 않는다.

중간사슬 중성지방(트리글리세라이드) : MCT로도 알려져 있으며, 지방 산화를 촉진하고 일시적으로 케톤 생성을 증가시킨다.

중성지방(트리글리세리드) : 저장 지방의 주요 형태. 간에서 트리글리세리드가 붕괴되면 케톤체가 생성된다.

지단백질 : 콜레스테롤, 중성지방 및 지용성 물질을 신체 전체에 전달하는 혈액 내의 분자.

지방 분해 : 지방이 분해되는 것으로, 이로써 케톤체 생성 또한 일어난다.

지방산 : 몸과 뇌가 포도당 대신에 사용할 수 있는 다량의 ATP 생산을 유도하는 신체의 중요한 연료원.

지방 형성 : 몸에 지방이 생성되는 것. 지방 형성은 간, 근육 및 지방 세포에서 발생한다.

케토제닉 다이어트 : 인체의 대체 연료가 되는 케톤체를 생성하는 저탄수화물, 중단백, 고지방

다이어트. 다양한 건강 상태를 치료하는 목적으로 사용된다.

케톤 : 인체가 연료로 지방을 연소하도록 전환될 때 생기는 에너지 부산물. 일반적으로 저탄수화물, 중단백, 고지방 식단을 섭취함으로써 만들어진다.

케톤산증 : 베타 세포 기능을 상실한 제1형 당뇨병 환자 및 제2형 당뇨병 환자에게서 주로 발생하는 생명을 위협하는 매우 심각한 상태로, 혈당과 혈중 케톤 수치가 동시에 높다. 케톤 상태와 혼동되는 경우가 종종 있다.

케톤 상태 Ketosis : 저탄수화물, 중단백, 고지방식을 함으로써 인체가 연료로 지방을 태우는 상태.

케톤 생성 : 간에서 지방이나 단백질로부터 케톤체를 만들어 내는 것.

케톤 적응 : 인체가 포도당 대신에 지방과 케톤을 연료로 사용하는 대사 변화. 이 과정은 저탄수화물, 중단백, 고지방 식단으로 전환하는 사람들에게 수일에서 수 주일이 소요될 수 있다.

코티솔 Cortisol : 스트레스에 반응하여 혈당을 증가시키고 면역계를 억제하는 호르몬.

포도당 : 인체가 당질 연소 모드일 때의 주요 에너지원 중 하나.

포도당신생합성 : 단백질에서 포도당이 만들어지는 현상. 주로 간에서 일어난다.

포화지방 : 탄소 사슬에 이중 결합을 갖지 않는 지방산. 케톤 상태에 들어가고자 할 때 선호되는 지방.

해당작용 : 세포 내 포도당의 연소.

후생유전학 : DNA 서열의 변화를 수반하지 않는 유전자 기능의 변화. 예를 들어, 식생활을 변화시키면 어떤 유전적 경향에도 불구하고 건강에 중요한 역할을 할 수 있다.

ATP Adenosine triphosphate : 세포가 사용하는 분자 형태의 에너지.

BHB 베타-하이드로부티레이트(Beta-hydroxybutyrate) : 혈액에서 발견되는 주요 케톤.

C 반응성 단백질 hsCRP : 혈중에서 소량의 C 반응성 단백질(염증 지표)을 검출할 수 있는 검사.

HDL 콜레스테롤 : 콜레스테롤을 간으로 운반하는 혈액 내 입자인 고밀도 지단백.

LDL 콜레스테롤 : 저밀도 지단백질로, 콜레스테롤 및 지용성 비타민을 간에서 세포로 운반하는 간에서 만들어진 입자. 또한 혈액 내의 저밀도 지단백질 입자에서 운반되는 콜레스테롤의 양을 지칭하기도 한다.

VO2 맥스 : 한 사람이 1분 동안 이용할 수 있는 산소량의 최대값. 심폐 운동 능력의 지표이다.

감사의 글

첫 책을 쓰고 1년 정도 후에 두 번째 책을 쓰니 기시감처럼 모든 것이 되풀이되는 느낌이었다. 하지만 2013년에 첫 번째 책 『확실히 알자, 콜레스테롤』을 쓴 경험 덕분에 이번에는 그 과정이 한층 순조로웠다. 이 책을 만드는 데 도움을 주신 분들에게 심심한 감사를 표하지 않는다면, 배은망덕일 것이다. 언제나 내 곁에서 용기를 주고 세심한 지원을 아끼지 않은 아내 크리스틴에게 : 당신이 없는 내 인생은 상상하기 힘들어요. 아, 다크 초콜릿도 함께. 기꺼이 시간을 내주고 케토제닉 다이어트에 관한 연구와 임상 경험을 듬뿍 전달해 준, 명석한 공저자 에릭 웨스트먼 박사에게 : '감사'하다는 말로는 부족할 것 같습니다. 수 개월 동안 밤낮 없이 보내는 저의 이메일과 전화 통화에 지치셨을 테지만, 최종 결과물이 꽤 특별하다고 생각되니 부디 저처럼 자부심을 느끼시기 바랍니다. 신나게 케톤에 관한 메시지를 전할 때입니다. 앞으로도 선생님과 함께 책을 써서 많은 사람에게 전파하기를 고대합니다. '고수의 한마디' 코너에서 논평을 해 주신 케토 전문가들께 : 여러분은 이 책에 깊이를 더했습니다. 이 책에 크게 기여한 여러분의 공로에 감사합니다. 출판사 팀원인 에릭, 미셀, 에린, 홀리, 그리고 보이지 않게 일한 빅토리벨트 출판사의 모든 분들께 : 이 책을 쓰는 영광을 주셔서 감사합니다. 사람들이 이 책을 읽고 건강이 좋아지면 삶이 변화할 것입니다. 앞으로도 오래도록 여러분과 책을 쓰기를 기대합니다.

——— Dr. 에릭 웨스트먼 : 계속되는 의학 모임과 환자 진료에서만 얻을 수 있는 '최전선' 훈련에서 많은 것을 배울 수 있었다. 이에 감사한다. 이 책은 내 환자들(저탄수화물 서포트 단체를 시작한)과 케토 동료인 스티븐 피니와 제프 볼렉 박사의 가르침이 없었다면 나올 수 없었을 것이다. 무엇보다도 가족과 친구들의 지원에 감사한다.

지미 무어, 에릭 웨스트먼

참고 문헌

과학 연구

일반

Boling, C. L., E. C. Westman, W. S. Yancy Jr. "Carbohydrate-Restricted Diets for Obesity and Related Diseases: An Update." Current Atherosclerosis Reports 11.6 (2008): 462-9.

Cahill, G. F., Jr. "Fuel Metabolism in Starvation." Annual Review of Nutrition 26 (2006): 1-22.

Feinman, R. D., M. Makowske. "Metabolic Syndrome and Low-Carbohydrate Ketogenic Diets in the Medical School Biochemistry Curriculum." Metabolic Syndrome and Related Disorders 1.3 (2003): 189-197.

Liu, Y. M. "Medium-Chain Triglyceride (MCT) Ketogenic Therapy." Epilepsia 49.Suppl 8 (2008): 33-6.

Manninen, A. H. "Is a Calorie Really a Calorie? Metabolic Advantage of Low-Carbohydrate Diets." Journal of the International Society of Sports Nutrition 1.2 (2004): 21-6.

McClernon, F. J., et al. "The Effects of a Low-Carbohydrate Ketogenic Diet and a Low-Fat Diet on Mood, Hunger, and Other Self-Reported Symptoms." Obesity (Silver Spring) 15.1 (2007): 182-7.

Paoli, A., A. Rubini, J. S. Volek, K. A. Grimaldi. "Beyond Weight Loss: A Review of the Therapeutic Uses of Very-Low-Carbohydrate (Ketogenic) Diets." European Journal of Clinical Nutrition 67 (2013): 789-796.

Veech, R. L. "The Therapeutic Implications of Ketone Bodies: The Effects of Ketone Bodies in Pathological Conditions: Ketosis, Ketogenic Diet, Redox States, Insulin Resistance, and Mitochondrial Metabolism." Prostaglandins, Leukotrienes and Essential Fatty Acids 70.3 (2004): 309-19.

— Veech, R. L., et al. "Ketone Bodies, Potential Therapeutic Uses." IUBMB Life 51 (2001): 241–7.
— Volek, J. S., C. E. Forsythe. "The Case for Not Restricting Saturated Fat on a Low Carbohydrate Diet." Nutrition & Metabolism 2 (2005) :21.
— Volek, J. S., C. E. Forsythe. "Very-Low-Carbohydrate Diets." In Essentials of Sports Nutrition and Supplements, edited by Jose Antonio, Douglas Kalman, Jeffrey R. Stout, Mike Greenwood, Darryn S. Willoughby, and G. Gregory Haff, 581–604. Totowa, NJ: Humana Press, 2008.
— Westman, E. C. "A Review of Very Low Carbohydrate Diets for Weight Loss." Journal of Clinical Outcomes Management 6.7 (1999): 36–40.
— Westman, E. C. "Is Dietary Carbohydrate Essential for Human Nutrition?" American Journal of Clinical Nutrition 75.5 (2002): 951–953; author reply 953–954.
— Westman, E. C., et al. "Effect of 6-Month Adherence to a Very Low Carbohydrate Diet Program." American Journal of Medicine 113.1 (2002): 30–36.
— Westman, E. C., et al. "Low-Carbohydrate Nutrition and Metabolism." American Journal of Clinical Nutrition 86 (2007): 276–84.
— Westman, E. C., J. Mavropoulos, W. S. Yancy Jr., J. S. Volek. "A Review of Low-carbohydrate Ketogenic Diets." Current Atherosclerosis Reports 5.6 (2003): 476–483.
— Westman, E. C., W. S. Yancy Jr., M. C. Vernon. "Is a Low-Carb, Low-Fat Diet Optimal?" Archives of Internal Medicine 165.9 (2005): 1071–1072.

체중 감량/대사 증후군/인슐린 저항성

— Al-Sarraj, T., H. Saadi, J. S. Volek, M. L. Fernandez. "Carbohydrate Restriction Favorably Alters Lipoprotein Metabolism in Emirati Subjects Classified with the Metabolic Syndrome." Nutrition, Metabolism & Cardiovascular Disease 20 (2010): 720–726.
— Al-Sarraj, T., H. Saadi, J. S. Volek, M. L. Fernandez. "Metabolic Syndrome Prevalence, Dietary Intake, and Cardiovascular Risk Profile among Overweight and Obese Adults 18–50 Years Old from the United Arab Emirates." Metabolic Syndrome and Related Disorders 8.1 (2010): 39–46.
— Bailey, W. A., E. C. Westman, M. L. Marquart, J. R. Guyton. "Low Glycemic Diet for Weight Loss in Hypertriglyceridemic Patients Attending a Lipid Clinic." Journal of Clinical Lipidology 4.6 (2010): 508–14.
— Foster, G. D., et al. "A Randomized Trial of a Low-Carbohydrate Diet for Obesity."

New England Journal of Medicine 348.21 (2003): 2082–2090.
— LeCheminant, J. D., et al. "Comparison of a Low Carbohydrate and Low Fat Diet for Weight Maintenance in Overweight or Obese Adults Enrolled in a Clinical Weight Management Program." Nutrition Journal 6 (2007): 36.
— Noakes, M., P. Foster, J. Keogh, P. Clifton. "Very Low Carbohydrate Diets For Weight Loss And Cardiovascular Risk." Asia Pacific Journal of Clinical Nutrition 13.Suppl (2004): S64.
— Phelan, S., et al. "Three–Year Weight Change in Successful Weight Losers Who Lost Weight on a Low–Carbohydrate Diet." Obesity (Silver Spring) 15 (2007): 2470–2477.
— Ruano, G., et al. "Physiogenomic Analysis of Weight Loss Induced by Dietary Carbohydrate Restriction." Nutrition & Metabolism 3 (2006): 20.
— Shai, I., et al. "Weight Loss with a Low–Carbohydrate, Mediterranean, or Low–Fat Diet." New England Journal of Medicine 359 (2008): 229–241.
— Sharman, M. J., J. S. Volek. "Weight Loss Leads to Reductions in Inflammatory Biomarkers after a Very–Low Carbohydrate Diet and a Low–Fat Diet in Overweight Men." Clinical Science 107.4 (2004): 365–369.
— Sumithran, P., et al. "Ketosis and Appetite–Mediating Nutrients and Hormones after Weight Loss." European Journal of Clinical Nutrition 67.7 (2013): 759–64.
— Tay, J., et al. "Metabolic Effects of Weight Loss on a Very–Low–Carbohydrate Diet Compared with an Isocaloric High–Carbohydrate Diet in Abdominally Obese Subjects." Journal of the American College of Cardiology 51.1 (2008): 59–67.
— Vernon, M. C., et al. "Clinical Experience of a Carbohydrate–Restricted Diet for the Metabolic Syndrome." Metabolic Syndrome and Related Disorders 2.3 (2004): 180–6.
— Volek, J. S., E. C. Westman. "Very–Low–Carbohydrate Weight–Loss Diets Revisited." Cleveland Clinic Journal of Medicine 69.11 (2002): 849, 853, 856–848 passim.
— Volek, J. S., et al. "Body Composition and Hormonal Responses to a Carbohydrate–Restricted Diet." Metabolism 51.7 (2002): 864–870.
— Volek, J. S., et al. "Carbohydrate Restriction Has a More Favorable Impact on the Metabolic Syndrome than a Low Fat Diet." Lipids 44.4 (2009): 297–309.
— Volek, J. S., et al. "Comparison of Energy–Restricted Very Low–Carbohydrate and Low–Fat Diets on Weight Loss and Body Composition in Overweight Men and Women. Nutrition & Metabolism 1.1 (2004): 13.
— Volek, J. S., R. D. Feinman. "Carbohydrate Restriction Improves the Features of Metabolic Syndrome. Metabolic Syndrome May Be Defined by the Response to

Carbohydrate Restriction." Nutrition & Metabolism 2 (2005): 31.

— Westman, E. C. "A Review of Very Low Carbohydrate Diets for Weight Loss." Journal of Clinical Outcomes Management 6.7 (1999): 36–40.

— Westman, E. C., et al. "Effect of 6–month Adherence to a Very Low Carbohydrate Diet Program." American Journal of Medicine 113.1 (2002): 30–36.

— Westman, E. C., W. S. Yancy Jr., M. D. Haub, J. S. Volek. "Insulin Resistance from a Low Carbohydrate, High Fat Diet Perspective." Metabolic Syndrome and Related Disorders 3.1 (2005): 14–18.

— Yancy, W. S., Jr., et al. "Effects of Two Weight–Loss Diets on Health–Related Quality of Life." Quality of Life Research 18.3 (2009): 281–289.

— Yancy, W. S., Jr., et al. "A Randomized Trial of a Low–Carbohydrate Diet vs Orlistat Plus a Low–Fat Diet for Weight Loss." Archives of Internal Medicine 170.2 (2010): 136–145.

위장 질환/IBS/GERD/NAFLD

— Austin, G. L., et al. "A Very Low Carbohydrate Diet Improves Gastroesophageal Reflux and Its Symptoms." Digestive Diseases and Sciences 51.8 (2006): 1307–1312.

— Austin, G. L., et al. "A Very–Low–Carbohydrate Diet Improves Symptoms and Quality of Life in Diarrhea–Predominant Irritable Bowel Syndrome." Clinical Gastroenterology and Hepatology 7.6 (2009): 706–708.

— Tendler, D., et al. "The Effect of a Low–Carbohydrate, Ketogenic Diet on Nonalcoholic Fatty Liver Disease: A Pilot Study." Digestive Diseases and Sciences 52.2 (2007): 589–93.

— Yancy, W. S., Jr., D. Provenzale, E. C. Westman. "Improvement of Gastroesophageal Reflux Disease after Initiation of a Low–Carbohydrate Diet: Five Brief Case Reports." Alternative Therapies in Health and Medicine 7.6 (2001): 116–120.

다낭성 난소 증후군(PCOS)

— Mavropoulos, J., W. S. Yancy Jr., J. Hepburn, E. C. Westman. "The Effects of a Low–Carbohydrate, Ketogenic Diet on the Polycystic Ovary Syndrome: A Pilot Study." Nutrition & Metabolism 2 (2005): 35.

뇌전증

— Barañano, K. W., A. L. Hartman. "The Ketogenic Diet: Uses in Epilepsy and Other Neurologic Illnesses." Current Treatment Options in Neurology 10.6 (2008): 410–9.

Dressler, A., et al. "Type 1 Diabetes and Epilepsy: Efficacy and Safety of the Ketogenic Diet." Epilepsia 51.6 (2010): 1086–1089.

Greene, A. E., M. T. Todorova, T. N. Seyfried. "Perspectives on the Metabolic Management of Epilepsy through Dietary Reduction of Glucose and Elevation of Ketone Bodies." Journal of Neurochemistry 86.3 (2003): 529–537.

Peterson, S. J., et al. "Changes in Growth and Seizure Reduction in Children on the Ketogenic Diet as a Treatment for Intractable Epilepsy." Journal of the American Dietetic Association 105.5 (2005): 718–25.

당뇨병

Accurso, A., et al. "Dietary Carbohydrate Restriction in Type 2 Diabetes Mellitus and Metabolic Syndrome: Time for a Critical Appraisal." Nutrition & Metabolism 5 (2008): 9.

Allen, F. M. "Studies Concerning Diabetes." Journal of the American Medical Association 63.11 (1914): 939–943.

Boden, G., et al. "Effect of a Low–Carbohydrate Diet on Appetite, Blood Glucose Levels, and Insulin Resistance in Obese Patients with Type 2 Diabetes." Annals of Internal Medicine 142.6 (2005): 403–411.

Brand–Miller, J., S. Hayne, P. Petocz, S. Colagiuri. "Low–Glycemic Index Diets in the Management of Diabetes: A Meta–Analysis of Randomized Controlled Trials." Diabetes Care 26.8 (2003): 2261–2267.

Dashti, H. M., et al. "Beneficial Effects of Ketogenic Diet in Obese Diabetic Subjects." Molecular and Cellular Biochemistry 302.1 (2007): 249–256.

Feinman, R. D., J. S. Volek. "Carbohydrate Restriction as the Default Treatment for Type 2 Diabetes and Metabolic Syndrome." Scandinavian Cardiovascular Journal 42.4 (2008): 256–263.

Feinman, R. D., J. S. Volek, E. Westman. "Dietary Carbohydrate Restriction in the Treatment of Diabetes and Metabolic Syndrome." Clinical Nutrition Insight 34.12 (2008): 1–5.

Gannon, M. C., F. Q. Nuttall. "Effect of a High–Protein, Low–Carbohydrate Diet on Blood Glucose Control in People with Type 2 Diabetes." Diabetes 53.9 (2004): 2375–2382.

Hussain, T. A., et al. "Effect of Low–Calorie Versus Low–Carbohydrate Ketogenic Diet in Type 2 Diabetes." Nutrition 28.10 (2012): 1016–21.

Mobbs, C. V., J. Mastaitis, F. Isoda, M. Poplawski. "Treatment of Diabetes and Diabetic Complications with a Ketogenic Diet." Journal of Child Neurology 28.8 (2013): 1009–14.

— Nielsen, J. V., E. Joensson. "Low-Carbohydrate Diet in Type 2 Diabetes: Stable Improvement of Bodyweight and Glycemic Control During 44 Months Follow-Up." Nutrition & Metabolism 5 (2008): 14.

— Nielsen, J. V., E. Jonsson, A. Ivarsson. "A Low Carbohydrate Diet in Type 1 Diabetes: Clinical Experience—A Brief Report." Upsala Journal of Medical Sciences 110.3 (2005): 267-273.

— Nielsen, J. V., E. Jonsson, A. K. Nilsson. "Lasting Improvement of Hyperglycaemia and Bodyweight: Low-Carbohydrate Diet in Type 2 Diabetes. A Brief Report." Upsala Journal of Medical Sciences 110.2 (2005): 179-183.

— Nielsen, J. V., P. Westerlund, P. Bygren. "A Low-Carbohydrate Diet May Prevent End-Stage Renal Failure in Type 2 Diabetes. A Case Report." Nutrition & Metabolism 3 (2006): 23.

— Vernon, M. C., et al. "Clinical Experience of a Carbohydrate-Restricted Diet: Effect on Diabetes Mellitus." Metabolic Syndrome and Related Disorders 1.3 (2003): 233-238.

— Westman, E. C., et al. "The Effect of a Low-Carbohydrate, Ketogenic Diet Versus a Low-Glycemic Index Diet on Glycemic Control in Type 2 Diabetes Mellitus." Nutrition & Metabolism 5 (2008): 36.

— Westman, E. C., W. S. Yancy Jr., M. Humphreys. "Dietary Treatment of Diabetes Mellitus in yhe Pre-Insulin Era (1914-1922)." Perspectives in Biology and Medicine 49.1 (2006): 77-83.

— Yancy, W. S., Jr., M. C. Vernon, E. C. Westman. "A Pilot Trial of a Low-Carbohydrate, Ketogenic Diet in Patients with Type 2 Diabetes." Metabolic Syndrome and Related Disorders 1.3 (2003): 239-243.

— Yancy, W. S., Jr., M. Foy, M. C. Vernon, E. C. Westman. "A Low-Carbohydrate Ketogenic Diet to Treat Type 2 Diabetes." Nutrition & Metabolism 2 (2005): 34.

정신 건강

— Kraft, B. D., E. C. Westman. "Schizophrenia, Gluten, and Low-Carbohydrate, Ketogenic Diets: A Case Report and Review of the Literature." Nutrition & Metabolism 6 (2009): 10.

— McClernon, F. J., et al. "The Effects of a Low-Carbohydrate Ketogenic Diet and a Low-Fat Diet on Mood, Hunger, and Other Self-Reported Symptoms." Obesity (Silver Spring) 15.1 (2007): 182-7.

— Pacheco, A., W. S. Easterling, M. W. Pryer. "A Pilot Study of the Ketogenic Diet in

Schizophrenia." American Journal of Psychiatry 121 (1965): 1110–1111.

Phelps, J. R., S. V. Siemers, R. S. El–Mallakh. "The Ketogenic Diet for Type II Bipolar Disorder." Neurocase 19.5 (2013): 423–6.

Yancy, W. S., Jr., et al. "Effects of Two Weight–Loss Diets on Health–Related Quality of Life." Quality of Life Research 18.3 (2009): 281–289.

심혈관계 질환/콜레스테롤

Austin, M. A., J. E. Hokanson, K. L. Edwards. "Hypertriglyceridemia as a Cardiovascular Risk Factor." American Journal of Cardiology 81.4A (1998): 7B–12B.

Dashti, H. M., et al. "Ketogenic Diet Modifies the Risk Factors of Heart Disease in Obese Patients." Nutrition 19.10 (2003): 901–902.

Dashti, H. M., et al. "Long Term Effects of Ketogenic Diet in Obese Subjects with High Cholesterol Level." Molecular and Cellular Biochemistry 286.1–2 (2006): 1–9.

deOgburn, R., et al. "Effects of Increased Dietary Cholesterol with Carbohydrate Restriction on Hepatic Lipid Metabolism in Guinea Pigs." Comparative Medicine 62.2 (2012): 109–115.

Feinman, R. D., J. S. Volek. "Low Carbohydrate Diets Improve Atherogenic Dyslipidemia Even in the Absence of Weight Loss." Nutrition & Metabolism 3 (2006): 24.

Hickey, J. T., et al. "Clinical Use of a Carbohydrate–Restricted Diet to Treat the Dyslipidemia of the Metabolic Syndrome." Metabolic Syndrome and Related Disorders 1.3 (2003): 227–232.

Karam, J., F. Nessim, S. McFarlane, R. Feinman. "Carbohydrate Restriction and Cardiovascular Risk." Current Cardiovascular Risk Reports 2.2. (2008): 88–94.

LeCheminant, J. D., et al. "Comparison of a Reduced Carbohydrate and Reduced Fat Diet for LDL, HDL, and VLDL Subclasses during 9 Months of Weight Maintenance Subsequent to Weight Loss." Lipids in Health and Disease 9 (2010): 54.

Lofgren, I., et al. "Weight Loss Associated with Reduced Intake of Carbohydrate Reduces the Atherogenicity of LDL in Premenopausal Women." Metabolism 54.9 (2005): 1133–1141.

Mutungi, G., et al. "Carbohydrate Restriction and Dietary Cholesterol Modulate the Expression of HMG–CoA Reductase and the LDL Receptor in Mononuclear Cells from Adult Men." Lipids in Health and Disease 6 (2007): 34.

Noakes, M., et al. "Comparison of Isocaloric Very Low Carbohydrate/High Saturated Fat and High Carbohydrate/Low Saturated Fat Diets on Body Composition and

Cardiovascular Risk." Nutrition & Metabolism 3 (2006): 7.

— Nordmann, A. J., et al. "Effects of Low–Carbohydrate Vs Low–Fat Diets on Weight Loss and Cardiovascular Risk Factors." Archives of Internal Medicine 166.3 (2006): 285–293.

— Samaha, F. F., G. D. Foster, A. P. Makris. "Low–Carbohydrate Diets, Obesity, and Metabolic Risk Factors for Cardiovascular Disease." Current Athersclerosis Reports 9.6 (2007): 441–447.

— Sharman, M. J., A. L. Gomez, W. J. Kraemer, J. S. Volek. "Very Low–Carbohydrate and Low–Fat Diets Affect Fasting Lipids and Postprandial Lipemia Differently in Overweight Men." Journal of Nutrition 134.4 (2004): 880–885.

— Sharman, M. J., et al. "A Ketogenic Diet Favorably Affects Serum Biomarkers for Cardiovascular Disease in Normal–Weight Men." Journal of Nutrition 132.7 (2002): 1879–1885.

— Sharman, M. J., et al. "Replacing Dietary Carbohydrate with Protein and Fat Decreases the Concentrations of Small LDL and the Inflammatory Response Induced by Atherogenic Diets in the Guinea Pig." Journal of Nutritional Biochemistry 19.11 (2008): 732–738.

— Siri–Tarino, P. W., Q. Sun, F. B. Hu, R. M. Krauss. "Meta–Analysis of Prospective Cohort Studies Evaluating the Association of Saturated Fat with Cardiovascular Disease." American Journal of Clinical Nutrition 91.3 (2010): 535–46.

— Torres–Gonzalez, M., et al. "Carbohydrate Restriction and Dietary Cholesterol Distinctly Affect Plasma Lipids and Lipoprotein Subfractions in Adult Guinea Pigs." Journal of Nutritional Biochemistry 19.12 (2008): 856–863.

— Volek, J. S., et al. "Comparison of a Very Low–Carbohydrate and Low–Fat Diet on Fasting Lipids, LDL Subclasses, Insulin Resistance, and Postprandial Lipemic Responses in Overweight Women." Journal of the American College of Nutrition 23.2 (2004): 177–184.

— Volek, J. S., et al. "A Hypocaloric Very Low Carbohydrate Ketogenic Diet Results in a Greater Reduction in the Percent and Absolute Amount of Plasma Triglyceride Saturated Fatty Acids Compared to a Low Fat Diet." Paper presented at the Annual Scientific Meeting of the North American Association for the Study of Obesity, Boston, Massachusetts, October 20–24, 2006.

— Volek, J. S., et al. "An Isoenergetic Very Low–Carbohydrate Diet Is Associated with Improved Serum High–Density Lipoprotein Cholesterol (HDL–C), Total Cholesterol to

HDL–C Ratio, Triacylglycerols, and Postprandial Lipemic Responses Compared to a Low–Fat Diet in Normal Weight, Normolipidemic Women." Journal of Nutrition 133.9 (2003): 2756–2761.

Volek, J. S., M. J. Sharman, C. E. Forsythe. "Modification of Lipoproteins by Very LowCarbohydrate Diets." Journal of Nutrition 135.6 (2005): 1339–42.

Volek, J. S., M. L. Fernandez, R. D. Feinman, S. D. Phinney. "Dietary Carbohydrate Restriction Induces a Unique Metabolic State Positively Affecting Atherogenic Dyslipidemia, Fatty Acid Partitioning, and Metabolic Syndrome." Progress in Lipid Research 47.5 (2008): 307–318.

Westman, E. C., et al. "Effect of a Low–Carbohydrate, Ketogenic Diet Program Compared to a Low–Fat Diet on Fasting Lipoprotein Subclasses." International Journal of Cardiology 110.2 (2006): 212–216.

Westman, E. C., J. S. Volek. "Postprandial Triglycerides in Response to High Fat: Role of Dietary Carbohydrate." European Journal of Clinical Investigation 34.1 (2004): 74; author reply 75.

Westman, E. C., J. S. Volek, R. D. Feinman. "Carbohydrate Restriction Is Effective in Improving Atherogenic Dyslipidemia Even in the Absence of Weight Loss." American Journal of Clinical Nutrition 84.6 (2006): 1549; author reply 1550.

Wood, R. J., et al. "Carbohydrate Restriction Alters Lipoprotein Metabolism by Modifying VLDL, LDL, and HDL Subfraction Distribution and Size in Overweight Men." Journal of Nutrition 136.2 (2006): 384–389.

Wood, R. J., et al. "Effects of a Carbohydrate–Restricted Diet on Emerging Plasma Markers for Cardiovascular Disease." Nutrition & Metabolism 3.1 (2006): 19.

Yancy, W. S., Jr., et al. "A Low–Carbohydrate, Ketogenic Diet Versus a Low–Fat Diet to Treat Obesity and Hyperlipidemia: A Randomized, Controlled Trial." Annals of Internal Medicine 140.10 (2004): 769–777.

암

Fine, E. J., et al. "Targeting Insulin Inhibition as a Metabolic Therapy in Advanced Cancer: A Pilot Safety and Feasibility Dietary Trial in 10 Patients." Nutrition 28.10 (2012): 1028–35.

Mavropoulos, J. C., et al. "The Effects of Varying Dietary Carbohydrate and Fat Content on Survival in a Murine LNCaP Prostate Cancer Xenograft Model." Cancer Prevention Research 2 (2009): 557–565.

— Schmidt, M., et al. "Effects of a Ketogenic Diet on the Quality of Life in 16 Patients with Advanced Cancer: A Pilot Trial." Nutrition & Metabolism 8.1 (2011): 54.
— Seyfried, T. N., et al. "Metabolic Management of Brain Cancer." Biochimica et Biophysica Acta (BBA)—Bioenergetics 1807.6 (2011): 577–594.
— Simone, B. A., et al. "Selectively Starving Cancer Cells through Dietary Manipulation: Methods and Clinical Implications." Future Oncology 9.7 (2013): 959–76.
— Zhou, W., et al. "The Calorically Restricted Ketogenic Diet, an Effective Alternative Therapy for Malignant Brain Cancer." Nutrition & Metabolism 4 (2007): 5.

신장병

— Poplawski, M. M., et al. "Reversal of Diabetic Nephropathy by a Ketogenic Diet." PLOS ONE 6.4 (2011): e18604.

항노화

— Rosedale, R., E. C. Westman, J. P. Konhilas. "Clinical Experience of a Diet Designed to Reduce Aging." Journal of Applied Research 9 (2009): 159–165.

뇌 장애/알츠하이머병/파킨슨병/ALS

— Gasior, M., M. A. Rogawski, A. L. Hartman. "Neuroprotective and Disease–Modifying Effects of the Ketogenic Diet." Behavioural Pharmacology 17.5–6, (2006): 431–9.
— Henderson, S. T. "Ketone Bodies as a Therapeutic for Alzheimer's Disease." Neurotherapeutics 5.3 (2008): 470–80.
— Henderson, S. T., et al. "Study of the Ketogenic Agent AC–1202 in Mild to Moderate Alzheimer's Disease: A Randomized, Double–Blind, Placebo–Controlled, Multicenter Trial." Nutrition & Metabolism 6 (2009): 31.
— Husain, A. M., et al. "Diet Therapy for Narcolepsy." Neurology 62 (2004): 2300–2302.
— Maalouf, M., J. M. Rho, M. P. Mattson. "The Neuroprotective Properties of Calorie Restriction, the Ketogenic Diet, and Ketone Bodies." Brain Research Reviews 59.2 (2009): 293–315.
— Stafstrom, C. E., J. M. Rho. "The Ketogenic Diet as a Treatment Paradigm for Diverse Neurological Disorders." Frontiers in Pharmacology 3 (2012): 59.
— Vanitallie, T. B., et al. "Treatment of Parkinson's Disease with Diet–Induced Hyperketonemia: A Feasibility Study." Neurology 64 (2005): 728–30.
— Yang, X., B. Cheng. "Neuroprotective and Anti–inflammatory Activities of Ketogenic Diet on MPTP–induced Neurotoxicity." Journal of Molecular Neuroscience 42.2 (2010):

145–153.

Zhao, Z., et al. "A Ketogenic Diet as a Potential Novel Therapeutic Intervention in Amyotrophic Lateral Sclerosis." BMC Neuroscience 7 (2006): 29.

자폐증

Evangeliou, A., et al. "Application of a Ketogenic Diet in Children with Autistic Behavior: Pilot Study." Journal of Child Neurology 18.2 (2003): 113–8.

여드름

Paoli, A., et al. "Nutrition and Acne: Therapeutic Potential of Ketogenic Diets." Skin Pharmacology and Physiology 25.3 (2012): 111–7.

운동 능력

Paoli, A., et al. "Ketogenic Diet Does Not Affect Strength Performance in Elite Artistic Gymnasts." Journal of the International Society of Sports Nutrition 9 (2012): 34

Phinney, S. D. "Ketogenic Diets and Physical Performance." Nutrition & Metabolism 1.1 (2004): 2.

Phinney, S. D., et al. "The Human Metabolic Response to Chronic Ketosis without Caloric Restriction: Preservation of Submaximal Exercise Capability with Reduced Carbohydrate Oxidation." Metabolism 32.8 (1983): 769–776.

기타 추천 자료

책

Atkins, Dr. Robert C. Dr. Atkins' Diet Revolution. New York: Bantam, 1972.

Atkins, Dr. Robert C. Dr. Atkins' New Diet Revolution. New York: Harper, 2002.

Briffa, Dr. John. Waist Disposal: The Ultimate Fat–Loss Manual for Men. New York: Hay House, 2011.

Cantin, Elaine. The Cantin Ketogenic Diet: For Cancer, Type I Diabetes & Other Ailments. Williston, VT: Elaine Cantin, 2012.

Carlson, Dr. James. Genocide: How Your Doctor's Dietary Ignorance Will Kill You. James Carlson, 2007.

Carpender, Dana. 200 Low-Carb, High-Fat Recipes: Easy Recipes to Jumpstart Your Low-Carb Weight Loss. Minneapolis, MN: Fair Winds Press, 2014.

Carpender, Dana, Amy Dungan, and Rebecca Latham. Fat Fast Cookbook: 50 Easy Recipes to Jump Start Your Low Carb Weight. Las Vegas, NV: CarbSmart Press, 2013.

Davis, Ellen. Fight Cancer with a Ketogenic Diet: A New Method for Fighting Cancer, Second Edition. 2014. Ebook.

Emmerich, Maria. Keto-Adapted: Your Guide to Accelerated Weight Loss and Healthy Healing. Maria and Craig Emmerich, 2013. Kindle edition.

Groves, Dr. Barry. Natural Health & Weight Loss. London: Hammersmith Press, 2007.

Kiefer, John. The Carb Nite Solution: The Physicist's Guide to Power Dieting. Kiefer Productions, 2005.

Kossoff, Dr. Eric H., Dr. John M. Freeman, Zahava Turner, and Dr. James E. Rubenstein. Ketogenic Diets: Treatments for Epilepsy and Other Disorders, Fifth Edition. New York: Demos Health, 2011.

McCleary, Dr. Larry. The Brain Trust Program: A Scientifically Based Three-Part Plan to Improve Memory, Elevate Mood, Enhance Attention, Alleviate Migraine and Menopausal Symptoms, and Boost Mental Energy. New York: Penguin, 2007.

McDonald, Lyle. The Ketogenic Diet: A Complete Guide for the Dieter and Practitioner. Lyle McDonald, 1998.

Moore, Jimmy, and Dr. Eric Westman. Cholesterol Clarity: What the HDL Is Wrong with My Numbers? Las Vegas, NV: Victory Belt Publishing, 2013.

Newport, Dr. Mary. Alzheimer's Disease: What If There Was a Cure?: The Story of Ketones. Laguna Beach, CA: Basic Health Publications, 2011.

Ottoboni, Dr. Fred, and Dr. Alice Ottoboni. The Modern Nutritional Diseases: and How to Prevent Them, Second Edition. Femly, NV: Vincente Books, 2013.

Perlmutter, Dr. David. Grain Brain: The Surprising Truth about Wheat, Carbs, and Sugar—Your Brain's Silent Killers. New York: Little, Brown, 2013.

Phinney, Dr. Stephen, and Dr. Jeff Volek. The Art and Science of Low Carbohydrate Living. Beyond Obesity, 2011.

Phinney, Dr. Stephen, and Dr. Jeff Volek. The Art and Science of Low Carbohydrate Performance. Beyond Obesity, 2012.

Seyfried, Dr. Thomas. Cancer as a Metabolic Disease: On the Origin, Management, and Prevention of Cancer. Hoboken, NJ: John Wiley & Sons, 2012.

Skaldeman, Sten Sture. The Low Carb High Fat Cookbook: 100 Recipes to Lose

Weight and Feel Great. New York: Skyhorse Publishing, 2013.

Snyder, Dr. Deborah. Keto Kid: Helping Your Child Succeed on the Ketogenic Diet. New York: Demos Medical Publishing, 2006.

Taubes, Gary. Good Calories, Bad Calories: Challenging the Conventional Wisdom on Diet, Weight Control, and Disease. New York: Anchor Books, 2007.

Taubes, Gary. Why We Get Fat: And What to Do About It. New York: Anchor Books, 2011.

Tiecholz, Nina. The Big Fat Surprise: Why Butter, Meat, and Cheese Belong in a Healthy Diet. New York: Simon & Schuster, 2014.

Volek, Dr. Jeff, and Adam Campbell. Men's Health TNT Diet: The Explosive New Plan to Blast Fat, Build Muscle, and Get Healthy in 12 Weeks. New York: Rodale, 2008.

Wahls, Dr. Terry, and Eve Adamson. The Wahls Protocol: How I Beat Progressive MS Using Paleo Principles and Functional Medicine. New York: Penguin, 2014.

Westman, Dr. Eric. A Low Carbohydrate, Ketogenic Diet Manual: No Sugar, No Starch Diet. Dr. Eric Westman, 2013.

Westman, Dr. Eric, Dr. Stephen D. Phinney, and Dr. Jeff S. Volek. The New Atkins for a New You. New York: Fireside, 2010.

케토 블로그와 웹사이트

- Everything About Keto, Reddit: www.reddit.com/r/keto
- Ketogenic Diet Resource: www.ketogenic-diet-resource.com
- The Charlie Foundation for Ketogenic Therapies: www.charliefoundation.org
- The Ketogenic Diet for Health: www.ketotic.org
- KetoNutrition: http://ketonutrition.org
- Ketopia: http://ketopia.com
- KetoCook: http://ketocook.com
- Ketastic: http://ketastic.com
- RunKeto: www.runketo.com
- Eat Keto: http://eatketo.com
- Kickin' Into Keto: www.ketoblog.net
- CavemanKeto: http://cavemanketo.com
- KetoDiet: Real Food & Healthy Living: http://ketodietapp.com/Blog
- Dr. Dave Unleashed: http://drdaveunleashed.wordpress.com

- Matthew's Friends: www.matthewsfriends.org
- Dietary Therapies, LLC: Ketogenic Diet for Cancer: http://dietarytherapies.com
- Fat for Fuel, My Ketogenic Diet Experiment While Endurance Training: www.sftrails.com/2013/08/fat-for-fuel-my-ketogenic-diet.html
- The Ketogenic Diet: www.theketogenicdiet.org
- The Eating Academy: http://eatingacademy.com
- Eat Keto: http://eatketo.com
- A Game of Keto: http://jennynotketo.tumblr.com
- WickedStuffed: Whole Food Recipes in 10 Carbs or Less: www.wickedstuffed.com
- Defying Age with Food: http://defyingagewithfood.com
- Diet Doctor: www.dietdoctor.com
- Second Opinions: www.second-opinions.co.uk
- Eat Low Carb High Fat: www.eatlowcarbhighfat.com

케토제닉 다이어트 필름, 다큐멘터리

- Carb-Loaded: A Culture Dying to Eat (coming summer 2014). Produced by Lathe Poland and Eric Carlsen. http://carbloaded.com.
- Cereal Killers. Directed by Yolanda Barker. 2013. www.cerealkillersmovie.com.
- Fat Head. Directed by Tom Naughton. 2009. www.fathead-movie.com.
- "……First Do No Harm." Directed by Jim Abrahams. 1997. Walt Disney Home Video, 2002.
- www.amazon.com/First-Do-No-Harm/dp/B000068MBW.
- My Big Fat Diet. Directed by Mary Bissell. 2008. http://mybigfatdiet.net.

케토 측정기

- The Low Carb Flexi Diet: www.flexibleketogenic.com
- Keto Calculator: http://keto-calculator.ankerl.com

변환표

- Cholesterol Conversion Chart: http://www.onlineconversion.com/cholesterol.htm
- Blood Sugar Converter Chart: http://www.onlineconversion.com/blood_sugar.htm

케토제닉 다이어트 연구자와 교육자

- Carl E. Stafstrom, MD, PhD, University of Wisconsin-Madison researcher

- Colin Champ, MD, University of Pittsburgh Cancer Institute researcher
- David Perlmutter, MD, world-renowned neurologist and author
- Dominic D'Agostino, PhD, University of South Florida researcher
- Emma Williams, CEO/Founder of Matthew's Friends
- Eric Westman, MD, Duke University researcher
- Erik Kossoff, MD, Adam Hartman, MD, Eileen Vining, MD, John Freeman MD (retired), The Johns Hopkins Epilepsy Center researchers
- Eugene Fine, MD, Albert Einstein College of Medicine researcher
- Henri Brunengraber, MD, PhD, Case Western Reserve University researcher
- Jeff S. Volek, PhD, University of Connecticut researcher
- Jim Abrahams, Executive Director of The Charlie Foundation
- Jong Rho, MD, Barrow Neurological Institute researcher
- Kieran Clarke, Ph.D., Oxford University researcher
- Larry McCleary, MD, former pediatric neurosurgeon at Denver Children's Hospital
- Miriam Kalamian, Certified Ketogenic Nutrition Specialist
- Peter Attia, MD, physician blogger and researcher
- Richard Feinman, PhD, SUNY Downstate (NY) professor and researcher
- Richard L. Veech, MD, National Institutes of Health researcher
- Sami Hashim, MD, St. Luke's and Roosevelt Hospitals researcher
- Samuel Henderson, PhD, Executive Director of Research at Accera (medical food)
- Stephen Cunnane, Ph.D., University of Sherbrooke researcher
- Stephen D. Phinney, MD, physician researcher
- Terry Maratos-Flier, Beth Israel Deaconess Medical Center researcher
- Theodore VanItallie, MD, St. Luke's-Roosevelt Hospitals researcher
- Thomas Seyfried, PhD, Boston College Researcher
- Timothy Noakes, MD, University of Cape Town researcher
- Ulrike Kammerer, University of Wurzburg researcher
- William Davis, MD, world-renowned cardiologist and author

추천의 글

『지방을 태우는 몸』을 읽으면서, 이 책이 케토제닉 다이어트에 대해 만연한 편견을 해소하는 데 도움을 줄 수 있겠다는 생각이 들었다. 케토제닉 다이어트는 인류가 뇌전증 치료를 위해 오랫동안 사용해 왔던 방법을 현대적으로 개발한 방법이다. 이 식이요법이 다시 전 세계적으로 널리 사용되기 시작한 것은 1994년부터이다. 20여 년이라는 시간 동안 주로 난치성 뇌전증의 치료로 사용되면서 이에 대한 과학적인 연구가 많이 이루어져 왔다. 이 치료의 기전이라든가 적용 방법, 치료 프로토콜의 변형 그리고 이에 대한 경험이 꾸준히 축적되면서 무엇보다 적용 대상이 확대되고 있다.

이 식이요법은 단순히 뇌전증의 발작을 억제하는 치료가 아니라, 뇌의 에너지 대사에 변화를 일으켜 뇌 기능을 개선해서 발작을 억제하는 기전이 증명되면서, 그러한 기전을 공유할 수 있는 여러 종류의 뇌질환 치료를 위해 시도되고 있다. 자폐, 치매, 불응성 두통 그리고 극히 일부이기는 하지만 난치성 뇌종양에 이르기까지 다양한 질환의 치료에 일부에서 도움이 된다는 보고들이 꾸준히 나오고 있다.

200만 년에 이르는 인류의 역사 중에 농경문화가 정착되기 전까지 인류의 식생활은 케토제닉 다이어트와 유사한 형태로 이어져 왔다. 오랜 금식과 채집 또는 수렵에 의한 간헐성 영양보충으로 이루어진 식생활은,

케토제닉 다이어트에서 변화되는 신체의 대사 상태와 유사하다고 할 수 있다.

아직까지는 이 식이치료가 의사와 영양사의 전문적인 관리하에 이루어져야 한다. 영양 불균형에 따른 신체적 부담을 예방하고 해결해 주는 것이 필요하기 때문이다.

『지방을 태우는 몸』은 케토제닉 다이어트에 대해 다양한 시각으로 여러 전문가 의견과 실제 경험을 기술하고 있다. 지방에 대한 과도한 편견 때문에 반드시 필요한 사람에게조차 케토제닉 다이어트가 거부당하는 현실을 바꾸어 나가는 데 이 책이 도움이 될 것으로 생각한다.

연세대학교 의과대학
세브란스 어린이병원 소아신경과 교수
김흥동

감수의 글

『지방을 태우는 몸』은 케톤식 치료의 위대한 선구자인 에릭 웨스트먼과 지미 무어의 이름만으로도 눈길이 가는 책이다. 책이 담고 있는 다양한 환자와 의사들의 이야기에 스며들다 보면 우리는 새로운 세계를 접하게 될 것이다. 케톤식에 관한 과학적 증거가 지미 무어 특유의 감칠맛나는 글 솜씨와 어우러져 마주 앉아 직접 이야기를 듣고 있는 것만 같다.

그동안 잘못된 영양 상식에 사로잡혀 지방과 포화지방을 멀리하며 건강을 망치고 고혈압, 이상지질혈증, 당뇨병 등의 질환으로 기약 없는 약물 복용의 삶을 살던 많은 사람들이 케톤식을 시작하고부터는 약을 중단하고 건강을 회복하게 됐다. 체중 감량은 그 과정에서 따라오는 기분 좋은 덤일 뿐이다.

케톤식을 처방한 의사들은 환자들에게 불평불만보다 고맙다는 인사를 자주 듣게 된다. 저지방식은 환자들에게 어떤 도움도 되지 않았고, 자기 자신에게조차 무용지물이라는 사실을 깨달은 의사들의 이야기를 읽으며 나 역시 공감하는 바가 컸다. 잘못된 영양 상식에 속아온 것은 의사를 비롯한 전문가들 역시 마찬가지였던 것이다.

『지방을 태우는 몸』을 통해 우리는 케톤식에 대해 제대로 이해할 수 있을 것이다. 케톤식은 저탄수화물 고지방 식이요법 중에서 탄수화물을 가장 적게 먹는 방식이며, 체내 케톤을 일정 농도 이상으로 높이는 것을 목표로 한다. 총 칼로리 중 탄수화물 비율이 40% 이하만 되어도 저탄수화물 식이의 범주에 들어가지만, 케톤식은 탄수화물을 하루 50g 이내로 제한한다. 50g은 쌀밥 2/3공기에 해당하니 상당히 적은 양이다.

목표로 삼아야 하는 케톤 수치는 전문가에 따라서, 그리고 적용하는 상황에 따라서 다르다. 수십 년간 케톤식을 연구해 온 스티브 피니 박사는 0.5밀리몰~3.0밀리몰이 최적이라고 주장하며, 토마스 세이프리드는 암 치료에 있어 4.0~7.0을 목표로 해야 한다는 의견을 제시한다. 일본에서 케톤식을 이용해 말기 유방암 환자들을 완치 수준에 이르게 한 후루카와 켄지 의사는 혈중 케톤이 1.0 이상만 되어도 충분히 효과가 있다고 말한다. 이렇듯 여러 의견이 있지만, 기존 의학 이론에서 케톤은 0.2만 넘어도 정상이 아니라고 다룬 것과 달리 굉장히 높은 수준을 공통적으로 제시한다.

저자 지미 무어는 처음 저탄수화물 고지방 식이를 실천하고 막상 케톤을 측정해 보니 그리 높지 않았다고 한다. 그 후 1년간 케톤을 측정하며 자신의 식이를 조정한 과정을 블로그에 기록했다. 그는 측정하는 동안 애보트 사의 혈당 측정기를 이용했다. 먹는 것은 같아도 케톤이 생성되는 정도는 사람에 따라 다르기 때문에 스스로 측정해 볼 것을 권하고 있다.

지미 무어는 호흡 측정을 권장한다. 대표적인 호흡 측정기인 케토닉스를 개발한 스웨덴인 미셸 런델은 뇌전증 환자였다. 자신의 케톤을 측정하고자 개발했으며, 더이상 뇌전증 발작을 일으키지 않게 되었다. 호흡 측정기의 장점은 손을 바늘로 찌르지 않아서 아프지 않고, 바늘을 끼우고 찌르고 버리는 작업을 할 필요가 없어 수고가 줄어들며 간편하고, 바늘과 시험지 같은 소모품이 없어서 유지 비용이 들지 않는다는 데 있다. 그래서 하루에도 여러 차례 부담 없이 측정할 수 있다. 미셸 런델에 따르면 호흡 측정 아세톤은 혈액 측정기와 비교할 때 혈당에 반비례하는 경향이 더 밀접하기 때문에(호흡 측정 아세톤이 높게 나오면, 낮은 혈당 수준을 유지하고 있을 확률이 높다), 특히 암환자의 경우에 도움이 될 수 있다고 한다.

『지방을 태우는 몸』을 읽고 나면 미세한 케톤 상태에서 체중 감량이 잘 된다는 사실 또한 알 수 있다. 한국에서도 고지방식에 관한 다큐멘터리가 방송된 후 저탄수화물 고지방 식이가 열풍을 일으키며 많은 사람들이 실천하고 있는데, 케톤이 높을수록 살이 잘 빠진다고 생각하는 경우가 많았다.

그래서 케톤 측정에 몰두하는 사람 중에는 높은 케톤 수치에 도달했는데 왜 체중이 줄어들지 않는지 궁금해하는 경우가 많다. 여러 전문가들은 공통적으로 낮은 케톤 수준에서(애보트 측정기 기준으로 0.3~1.0) 체중 감량 효과가 크다는 의견을 제시하고 있다. 그러므로 체중 감량만을 원할 때는 굳이 높은 케톤 수치를 목표로 할 필요는 없을 것 같다.

『지방을 태우는 몸』은 케톤식을 처음 접한 분이나 이미 실천 중인 많은 사람들이 궁금해하는 질문, 흔히 하는 실수에 대해 총망라하고 그 답변과 해결책을 제시하고 있다.

감수자인 나 역시 매일 케톤식에 관한 질문을 받고 답을 하며 소통하고 있지만, 기존의 상식과는 거리가 있는 케톤식 이론을 받아들이기 어려워하는 분들이 여전히 많다. 그러나 『지방을 태우는 몸』을 읽고 나면 머리 속에 떠오르는 의문표가 마침표로 바뀌고 의심의 눈초리를 거두게 될 것이다. 나는 『지방을 태우는 몸』이 케토제닉 라이프스타일의 입문서

이자 필독서라고 생각한다.

케톤식의 핵심 원리 중 하나는 인슐린 과잉을 정상화시키는 데 있다. 현대인들은 설탕과 개량 과일, 정제된 탄수화물 등을 지속적으로 섭취해 만성적인 인슐린 과잉 상태에 놓여 있다. 그 결과, 비만, 고혈압, 당뇨병, 심혈관 질환, 뇌졸중, 치매, 암 등의 질환에 걸리는 사람이 점점 더 늘고 있다. 케톤식은 인슐린 과잉을 정상화시키는 방법 중에서 매우 중요하며 효과적인 식습관이다. 나는 『지방을 태우는 몸』이 한국의 저탄수화물 고지방 식이요법의 제2막을 열게 하고 이해의 폭을 넓히는 데 큰 도움이 될 것이라고 생각한다.

의사와 환자, 그리고 장래에 언제든지 환자가 될 수 있는 평범한 우리들에게 같은 소리만 반복하는 지루한 책이 아닌, 모두를 이롭게 할 수 있는 책인 『지방을 태우는 몸』이 한국에 소개되어 가슴이 벅차다. 역자 이문영 선생님의 노고에 감사드리며 존경을 표한다. 그녀는 『그레인 브레인』에 이어 다시 한 번 큰 역할을 해냈다. 그리고 라이팅하우스의 정상우 대표님께도 진심으로 감사드린다. 그의 열정과 진지한 자세는 감수자인 나에게 큰 영감을 주었다. 수많은 영양 치료 책을 읽었던 나에게 『지방을 태우는 몸』은 한 손 안에 꼽는 대작이다. 이 책을 한국의 독자들에게 소개해 주신 출판사의 노력에 거듭 감사 인사 드린다.

음식으로부터의 치유, 그 출발에 『지방을 태우는 몸』이 있다.

감수자 양준상(가정의학과 전문의)

옮긴이의 글

번역은 확실히 고된 작업이지만, 매번 나만이 알 수 있는 보이지 않는 대가를 지불받는 느낌이 좋아서 이제껏 이 일을 놓지 못한, 아니 놓지 않은 것 같다.

『지방을 태우는 몸』도 예외는 아니었지만, 이번에는 그 대가가 좀 더 가시적이었다. 의사 데이비드 펄머터의 명저 『그레인 브레인』에 이어, 스타 건강 블로거 지미 무어와 에릭 웨스트먼 박사가 저탄수화물, 고지방 다이어트의 정의와 방법론을 좀 더 쉽고 실용적으로 기술한 『지방을 태우는 몸』을 만난 것은 여러모로 행운이었다. 화제의 중심에 있는 건강서를 연달아 번역하게 된 것도 감사한데 덕분에 건강까지 좋아졌으니 말이다.

『그레인 브레인』이 저자의 명석한 통찰과 반박할 수 없는 과학적 증거로 탄수화물의 폐해를 입증한 학술서에 가깝다면, 『지방을 태우는 몸』은 탄수화물이 좋지 않은 이유뿐만 아니라 우리가 악마 취급하는 지방, 특히 동물성 지방을 왜 많이 먹어야 하는지를 연구 결과와 함께 내로라하는 전문가들의 증언, 자가 실험 등을 동원해 쉽고, 상세하고, 확실하게 알려 준다. 따라서 이 책은 대중을 위한 저탄수화물, 고지방 다이어트의 결정판이라고 볼 수 있다. 확신하건대, 이 책을 읽으면 그동안 엇갈린 정보와 의구심으로 혼란스러웠던 머릿속이 깔끔하게 정리될 것이다.

비슷한 주제를 다룬 다른 책들이나 방송 프로그램과 달리 유독 『지방을 태우는 몸』이 우리의 머릿속을 더욱 명쾌하게 하는 이유는, 무엇보다도 이 분야의 최고 전문가들 22명이 실제 연구에서 입증되었거나 환자 진료와 자신의 실생활에서 경험한 내용을 '고수의 한마디' 코너에서 간략하고 명쾌하게 전달하기 때문일 것이다. 독자들은(역자를 포함해) 이 코너를 읽고 의심을 거두는 동시에 혼동과 무지에서 벗어날 수 있다.

특히 이 책에서는 우리의 생각과 달리, 단백질을 과하게 먹으면 좋지 않다고 밝힌다. 따라서 이 책에서 권하는 식단은 엄밀히 말해 저탄수화물, 중단백, 고지방 식단이다. 이는 지금까지 우리가 알고 있던 저탄수화물 식단(앳킨스 식단이 이에 가까움)이나 저탄수화물, 고지방 식단을 넘어선, 새로운 개념의 건강 식단이다. 이를 뒷받침하는 근거는 '포도당신생합성'이라는 최첨단 과학 개념으로, 책에 상세히 설명된다. 제4차 산업혁명이 도래하고 AI가 인간을 능가하기도 하는 이 시대에 영양과 식단에 대한 개념도 점점 정교해지고 과학적이 되는 건 어쩌면 당연한 일인지도 모르겠다.

책에서도 강조했듯이, 사실 이 식단으로 체중 감량과 건강 개선에 제대로 효과를 보려면 여러 번의 실험을 거쳐 식단을 정교하게 구성하는 것이 필수 조건이다. 물론 저자인 지미 무어처럼 개인이 집에서 실험하고 식단을 실천해서 효과를 볼 수도 있겠지만, 웬만한 의지력과 근면함이 없고서는 일반인들에게 이는 매우 힘든 일일 것이다. 따라서 책에 소개된 의사들과 전문가들처럼 앞으로 국내에서도 환자에게 약이 아닌 맞춤식 식단을 처방해 여러 가지 질환을 치료하는 의료가 등장하리라고 전망해 본다.

독자의 신뢰도와 흥미를 배가시키는 또 하나의 요인은, 저자인 지미 무어 자신이 저탄수화물, 중단백, 고지방 식단으로 다이어트에 성공한 인생역전의 주인공이라는 점이다. 그는 의사나 학자, 칼럼니스트가 아니며 180kg이 넘는 비만에 (당연히) 건강 또한 좋지 않았다. 평생 다이어트와 요요를 거듭해 온 그는 이 식단을 이용해 무려 80kg 이상을 빼고 다른 사람으로 거듭났다. 이 사건을 계기로 그는 스타 블로거로 성장해 세계적인 유명 인사가 되었다. 책 곳곳에 녹아 있는 놀랍고도 감동적인 그의 이야기는 유머러스한 필체와 함께 독자들에게 읽는 재미를 톡톡히 선사한다. 저자의 유쾌하고 익살스러운 필체를 살리려고 나름 노력했지만 독자의 반응이 어떨지 내심 궁금하다.

번역자로서 이 책을 한 마디로 표현하자면, '명쾌하고, 유익하고, 재미있다!'

그리고 누군가에게는 이 책이 '인생 최고의 행운'이 될 수 있다고 확신한다. 당신이 부디 행운의 주인공이 되기를…….

좋은 책을 기꺼이 맡겨 주신 라이팅하우스의 정상우 대표님과 훌륭하게 감수해 주신 국내 케톤 전문가 양준상 선생님께 감사드리며, 이 책을 만나는 단초를 제공했을 뿐 아니라 번역의 길로 인도하신 빙빙한의원 윤승일 원장님과 책과 번역에 언제나 솔직한 비평을 해 주는 친구 KJ에게도 이 자리를 빌어 고마움을 전하고 싶다.

2017년 4월 초,

옮긴이 이문영

덧붙이는 옮긴이의 솔직한 체험담

건강서를 다수 번역했음에도 나 역시 다른 사람들처럼 지방에 대한 선입견이 있었고(물론 『그레인 브레인』을 번역한 이후로는 탄수화물 섭취를 줄이려고 노력하고 있음), 특히 체질적으로 소화력이 좋지 않아 기름기나 고기 등을 멀리했다. 그런데 공교롭게도 이 책을 번역하는 중에 몸살이 크게 나서 번역 작업을 계속할 수 있을지조차 불투명한 상태가 되자, 절박한 마음에 저탄수화물, 고지방 다이어트를 해 보았다. 결과는 놀라웠다! 병원 치료를 받으며 몸이 어느 정도 회복된 후 탄수화물을 대폭 줄이고 기름기 많은 음식(유기농 목초 우유, 크림, 치즈, 비계 많은 고기, 코코넛유, 버터, 기타 양질의 천연 기름, 닭다리 등등)을 많이 먹자 몸에서 지금껏 한 번도 경험해 보지 못한 활력이 느껴졌다(책에 소개된 환자들의 체험담과 똑같아서 너무 신기했다. 마른 체형인 나의 체중은 처음에는 유지되는 듯하다가 조금씩 빠지는 것 같아, 마지못해 탄수화물 섭취를 다소 늘렸다). 몸 상태가 좋아지자 저절로 콧노래가 나왔고, 번역도 무사히, 그리고 즐겁게 마칠 수 있었다. 그 후로 몇 번의 적응 문제와 고비가 있었지만, 저탄수화물, 고지방 다이어트 실험은 계속되고 있으며 가족과 주위 사람들에게 알리고 있다.

지방을 태우는 몸

초판 1쇄 발행 2017년 6월 15일
초판 10쇄 발행 2021년 10월 25일
개정판 1쇄 발행 2023년 5월 1일

지은이 지미 무어 · 에릭 웨스트먼
옮긴이 이문영
감수자 양준상
펴낸이 정상우

디자인 석운디자인
펴낸곳 라이팅하우스
출판신고 제2022-000174호(2012년 5월 23일)
주소 경기도 고양시 덕양구 으뜸로 130, 1131호
주문전화 070-7542-8070 팩스 0505-116-8965
이메일 book@writinghouse.co.kr
홈페이지 www.writinghouse.co.kr

ISBN 979-11-978743-5-2 03510